国家社会科学基金资助项目

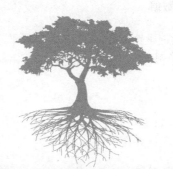

老年常见慢性疾病的健康教育与居家管理

U0307352

主　编　刘丽萍　赵庆华

副主编　吕　洋　刘光维

编　者　毛永香　卢　莎　吕　洋　朱　桦　刘光维　李凯平

　　　　李京谕　杨　君　张　旭　胡鸾娇　昝利萍　洪跃玲

　　　　袁美珍　黄　萍　童立纺　樊丽平

西南大学出版社
国家一级出版社　全国百佳图书出版单位

图书在版编目(CIP)数据

老年常见慢性疾病的健康教育与居家管理 / 刘丽萍,
赵庆华主编 ; 吕洋,刘光维副主编. -- 重庆:西南大
学出版社,2023.6
　　ISBN 978-7-5697-1723-5

　　Ⅰ.①老… Ⅱ.①刘… ②赵… ③吕… ④刘… Ⅲ.
①老年人—常见病—慢性病—基本知识 Ⅳ.①R592

中国版本图书馆 CIP 数据核字(2022)第 239168 号

老年常见慢性疾病的健康教育与居家管理

LAONIAN CHANGJIAN MANXING JIBING DE JIANKANG JIAOYU YU JUJIA GUANLI

刘丽萍　赵庆华　主编

吕　洋　刘光维　副主编

责任编辑:李　勇　张　庆

责任校对:廖小兰

装帧设计:魏显锋

排　　版:杜霖森

出版发行:西南大学出版社(原西南师范大学出版社)

印　　刷:重庆华数印务有限公司

幅面尺寸:170 mm×240 mm

印　　张:21

字　　数:330千字

版　　次:2023年6月 第1版

印　　次:2023年6月 第1次印刷

书　　号:ISBN 978-7-5697-1723-5

定　　价:68.00元

前　言

我国是世界上老年人口最多的国家,60岁及以上老年人口达2.49亿,占总人口的17.9%。近1.8亿老年人患有慢性病。全国现有高血压病人2.7亿、脑卒中病人1300万、冠心病病人1100万。2011年至2021年,我国糖尿病病人由9000万例增加至1.3亿例。2019年,65岁及以上的糖尿病病人人数约3550万,约占全球糖尿病老年病人的1/4。我国60岁及以上老年人群中痴呆患病率为6.04%,每年约有200万新发痴呆病人,预计到2030年,我国痴呆病人人数将达到2220万。

老年人常合并多种慢性疾病,需长期服药,病情可能反复加重,进而住院治疗,严重影响了病人的生活质量,也给家庭和社会带来了沉重的经济负担。基于此,我们希望编写一本书,既包含了常见慢性病的诊疗方案,又有详尽的护理措施,还能对病人和家属进行健康教育和自我管理指导;书稿内容比教科书更详细、更实用,又比单病种专著更简略、更具可读性。经过多次线下和线上编写讨论会、半年编写、3轮校稿修订,该书终于得以完成。

本书共11章,基于国内外文献,阐述了包括慢性阻塞性肺疾病、冠心病、高血压、糖尿病、下肢动脉硬化闭塞症、脑卒中、帕金森病、阿尔茨海默病等八种老年人常见慢性疾病的流行病学、病因和发病机制、危险因素、临床表现、辅助检查、诊疗方案、住院期间护理,以及病人居家自我管理等方面内容。本书既可作为相关专业医务人员的工作参考,也可帮助病人和家属增强对疾病的认知,提升病人的自我管理能力,从而促进康复、减少复发、延缓疾病进展。

本书的编者团队来自重庆医科大学附属第一医院相关学科的临床一线医务人员,具有扎实的理论基础和丰富的临床经验。其中高级职称8人,中级职称10人;博士生导师2人,硕士生导师2人;具有硕士及以上学历9人。感谢全体编者的辛勤付出!

此外,由于编者能力有限,书中难免会有疏漏之处,恳请读者批评指正并提出宝贵建议,以便我们及时更正和完善。

刘丽萍　赵庆华

2023年6月1日

目录

第一章　慢性阻塞性肺疾病

慢性阻塞性肺疾病(chronic obstructive pulmonary disease，COPD)简称慢阻肺，是一种可预防和治疗的常见呼吸系统疾病。其临床特征为持续的呼吸系统症状和气流受限，且呈进行性发展。《慢性阻塞性肺疾病全球倡议(global ini-tiative for chronic obstructive lung disease，GOLD)》(2022版)指出，这种持续的呼吸系统症状和气流受限主要是由气道或者肺泡显著暴露于有毒颗粒或有毒气体的环境中形成异常所致。

慢阻肺是《健康中国行动(2019—2030年)》中重点防治疾病，它的发生与慢性支气管炎(chronic bronchitis)和肺气肿(emphysema)有密切关系。慢性支气管炎是指气管、支气管黏膜及其周围组织的慢性非特异性炎症，主要临床表现为咳嗽、咳痰，伴或不伴有喘息。病人每年咳嗽、咳痰持续3个月以上且连续2年或2年以上，除慢性咳嗽、咳痰的其他已知原因外，可诊断为慢性支气管炎。肺气肿是指病人终末细支气管远端出现持久异常的扩张，且伴有细支气管和肺泡的破坏，但未出现明显的肺纤维化。当病人只患有慢性支气管炎或者肺气肿，并没有持续的气流受限时，则不能诊断为慢阻肺。但是当患有慢性支气管炎或者肺气肿的病人进行肺功能检查时表现出持续性气流受限，则可以进行慢阻肺的诊断。

气流是否受限主要依靠肺功能检查来确定。一般情况下，在吸入支气管扩张药物后，若病人的第1秒用力呼气容积(FEV$_1$)/用力肺活量(FVC)低于70%，说明存在气流受限。气流受限是慢阻肺病人的特征性表现，但并不是指病人出现气流受限，就是慢阻肺。比如支气管扩张症、间质性肺疾病、闭塞性细支气管炎、弥漫性泛细支气管炎以及肺结核纤维化等疾病，也可导致持续性气流受限，这种已知病因引起的气流受限则不属于慢阻肺的范畴。有一类病人，存在持续的气流受限，但同时具备了哮喘和慢阻肺的特征，当其具有的哮喘和慢阻肺特征的条目达3条以上时,则应考虑为哮喘–慢阻肺重叠综合征(asthma-COPD overlap syndrome,ACOS),这一概念是2014年GOLD组织和全球哮喘防治创议(global initiative for asthma,GINA)科学委员会共同商定提出的。这类病人的肺功能下降较快,预后差,临床上应高度重视。

GOLD(2022版)对慢阻肺相关的几个概念(早期慢阻肺、轻度慢阻肺、中青年慢阻肺、慢阻肺前期)进行了说明。

(1)早期慢阻肺:可以是在生命早期就开始,而在临床上要表现出来则需要很长的时间,真正要识别"早期"是极其困难的,它与临床"早期"是不同的,更多情况下,"早期慢阻肺"用于讨论"生物学早期"。

(2)轻度慢阻肺:指气流受限程度为"轻度","轻度"疾病可以发生在任何年龄段,且不一定随着时间的推移而进展,所以用"轻度"去识别"早期"慢阻肺是不可靠的。

(3)中青年慢阻肺:又称之为早发慢阻肺,是根据病人年龄来定义的,肺功能的峰值阶段是20~25岁,50岁开始老化,所以20~50岁的慢阻肺病人就考虑为"中青年慢阻肺"。

(4)慢阻肺前期:用于识别有呼吸系统症状,伴或不伴有肺结构功能异常,在没有气流受限的情况下,后期可能会发展成持续性气流受限。

一、流行病学

慢阻肺是呼吸系统常见病、多发病,其患病率、病死率居高不下,已然成为公共健康问题,严重危害人类健康,影响着病人的生活质量,为病人及其家庭、社会都带来了沉重负担。

1992年,在我国北部和中部地区对102230名农村成年人进行了调查,结果显示慢阻肺的患病率为3%。2007年,对我国7个地区20245名成年人进行了调查,结果显示40岁及以上人群中,慢阻肺的患病率为8.2%。2014年,对北京市1116名40岁及以上常住居民进行了调查,结果显示慢阻肺的患病率约为23.6%,加权后的患病率为17.1%。2018年,"中国成人肺部健康研究"调查显示,我国20岁及以上人群中慢阻肺的患病率为8.6%,而40岁及以上人群中慢阻肺的患病率为13.7%,这意味着我国慢阻肺人数约1亿。在我国,慢阻肺的患病率呈一个高态势,2018年的调查结果与2007年相比,患病率增加了约67%。慢阻肺是导致慢性肺源性心脏病和慢性呼吸衰竭的最常见病因,严重影响了病人的劳动能力和生活质量,给社会带来了沉重负担。有报告指出,慢阻肺成为我国2016年第5大死亡原因以及2017年第3大伤残调整寿命年的主要原因。

根据2017年全球疾病负担研究报告,2017年全球慢阻肺的时点患病率约为3.92%,慢阻肺所导致的病死率约为42/10万,而伤残调整寿命年率约为1068.02/10万。美国预计在未来20年用于治疗慢阻肺的费用将高达8000亿美元,大约每年400亿美元。研究显示,不同性别患病率存有差异,在北美洲和城市环境,女性的慢阻肺患病率最高。不仅如此,慢阻肺的患病率与经济收入也有一定关系,男性在中上等收入国家的患病率最高,而女性则是在高收入国家的患病率最高。根据世界卫生组织(world health organization,WHO)发表的一项研究显示,由于发展中国家吸烟人群,以及发达国家老龄人口的增加,慢阻肺的患病率在未来40年仍将上升,预测至2060年死于慢阻肺及其相关疾患的病人数平均每年会超过540万。

二、病因和发病机制

(一)病因

慢阻肺的发病因素较多,但迄今为止仍有较多病因是不明了的,有待进一步研究。总体来说,慢阻肺的发病原因与慢性支气管炎相似,可能是多种环境因素与机体自身因素长期的相互作用所致,即包括个体因素和环境因素。

1.个体因素

(1)遗传因素:慢阻肺具有遗传易感性,一些遗传因素可使病人罹患慢阻肺的危险性增加。较为常见的遗传因素是α_1-抗胰蛋白酶的缺乏(alpha-1 antitrypsin,AATD)。虽然在国内未有类似报道,但目前有关研究认为α_1-抗胰蛋白酶的缺乏与非吸烟者肺气肿的发生是有相关性的。在全球范围内,只有小部分

人口存在 α_1-抗胰蛋白酶的缺乏。另外,某些基因多态性与肺功能下降可能存在相关性。国际慢阻肺遗传学联盟的一项研究发现了与慢阻肺有关联的82个基因位点,不同的基因可能会使慢阻肺病人表现出不同的肺部病理改变或者临床特征。

(2)性别与年龄:慢阻肺发病率与性别之间的关系尚不明确,较多的研究显示,男性慢阻肺的发病率和病死率是高于女性的,但也有研究表明,在发达国家男性和女性的慢阻肺的发病率几乎是相等的。这也许与吸烟人群的变化有关,以及女性可能对烟草烟雾的危害更为敏感。而年龄则是慢阻肺的危险因素,随着年龄的增加,罹患慢阻肺的概率也会增加。

(3)肺的生长发育:肺的生长发育不良是慢阻肺的危险因素。在妊娠期间、婴儿出生以及儿童、青少年时期间接或直接暴露于危险环境中,均可影响肺的正常生长发育,以致到了成年时期,肺功能水平低于正常人水平。有研究表明,约一半的慢阻肺病人是由于 FEV_1 的急速下降所致,而另一半则是由于肺的生长发育异常所致。

(4)气道高反应性:气道高反应性是慢阻肺的危险因素,其参与了慢阻肺的发病过程,使得肺功能的下降更明显,尤其是对于有哮喘-慢阻肺重叠综合征的病人。

(5)低体质指数(BMI):BMI较低也与慢阻肺的发生有关系,BMI越低,慢阻肺的发生率越高。不仅如此,不同BMI的慢阻肺病人,对激素等治疗反应以及气道黏液高分泌状态也是有差异的,BMI低的病人对于急性期治疗的反应性相对较差,病情更危重。

2.环境因素

(1)吸烟:吸烟是慢阻肺病人发病的最为重要的环境因素。烟草中的尼古丁、焦油等有害化学物质易造成多种损伤,使得气道的自我净化能力下降,黏液增多,气道阻力增加。研究表明,与非吸烟者比较,吸烟者的肺功能更为异常,FEV_1 下降更快,这增加了吸烟者的死亡风险。被动吸烟人群,因其暴露于有害环境中,仍然有罹患慢阻肺的风险。

(2)职业性粉尘和化学物质:二氧化硅、煤尘、石棉等都属于职业性粉尘,若暴露于高浓度的职业性粉尘或者接触职业性粉尘时间过长,都有可能增加患慢阻肺的风险。职业环境中的一些刺激性物质、过敏原以及有机粉尘均可导致气道的高反应性,从而参与到慢阻肺的发生过程中。

(3)空气污染:燃料燃烧产生的烟雾,家庭厨房产生的油烟等,都可能会造成室内外空气污染,引发气道黏膜改变和肺功能下降。另外,空气中存在一些有害颗粒物质,如$PM_{2.5}$,以及一些有害气体物质,如二氧化硫、一氧化碳、二氧化氮等,这些物质可使支气管黏膜受到刺激,导致细胞发生毒性反应。报道显示,空气中的$PM_{2.5}$的浓度超过$35~\mu g/m^3$时,慢阻肺的患病危险将增加。

(4)呼吸道感染和慢性支气管炎:病毒、细菌等引发的呼吸道感染是导致慢阻肺发病的重要原因。常见的病毒包括流感病毒、腺病毒、鼻病毒、呼吸道合胞病毒等。常见的细菌包括肺炎链球菌、葡萄球菌、流感嗜血杆菌等。这些病毒和细菌可损伤气管、支气管黏膜,从而引发炎症。儿童时期反复的下呼吸道感染可能导致成年时期的肺功能下降,因此应关注儿童时期的呼吸道感染问题。另外有研究表明,慢性支气管炎增加了慢阻肺发生的可能性,并且与慢阻肺的急性加重次数以及严重程度相关。

(5)经济社会地位:慢阻肺的发生可能与病人的社会经济地位有关,社会经济地位不同,其所处环境的室内外空气污染程度不同,营养状况也有区别。

(6)其他因素:肾上腺皮质功能的减退,使得机体免疫功能下降,从而容易发生呼吸道的感染。

(二)发病机制

1.炎症机制

慢阻肺的特征性改变为气道、肺实质及肺血管发生慢性炎症。炎症细胞如中性粒细胞、巨噬细胞、T淋巴细胞均参与到慢阻肺的发病过程中,其中,中性粒细胞的活化和聚集是炎症过程中的重要环节,其通过释放中性粒细胞弹性蛋白酶等生物活性物质,引起慢性黏液高分泌状态,并对肺实质进行破坏。

2.蛋白酶-抗蛋白酶失衡机制

蛋白酶可以消化弹性蛋白和肺泡壁上的其他蛋白结构,并对组织有损伤、破坏作用,包含中性粒细胞弹性蛋白酶、组织蛋白酶等,中性粒细胞弹性蛋白酶可以消化连接组织和蛋白聚糖,造成肺气肿的形成。抗蛋白酶系统对弹性蛋白酶等多种蛋白酶具有抑制作用,其中α1-抗胰蛋白酶(α1-AT)是活性最强的一种,在肝内合成,血浆中分泌出去。蛋白酶增多或α1-AT缺乏均可导致组织结构破坏,最终形成肺气肿。

吸入有害气体、有害物质可使蛋白酶产生增多或活性增强,而抗蛋白酶产生减少或灭活加快。吸烟可激活肺泡内巨噬细胞并造成中性粒细胞的聚集,从而释放出中性粒细胞趋化因子,产生更多的炎症介质,降低弹性蛋白。不仅如此,吸烟还可使α1-AT氧化失活,降低与中性粒细胞弹性蛋白酶的结合率,造成肺组织的损伤。

3. 氧化应激机制

研究表明氧化物在慢阻肺的病理生理过程中起了重要作用。氧化物主要有超氧阴离子(O_2^-)、羟根(OH)、过氧化氢(H_2O_2)、一氧化氮(NO)和次氯酸(HClO)等。氧化物可损害血清蛋白酶抑制剂,增加弹性酶和黏液的分泌,或直接作用并破坏许多生化大分子,如蛋白质、脂质和核酸等,从而导致细胞功能障碍或细胞死亡,引起蛋白酶-抗蛋白酶失衡,促发炎症反应等。

4. 其他机制

如自主神经功能失调、营养不良、气温变化等都有可能参与慢阻肺的发生、发展。

上述炎症机制、蛋白酶-抗蛋白酶失衡机制、氧化应激机制以及自主神经功能失调等机制共同作用,产生两种比较重要的病变:①小气道病变,包括小气道发生炎症改变、小气道纤维组织形成、小气道管腔形成黏液栓等,这导致小气道阻力明显增加;②肺气肿病变,对小气道的正常牵拉力减小,小气道较易塌陷,同时,肺气肿使肺泡弹性减退,回缩力明显降低。小气道病变与肺气肿病变二者共同作用,造成慢阻肺特征性的持续性气流受限。

三、临床表现

(一)症状

慢阻肺起病隐匿,病程长,反复发作可使病情加重。国内流行病学研究发现近2/3的慢阻肺病人自认为"无症状",临床医生通常需仔细询问病人病史及其临床症状。慢阻肺的主要症状表现为咳嗽、咳痰、伴或不伴有喘息。在慢阻肺急性加重期,病人由于遭受病毒、细菌或支原体等病原体的侵袭,而引起呼吸道感染,因此咳嗽、咳痰、喘息等症状可突然加重。

1.慢性咳嗽

这是慢阻肺最为常见的症状,支气管黏膜充血水肿或者气道管腔内有分泌物均可引起咳嗽。咳嗽症状出现缓慢,随病程发展可迁延多年,终身不愈,以晨起和夜间阵咳为主,部分病人咳嗽时不伴有咳痰。长期剧烈咳嗽可导致咳嗽性晕厥。当气道发生严重阻塞,病人通常仅有呼吸困难而不表现出咳嗽。

2.咳痰

咳痰多为咳嗽伴随症状,痰液一般为白色黏液或浆液性泡沫痰,偶带血丝。由于夜间睡眠以后,分泌物会堆积在气道管腔,再加上夜间迷走神经相对兴奋,分泌物增加,因此,常在清晨起床时发生剧烈阵咳,咳出较多黏液、浆液样痰,排痰后症状有缓解。体位改变也可刺激排痰。在咳嗽急性发作期,痰量增多,且可变为黏液脓性而不易咳出。

3.气短或呼吸困难

早期在劳力时出现,之后逐渐加重,以致在日常生活甚至休息时也感到呼吸困难,因存在个体差异性,部分病人可耐受。活动后呼吸困难是慢阻肺的"标志性症状"。这种劳力性呼吸困难在女性中更为常见。而轻度慢阻肺病人呼吸困难程度要高于无慢阻肺病人,且在轻度慢阻肺病人当中,女性的呼吸困难程度较男性更为严重。对于主诉为呼吸困难的病人,应优先考虑慢阻肺。

4.胸闷和喘息

部分病人可有明显的胸闷、喘息表现,为慢阻肺的非特异性症状。重症病人或急性加重的病人较为常见。

5.其他

晚期病人可能会出现疲乏、体重下降、食欲减退、外周肌肉萎缩和功能障碍、焦虑等,但其并非慢阻肺的典型表现。

(二)体征

1.视诊

胸廓前后径增大，肋间隙增宽，剑突下胸骨下角(腹上角)增宽，称为桶状胸。部分病人会出现呼吸变浅、频率增快、呼气相延长以及辅助呼吸肌(如胸锁乳突肌、斜角肌)参与呼吸运动，严重者可见胸腹矛盾运动。部分病人在呼吸困难较严重时，可采用前倾体位和缩唇呼吸。低氧血症病人易出现皮肤及黏膜发绀。

2.触诊

双侧语颤减弱，伴有右心衰竭者可出现肝脏增大及下肢水肿，或可触及剑突下心脏抬举感。

3.叩诊

由于肺部过度充气，叩诊时，胸部呈过清音，心浊音界缩小，肺下界和肝浊音界下降。

4.听诊

双肺呼吸音减弱，呼气相延长，部分病人可闻及哮鸣音、湿性啰音和(或)干性啰音。心音遥远，剑突下心音较清晰。

(三)疾病分期

1.急性加重期

指在慢阻肺疾病发生、发展过程中，由于呼吸道感染等因素导致咳嗽、咳痰、气短和(或)喘息症状加重，痰量增多且呈脓性或黏液脓性，可伴发热等症状。

2.稳定期

指病人咳嗽、咳痰、气短等症状稳定或症状较轻，病情基本恢复到急性加重前的水平。

(四)病情严重程度评估

1.症状评估

一般可采用改良版的英国医学研究委员会(modified British medical research council, mMRC)呼吸困难问卷(表1-1)对病人呼吸困难严重程度进行评估,也可以采用慢阻肺病人自我评估测试进行综合症状评估(表1-2)。

表1-1　改良版英国医学研究委员会呼吸困难问卷

呼吸困难评价等级	呼吸困难严重程度
0级	只有在剧烈活动时才感到呼吸困难
1级	在平地快步行走或步行爬小坡时出现气短
2级	由于气短,平地行走时比同龄慢或需要停下来休息
3级	在平地100 m左右或数分钟后需要停下来喘气
4级	因严重呼吸困难以至无法进行户外活动,或在穿衣服、脱衣服时出现呼吸困难

表1-2　慢阻肺病人自我评估测试

序号	症状	评分	症状
1	我从不咳嗽	0 1 2 3 4 5	我总是咳嗽
2	我肺里一点痰都没有	0 1 2 3 4 5	我有很多痰
3	我一点也没有胸闷的感觉	0 1 2 3 4 5	我有很严重的胸闷感觉
4	当我在爬坡或爬一层楼梯时没有喘不过气的感觉	0 1 2 3 4 5	当我上坡或爬1层楼时,会感觉严重喘不上气
5	我在家里的任何活动都不受到慢阻肺的影响	0 1 2 3 4 5	我在家里的任何活动都受慢阻肺的影响
6	尽管有肺病,我仍有信心外出	0 1 2 3 4 5	因为有肺病,我没有信心外出
7	我睡得好	0 1 2 3 4 5	因为有肺病,我睡得不好
8	我精力旺盛	0 1 2 3 4 5	我一点精力都没有

注:数字0~5表现严重程度,数字越大程度越高,请标记最能反映您当时情况的选项,每个问题只能标记1个选项。

2.肺功能评估

慢阻肺病人在吸入支气管扩张剂后进行肺功能检查时,可根据FEV_1/FVC低于70%,以及FEV_1下降程度进行气流受限的严重程度分级,肺功能分为1~4级,见表1-3。

表1-3　慢阻肺病人气流受限严重程度的肺功能分级

分级	严重程度	肺功能(基于使用支气管舒张剂后的FEV_1值)
GOLD 1级	轻度	FEV_1占预计值百分比≥80%
GOLD 2级	中度	50%≤FEV_1占预计值百分比<80%
GOLD 3级	重度	30%≤FEV_1占预计值百分比<50%
GOLD 4级	极重度	FEV_1占预计值百分比<30%

3.急性加重风险评估

依据前一年急性加重的次数来评估,若上一年发生2次及以上急性加重,或者1次及以上因急性加重而住院治疗的,则提示今后急性加重的风险增加。

既往急性加重史、肺功能、外周血嗜酸粒细胞计数和其他可参考症状将成为预测慢阻肺急性加重风险的主要因素,依据这些主要因素对稳定期慢阻肺病人进行综合评估,并根据综合评估结果选择治疗方案。当然,在进行综合评估时应考虑病人有无合并其他疾病,治疗时应予以兼顾。

(五)并发症

1.慢性呼吸衰竭

常在慢阻肺急性加重时发生,症状明显加重,病人血气分析提示有低氧血症和(或)高碳酸血症,并出现缺氧和二氧化碳潴留的症状体征。

2.自发性气胸

若慢阻肺病人呼吸困难突然加重,且伴明显发绀,叩诊病人肺部呈鼓音,听诊呼吸音减弱或消失,则应考虑并发了自发性气胸,可以通过胸部X线检查进行确诊。

3.慢性肺源性心脏病

肺部病变可引起肺血管床减少,加之缺氧引起肺动脉收缩和血管重塑,使肺动脉压力增高,进而右心室肥厚扩大,最终出现右心功能不全。

四、诊断方法

有吸烟等高危因素暴露,结合临床症状、体征等资料,可怀疑慢阻肺,但进一步确诊还需辅以肺功能检查、影像学检查、动脉血气分析等检查手段。

1.肺功能检查

肺功能检查是判断持续性气流受限的主要客观指标,而持续性气流受限是诊断慢阻肺的必备条件。病人吸入支气管舒张药物以后,肺功能检查显示FEV_1/FVC低于70%,则提示持续性气流受限。FEV_1占预计值百分比是用于评估慢阻肺严重程度的指标。肺总量(TLC)、功能残气量(FRC)、残气量(RV)增高,肺活量(VC)降低,表明肺过度充气。一氧化碳弥散量(DLco)与肺泡通气量(VA)的比值(DLco/VA)下降对于慢阻肺的诊断也有临床价值。总体而言,肺功能检查对于慢阻肺的诊断、疾病严重程度评估、疾病进展、治疗反应以及预后都有十分重要的意义。

2.影像学检查

慢阻肺早期X线检查结果可无明显异常变化,后期出现一些非特异性改变,如双肺纹理增粗、紊乱,病人合并肺气肿时可见两肺野透光度增高,胸廓呈桶状,肋间隙增宽。X线检查对慢阻肺的诊断不具有特异性,但可用于鉴别其他疾病,如自发性气胸、肺部感染等。胸部CT(电子计算机断层扫描)检查可见慢阻肺小气道的改变,高分辨率CT可以用于辨别肺气肿类型以及明确肺大疱的数量和大小,其敏感性和特异性均较高,对于评估肺大疱切除手术或者肺减容手术效果有一定价值。

3.动脉血气分析与脉搏氧饱和度监测

在病人出现的临床症状和体征提示有呼吸衰竭或者右心衰竭时,应监测脉搏氧饱和度,如果其低于92%时,应进行动脉血气分析。动脉血气分析主要用于判断慢阻肺病人有无发生低氧血症、高碳酸血症以及酸碱平衡失调,并可明确呼吸衰竭类型。

4.心电图和超声心动图检查

在慢阻肺晚期以及并发肺源性心脏病或合并心血管疾病时,心电图与超声心动图对于疾病的诊断、评估和治疗有一定的临床价值。当慢阻肺合并肺动脉高压或者肺心病时,心电图可出现肺型P波,超声心动图可显示右心室内径、前壁厚度等。

5.其他

(1)外周血检查:如合并细菌感染时,可出现白细胞计数升高。部分长期处于低氧血症的病人,其血红蛋白、红细胞等可明显增高。稳定期病人的外周血中嗜酸性粒细胞计数对于慢阻肺的治疗方案有指导意义。

(2)痰液检查:可以通过痰涂片或痰培养检测出致病菌。

五、治疗方案

(一)稳定期的治疗

对于稳定期的慢阻肺病人,治疗和管理的目标在于减轻呼吸系统症状,改善活动耐力,提高生活质量,降低疾病加重风险,以及减少死亡。

1.教育与管理

医务人员通过多种途径、手段进行宣教,病人开展自我学习,都可以提高慢阻肺人群对慢阻肺这一疾病的认识,从而与医务人员更好地配合,并进行自我居家管理,以减少疾病的复发或加重。

(1)戒烟指导:医务人员应知晓戒烟的相关知识和方法,对吸烟病人进行干预,使病人意识到烟草的危害,并及早戒烟。

(2)慢阻肺的相关知识指导(尤其是一些基础知识):这可以提高病人对疾病的认识,加强其对疾病的了解。

(3)药物指导:病人应知晓长期规律遵医嘱使用药物的重要性,并能很好地配合医务人员,能掌握吸入药物的正确使用方法。

(4)基本的氧疗、呼吸功能锻炼方法指导:病人能居家进行基本的缩唇呼吸、腹式呼吸、肌力锻炼等肺康复训练。

(5)疾病的自我监测:病人需了解疾病急性加重的症状,把握就医的时机以及疾病加重时的紧急处理方法。

2.药物治疗

(1)支气管舒张剂:是慢阻肺治疗的一线基础用药,能有效控制症状。其通过松弛气道平滑肌、扩张支气管,从而改善气流,减轻慢阻肺呼吸困难的症状,增加活动耐力,改善肺功能。吸入制剂直接作用于气道,起效快,副作用少,多为首选药物。常用的支气管舒张剂包括 β_2 受体激动剂、抗胆碱能药物、茶碱类药物。临床上根据病人的病情、治疗效果以及药物的作用机制,可联合用药以达到更好的疗效。

1)β_2 受体激动剂:主要作用于 β_2 受体,可以分为长效和短效两种剂型。短效 β_2 受体激动剂(short-acting beta2-agonist,SABA)包含特布他林、左旋沙丁胺醇、沙丁胺醇等,数分钟内起效,临床上可有雾化吸入溶液和定量压力吸入剂型。沙丁胺醇气雾剂常规剂量为每次100~200 μg(每喷100 μg),作用时间可持续4~5 h,但每24 h不超过8~12喷。长效β₂受体激动剂(long-acting beta2-agonist,LABA)作用时间较长,一般在12 h以上,相对于SABA,它能更好地持续舒张小气道,常作为维持药物治疗气流明显受限的慢阻肺病人,包含沙美特罗、福莫特罗、茚达特罗、维兰特罗、奥达特罗等,其中茚达特罗作用持续时间可达24 h以上,病人每日仅需吸入1次即可。因为β₂受体激动剂是作用于β₂受体,而人体骨骼肌、心肌上均有β₂受体,所以在使用β₂受体激动剂时可能出现不良反应,常见的有骨骼肌震颤、心慌不适、头晕等症状。有文献表明,尽管LABA存在一定的副作用,但在合并有心血管疾病的稳定期慢阻肺病人中仍具有较好的安全性,因此无须更改药物类型。

2)抗胆碱能药物:通过阻断M₁、M₃胆碱受体来扩张气道平滑肌,从而改善气流受限和呼吸困难症状,有短效和长效两种剂型。短效抗胆碱能药物(short-acting antimuscarinic,SAMA)的代表药物为异丙托溴铵,临床上有雾化吸入溶液和定量压力吸入剂型,持续时间为6~8 h。长效抗胆碱能药物(long-acting antimuscarinic,LAMA)作用时间较长,新型LAMA制剂可超过24 h,每日用药一次即可,代表药物有噻托溴铵、格隆溴铵、乌美溴铵和阿地溴铵。抗胆碱能药物的不良反应较少,常见的有口干、咳嗽、头晕、头痛等,因其作用于胆碱受体,所以有青光眼、前列腺增生的病人应慎用。

3)茶碱类药物:可解除气道平滑肌痉挛,在我国使用较广泛。临床上有口服制剂和静脉使用制剂。常用的口服制剂有茶碱缓释或控释片剂型(剂量为每次0.2 g,每12 h服用1次)、氨茶碱片(剂量为每次0.1 g,每日服用3次)。茶碱类药物的不良反应个体差异性较大,常见的有恶心、呕吐、腹痛、心动过速等,严重者可引起呼吸、心脏骤停,必要时可监测茶碱的血药浓度。

(2)糖皮质激素:长期单一使用糖皮质激素对于稳定期慢阻肺病人的治疗效果并不佳,一般在使用支气管舒张药物的基础上加用糖皮质激素,联合用药效果更好。对于稳定期病人,是否要加用糖皮质激素,应根据病人的症状、临床体征、有无急性加重风险以及有无合并症等方面综合考虑。临床上常见的联合剂型包括沙美特罗/氟替卡松,福莫特罗/布地奈德等吸入性糖皮质激素联合 LABA 二联用药,也有增加 LAMA 的三联制剂,如布地奈德/富马酸福莫特罗/格隆溴铵和糠酸氟替卡松/维兰特罗/乌镁溴铵。联合制剂的使用对于高风险病人效果较好,可以增加活动耐力,减少急性发作次数,提高生活质量。

(3)磷酸二酯酶-4(PDE-4)抑制剂:通过抑制细胞内环腺苷酸降解来减轻炎症,代表药物为口服制剂罗氟司特。这类药物无直接扩张支气管的作用,但在已经使用沙美特罗或噻托溴铵的病人中,能够有效改善 FEV_1。常见的不良反应包括恶心、体重下降、食欲减退、头痛等,对于低体重者慎用。另外,罗氟司特不能与茶碱同时使用。

(4)祛痰药及抗氧化剂:其能促进黏液溶解,利于气道引流,改善通气功能。对于痰液不易咳出的病人,可使用盐酸氨溴索(剂量为每次 30 mg,每日 3 次或遵循医嘱)。临床常用的祛痰抗氧化药物还有 N-乙酰半胱氨酸(NAC)、福多司坦、厄多司坦、羧甲司坦等。

(5)疫苗:疫苗接种能有效预防相应病原体的感染。慢阻肺病人可通过接种疫苗来降低相关感染风险,从而降低急性发作次数。流感疫苗、肺炎球菌疫苗的接种可减少慢阻肺急性加重。百白破疫苗可以预防百日咳、白喉和破伤风,没有接种此疫苗的慢阻肺病人建议进行补种。

(6)其他药物

1)免疫调节剂:其可以增加病人的抵抗力,建议反复呼吸道感染的慢阻肺病人使用。

2)中药:中医为我国传统医学,博大精深,根据辨证施治的原则,慢阻肺病人可进行中医治疗,服用具有祛痰、免疫调节作用的中药。

3.非药物治疗

非药物治疗是稳定期慢阻肺病人治疗的重要部分,与药物治疗相辅相成。包括呼吸康复治疗、氧疗、内科介入治疗和外科手术治疗。

(1)呼吸康复治疗:呼吸康复治疗通过运动来减轻病人的呼吸困难症状,提高活动耐力,改善生活自理能力,减轻焦虑,降低急性发作次数和再住院风险。呼吸康复治疗可以在医院、社区或居家完成,只要保持康复运动的频次和强度一致,就不会因为场所的改变而影响康复效果。康复运动包括有氧运动、呼吸肌训练、抗阻运动、柔韧性训练。比如常见的快走、慢跑、游泳、打球等属于有氧运动，而太极拳、八段锦、瑜伽等则是属于柔韧性训练，另外缩唇呼吸、腹式呼吸则是呼吸肌训练。

（2）氧疗

1）长期家庭氧疗（long term oxygen therapy，LTOT）：稳定期慢阻肺病人若出现下列特征之一，建议接受长期家庭氧疗。

①$PaO_2 \leqslant 7.3$ kPa（55 mmHg），或$SaO_2 \leqslant 88\%$，伴或不伴有3周内发生2次高碳酸血症。

②PaO_2为7.3~8 kPa（55~60 mmHg），出现肺动脉高压、外周水肿，或红细胞增多症（血细胞比容＞55%）。

2）家庭无创机械通气治疗：当慢阻肺病人出现严重二氧化碳潴留（$PaCO_2 \geqslant 52$ mmHg，pH值＞7.3）时，家庭无创机械通气治疗可以改善症状、降低病死率。

（3）内科介入治疗：经支气管镜肺减容术（bronchoscopic lung volume reduction，BLVR）是一种慢阻肺内科介入治疗方式，目前在国际上应用较广的是支气管内活瓣植入肺减容术，单向活瓣的植入，使肺泡内残存气体单向排出体外，造成肺不张，达到肺减容。这一技术对于慢阻肺病人的要求是其肺叶无叶间旁路通气。

（4）外科手术治疗

1）肺移植：慢阻肺病人经过积极内科治疗，病情仍在进一步加重，且又达不到肺减容术手术指征或进行肺减容术后疾病又再次加重的病人可接受肺移植。

2）外科肺减容术（lung volume reduction surgery，LVRS）：通过手术切除部分气肿的肺组织来治疗慢阻肺。

（二）急性加重期的治疗

慢阻肺病人急性加重期最常见的诱因是感染。在这一时期，病人呼吸系统症状加重，因此需要改进原来的药物治疗方案，使本次急性加重的影响最小化，预防再次急性加重的发生。另外，根据病人的病情严重程度决定是否需要住院治疗。

1.药物治疗

（1）支气管舒张剂：优先选择SABA或者联合SAMA吸入治疗。住院病人可采用雾化溶液进行雾化吸入给药，门诊治疗的病人可采用压力定量吸入的方式给药。为了避免药物的浪费，可加用储雾罐。对于部分家庭条件许可的病人，也可在家中使用家用雾化器进行雾化吸入。基本药物的使用同稳定期治疗时一样，有严重喘息症状的病人可以加大药物剂量。茶碱类药物不作为一线的支气管舒张剂，在使用β_2受体激动剂、抗胆碱能药物治疗效果不佳的情况下可考虑联合用药。

（2）抗感染治疗：慢阻肺的急性加重多见于细菌或病毒感染，其中，下呼吸道细菌感染又更为常见，在评估相关感染指标以及抗生素使用指征后可以使用抗生素或者抗病毒药物。病情较轻的病人推荐口服抗菌药物，病情较重的病人可静脉使用抗菌药物，待病情好转后，转换为口服药物。门诊常用的抗菌药物有阿莫西林/克拉维酸、头孢唑肟、莫西沙星等，住院病人常用的抗菌药物有β-内酰胺类/β-内酰胺酶抑制剂、大环内酯类或喹诺酮类药物。临床上会根据病人病原菌种类以及药敏实验结果针对性选择药物。

（3）糖皮质激素：对于中、重度慢阻肺急性加重病人，全身使用糖皮质激素可以改善肺功能状态，缩短住院时间。通常使用泼尼松龙30~40 mg/d，或者甲泼尼龙40~80 mg/d，连续使用5~7天。与全身使用糖皮质激素相比，局部使用雾化吸入性糖皮质激素的不良反应较小，因此可以作为起始治疗。

（4）其他药物：痰液不易咳出的病人，可使用祛痰药物，如氨溴索、乙酰半胱氨酸等；有水电解质紊乱的病人，适当进行补液、补充电解质以维持平衡；营养不良的病人必要时可以进行肠外补给营养。

2.氧疗

（1）低流量吸氧治疗：有低氧血症的病人可进行鼻导管吸氧，并根据血氧情况调整氧流量，避免吸氧浓度过高引起或者加重二氧化碳潴留。文丘里（Venturi）面罩可提供较为准确的氧流量和浓度，但其耐受性比鼻导管较差。

（2）经鼻高流量湿化氧疗：通过高流量鼻塞持续为病人提供流量较高、浓度较高的氧气。该氧疗方式可以精确调控吸氧浓度、气体温度，加温、加湿效果也比较好,病人依从性较高。

(3)无创机械通气治疗:当病人呼吸衰竭无法通过普通氧疗手段进行纠正时,可选择应用无创机械通气降低 $PaCO_2$,以缓解呼吸困难。部分病人会因面部压伤、胃肠胀气、口舌干燥等不适产生不耐受,出现人机对抗,医务人员应科学对症处理,以提高病人耐受性。

(4)有创机械通气治疗:在积极治疗后,若病人呼吸衰竭仍无好转,且出现急性恶化,可能危及生命时,可进行有创机械通气治疗。进行有创机械通气治疗时,要避免呼吸机相关性肺炎的发生以及脱机困难的情况出现。

3.合并症的治疗

慢阻肺常合并其他疾病,如呼吸衰竭、心力衰竭、肺源性心脏病、肺动脉高压等,这对于慢阻肺的预后影响较大,应及时治疗合并症。合并症的处理应依据各疾病指南,同时也不能因有合并症而随意改变慢阻肺的治疗策略。

六、住院期间护理

(一)气体交换受损

其与呼吸道阻塞,肺组织弹性降低,残气量增加引起通气和换气功能障碍有关。

1.环境干预

病室内保持合适的温度、湿度,保持室内清洁、空气流通,室内每日通风2次,严格限制探视人员及探视时间,避免交叉感染。对吸烟病人,护理人员应充分利用资源,依据可行性选择医学药物干预或心理社会学干预的方法进行戒烟指导。冬春季节注意帮助病人防寒保暖,避免呼吸道感染。

2.体位指导

中度及以上慢阻肺急性加重期病人应卧床休息,护理人员应协助病人采取舒适体位,极重度病人宜采取身体前倾位,使辅助呼吸肌参与呼吸。

3.活动指导

可视病人病情情况安排适当的活动。对于急性加重期或长期卧床病人,应及早鼓励其进行握手训练、活动上下肢等主动运动和给予推拿、按摩、针灸及神经肌肉电刺激等被动运动,待病人病情缓解后逐渐增加全身活动。病情较重者以床旁活动为主,活动方式应以不感到疲劳、不加重症状为宜。

4. 病情观察

观察咳嗽、咳痰及呼吸困难的程度,监测血氧饱和度、动脉血气分析和水、电解质、酸碱平衡情况。观察病人进食情况,做好误吸的预防及处理工作。

5. 氧疗护理

氧疗作为慢阻肺病人的治疗方法之一,在急性期、稳定期均发挥着重要作用,可以纠正病人低氧血症,减缓疾病进展,提高病人生存质量。科学有效的氧疗护理对慢阻肺病人至关重要。

(1)氧疗评估:血氧饱和度和动脉血气分析是氧疗评估和监测的重要依据,一般以SaO_2维持在88%~92%,PaO_2为60~65 mmHg作为慢阻肺病人氧疗标准。慢阻肺急性加重期病人氧疗开始后、更换给氧装置前应密切监测动脉血气分析,避免二氧化碳潴留和高碳酸血症加重。稳定期慢阻肺病人应至少间隔3周后再次监测动脉血气分析以评价氧疗效果。氧疗有效的指标为病人呼吸困难症状减轻、呼吸频率减慢、发绀减轻、心率减慢、活动耐力增加。

(2)氧疗方式:慢阻肺病人氧疗方式的选择应同时考虑到氧疗的有效性、临床适应证和病人的个人偏好。氧流量需求在1~5 L/min、慢阻肺稳定期或病人不耐受文丘里面罩时,宜选择鼻导管给氧。文丘里面罩可以提供较精确的氧浓度,可作为慢阻肺急性加重期病人氧疗的首选供氧装置。氧流量需求在2~15 L/min、存在高碳酸血症风险时,宜选择文丘里面罩。

(3)氧流量及氧疗时长:基于动脉血气分析和6 min步行测试结果确定氧疗持续时间和氧流量。慢阻肺急性加重期应控制低流量吸氧,一般吸入氧浓度为28%~30%,避免吸入氧浓度过高引起二氧化碳潴留。对于意识清醒的急性低氧血症合并高碳酸血症病人,可在密切监测下尝试经鼻高流量湿化氧疗,此方式不建议作为常规一线治疗方式。

6. 用药护理

遵医嘱应用抗生素、支气管舒张药,注意观察疗效及不良反应。

(1)抗生素：病人出现脓痰时，应根据常见或确定的病原菌种类及药物敏感情况选用抗生素。

1)大环内酯类：代表药物有克林霉素、阿奇霉素。不良反应主要表现为消化道症状、肝毒性、药疹、药物热、心脏毒性等。

2)头孢菌素类：第1代代表药物有头孢拉定、头孢唑啉；第2代代表药物有头孢呋辛、头孢西丁；第3代代表药物有头孢哌酮、头孢噻肟、头孢唑肟、头孢曲松、头孢他啶；第4代代表药物有头孢匹罗、头孢吡肟。最常见的不良反应是过敏反应，表现为皮疹、荨麻疹、药疹等。

3)喹诺酮类：广谱抗生素，代表药物有左氧氟沙星、莫西沙星。不良反应有胃肠道反应、中枢神经毒性、光毒性、心脏反应、软骨损害。

4)阿莫西林/克拉维酸：用药前必须详细询问药物过敏史并进行青霉素皮肤试验，对青霉素类药物过敏者或青霉素皮试阳性病人禁用，不良反应有胃肠道反应、肝毒性、荨麻疹、皮疹等。

(2)支气管舒张药

1)糖皮质激素：吸入用药时病人可出现口腔念珠菌感染和声音嘶哑，病人吸药后应及时用清水含漱口咽部。口服用药宜在饭后服用，以减少对胃肠道黏膜的刺激。静脉用药时宜加用胃黏膜保护剂。病人不得自行减少药物用量或停药。

2)β_2受体激动剂：病人应遵医嘱用药，不宜长期、规律、单一、大量使用。病人还应正确使用雾化吸入器，以保证药物疗效。用药过程中护理人员应观察病人有无心悸、骨骼肌震颤、低血钾等不良反应。

3)茶碱类药物：静脉注射时浓度不宜过高、速度不宜过快，注射时间宜在10 min以上，以防中毒症状发生。不良反应有恶心、呕吐、心律失常、血压下降及多尿，偶有呼吸中枢兴奋，严重者可致抽搐甚至死亡。

4)抗胆碱能药物：吸入后少数病人可出现口苦或口干感。

5)酮替芬：不良反应有镇静、头晕、口干、嗜睡等，对高空作业人员、驾驶员、操纵精密仪器者应予以强调。

6)白三烯调节剂：主要不良反应是轻微的胃肠道症状，少数有皮疹、血管性水肿、转氨酶升高，停药后可恢复。

7.呼吸肌训练

呼吸肌功能下降是导致慢阻肺病人肺通气功能不足、气促的重要因素。呼吸肌训练作为常用的肺康复方式,可增加病人呼吸肌(包括吸气肌、呼气肌、辅助呼吸肌)的肌力和耐力,提高病人承受呼吸的负荷能力,减轻病人呼吸困难的症状。呼吸肌训练方式主要包括腹式呼吸训练、缩唇呼吸训练、歌唱训练、全身呼吸操和借助呼吸训练器进行的吸气肌训练或呼气肌训练。目前,吸气肌训练和呼气肌训练在慢阻肺病人中的应用仍存在争议。

(1)腹式呼吸训练(图1-1):其可增加病人膈肌运动,使辅助呼吸肌更少地参与呼吸,提高通气效率。具体操作步骤:①取仰卧或舒适的冥想坐立位,放松全身。②右手放在腹部肚脐,左手放在胸部。③吸气时,最大限度地向外扩张腹部,胸部保持不动。④呼气时,最大限度地向内收缩腹部,胸部保持不动。

注意事项:呼-吸掌握在15 s左右,即深吸气(鼓起肚子)3~5 s,屏息1 s,然后慢呼气(回缩肚子)3~5 s,屏息1 s。每次5~15 min,做30 min为宜。另外,可以在腹部放置小枕头、杂志或书本帮助训练腹式呼吸。如果吸气时,物体上升,证明是腹式呼吸。

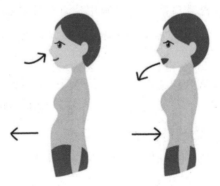

图1-1　腹式呼吸操作方法示意图

(2)缩唇呼吸训练(图1-2):其可延长病人呼气时间,降低呼吸频率,保持气道内正压,预防气道过早闭合。缩唇呼吸技巧是指用鼻子吸气、呼气时嘴呈缩唇状,采用缓慢呼吸气的方法。缩唇呼吸可帮助控制呼吸频率,使更多的气体进入肺部,减少呼吸功耗。具体操作步骤:①取舒适放松体位,经鼻深吸气。

②呼气时缩唇微闭,缓慢呼气4~6 s。③吸气与呼气的耗时比以1:2或1:3为宜。④根据机体耐受情况选择合适的练习时长。⑤呼气时缩唇大小程度由病人自行选择调整,不要过大或过小。缩唇程度与呼气流量以能使距口唇15~20 cm处、与口唇等高水平的蜡烛火焰随气流倾斜又不至于熄灭为宜。

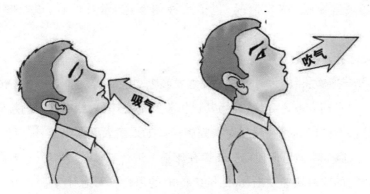

图1-2　缩唇呼吸操作方法示意图

(3)歌唱训练:其可使病人精确控制呼吸,减轻焦虑和恐惧感,提高呼吸肌肌力、自我效能感和生活质量。不适用于呼吸困难的病人。

(4)全身呼吸操:联合腹式呼吸、缩唇呼吸、扩胸、弯腰、下蹲等动作,可锻炼病人吸气肌、呼气肌、四肢肌力和耐力,缓解呼吸系统症状,提高病人活动耐力及生活质量。训练方式为瑜伽、太极拳、八段锦、气功等。建议训练频率为每次30 min,每天1次,每周至少2~3天,至少持续8周。

(二)清理呼吸道无效

其与分泌物过多且黏稠以及无效咳嗽有关。

1.环境与休息

为病人提供安静、舒适的病室环境,保持室内空气清新、洁净,注意通风。维持病室温度在18~20 ℃,湿度在50%~60%,这可以使吸入气体得到适当的调节,维持纤毛运动,减少气道高反应性,并有助于防止黏液脱水,降低气道阻力。病人取舒适体位,采取坐位或半坐位有助于改善呼吸和咳嗽排痰。

2.气道湿化

若病人无心、肾功能障碍,应给予其充足的水分,使每日饮水量达到1.5~2 L,这有利于湿润呼吸道黏膜,使痰液稀释而排出。必要时可使用雾化吸入治疗。

3.病情观察

密切观察咳嗽、咳痰情况,包括痰液的颜色、量及性状,以及咳痰是否顺畅。

4.促进有效排痰

(1)指导咳嗽:目的是教会原发或继发咳嗽受限的病人掌握主动咳嗽的时机和技巧。要求病人取坐姿位,并为其提供胸腹部支撑,一侧肩膀向内旋转,头部和脊柱略微弯曲以利于呼气和对胸腔施压。如果病人无法坐起,则应抬高床头并确保病人膝盖略微弯曲使双脚支撑在床垫上进行咳嗽。用力呼气方法为在张开嘴和声门的同时快速发出"huff,huff,huff"的声音。无绝对禁忌证,按需使用。使用前需先解决影响咳嗽能力的医源性因素,如疼痛、药物的影响。

(2)主动呼吸循环技术:呼吸控制、胸廓扩张运动和用力呼气技术的组合。深呼吸次数、用力呼气次数和呼吸控制时间的长短可随病人的病情而灵活变化。无绝对禁忌证,每天1~2次或按需使用。需要病人有一定的学习理解能力,在病情加重期间或病人无法深呼吸时不易执行。其周期包括:①放松和呼吸控制。②3~5次胸廓扩张练习。③放松和呼吸控制。④重复3~5次胸廓扩张练习。⑤重复放松和呼吸控制。⑥根据痰液性状和量,按需执行1~2次用力呼气技术。⑦重复放松和呼吸控制。

(3)振动和叩击:用有节奏的手法手动叩击胸壁或用机械装置使其振动,以松动气道分泌物。胸壁不稳定、无法改变体位、不稳定的深静脉血栓或肺动脉栓塞、未经引流的气胸、血流动力学不稳定、近期胸部外科手术或创伤、可疑或存在活动性咯血等情况禁用该方法。根据分泌物量,每天3~4次或按需使用。避免叩击创伤或外科手术部位,切勿直接在骨突起(如锁骨、椎骨)上进行叩击。

1)振动:双手重叠放置于外胸壁,靠操作者肩部和手臂肌肉用力,在病人呼气的同时进行振动,以利于分泌物排出。

2)叩击:操作者通过手腕有节奏地屈曲和伸展,以一定的速度和力量拍拍病人胸壁,需要通过练习确定合适的力量和节奏。

（4）高频胸壁振荡：通过可充气背心，为病人外胸壁提供高频和小容量的气体脉冲，使气道分泌物聚集，以利于排出。根据病人耐受性设置频率、强度，穿戴合适型号的可充气背心。禁忌证同振动和叩击。根据分泌物量，每天3~4次或按需使用。要求病人年龄大于2岁，使用此设备时病人应避免留置导尿管和胸腔引流管。

（5）手法辅助咳嗽：主要用于辅助呼气肌力量下降的病人，是模拟正常咳嗽机制，增加咳嗽峰流量。其方法是在病人用力呼气的同时，由外部对病人胸部或上腹部施压。腹腔高压病人禁用，每天3次或按需使用。肋骨外侧边缘和上腹部施加压力有风险的病人也不宜使用。

（6）体位引流：通过体位变化，并在重力作用下将病变肺段的分泌物转移至大气道被清除（影像学指导）。不稳定的头颈部损伤，活动性出血伴血流动力学不稳定者禁用。每天3次或按需使用，每个体位保持3~15 min。呼吸急促的病人可能无法耐受特殊体位（头低位），且无法同时进行雾化治疗。

（7）被动运动或主动运动：通过体位改变（被动运动）改善通气血流比，减少长期卧床并发症发生；通过主动运动增强活动耐力，提高生活质量。每天2次或按需进行。脊柱不稳定、长骨骨折或无法改变体位者禁用。气道高反应性病人有诱发支气管痉挛风险，需严密监测。

（8）气道内吸引：属于清除气道分泌物的有创方法，效率较高。必要时使用，有一定创伤性，分泌物位于较大气道时吸引更有效。

5.用药护理

注意观察药物疗效和不良反应。

（1）黏液溶解剂：主要通过降低痰液中黏蛋白的黏性，提高痰液清除的效率。N-乙酰半胱氨酸是目前最常用的非肽类黏液溶解剂，有雾化和口服两种给药方式。该药具有硫磺的气味，或者特殊臭味，这是正常现象，可放心服用。口服颗粒剂时要加入少量温水溶解后再服用，也可以直接吞服；口服泡腾片剂时需用温水溶解后再服用，不可直接吞服。不良反应有恶心呕吐、上腹部不适、腹泻、咳嗽、支气管痉挛等，故支气管哮喘病人应禁用此药。该药会降低某些抗生素的药效，因此建议服用这两类药时要间隔至少2 h，另外应避免同时服用强力止咳药,因为如果不能及时排痰,可能会阻塞气道。

(2)祛痰药:通过刺激分泌物产生或者提高分泌物含水量,以提高痰液清除率。包括高渗盐水、甘露醇、愈创甘油醚、碘化甘油、碘化钾饱和溶液、氯化铵、溴己新等。高渗盐水可用于无痰或少痰病人,诱导痰液生成以用于标本采集。服用溴己新偶见恶心,转氨酶增高,消化性溃疡者慎用。

(3)黏液促动剂:通过增加黏液"运动性",提高咳嗽运输效能,以提高黏液清除率。

1)β_2受体激动剂:通过增加气流和纤毛摆动对黏液运动产生影响来提高黏液清除率,也可通过增加水和黏蛋白的分泌(后者的作用很小)来增加黏液量。代表药物有特布他林和沙丁胺醇。

2)氨溴索:具有抗炎以及刺激表面活性物质形成的作用,且可以提高纤毛对黏液的清除率。不良反应较轻。国内尚无氨溴索雾化制剂,其雾化吸入的使用方法、疗效、安全性尚需更多临床研究验证。使用静脉制剂雾化吸入的安全性也并未得到验证,属于超说明书使用。

(4)黏液调节剂:减少慢性黏液分泌。

1)抗炎药物:可以减少炎症引起的黏液分泌过多,常用的有雾化和全身用药等方法。

2)抗胆碱能药物:可以抑制黏液腺体分泌和减轻气道高反应性。

(5)镇咳药:喷托维林是非麻醉性中枢镇咳药,不良反应有口干、恶心、腹胀、头痛等。

(三)焦虑

其与健康状况的改变、病情危重、经济压力有关。

1.去除产生焦虑的原因

慢阻肺病人因长期患病,社会活动减少、经济收入降低等失去自信,治疗期间常出现焦虑、抑郁等不良情绪。护理人员应站在病人角度,采用劝导、启发、鼓励、支持、说服等方法,在语言、行为上支持病人。尤其是病人焦虑、抑郁时,护理人员要尽量支持病人,同时调动其亲人、朋友支持病人,从而缓解其负面情绪。

2.帮助病人树立信心

护理人员应加强与病人及其家属的沟通和交流,针对病人及其家属对疾病的认知和态度,以及由此引起的心理、性格、生活方式等方面的改变,与病人及其家属共同制定和实施康复计划。护理人员还应帮助病人定期进行呼吸肌功能锻炼,督促病人坚持合理用药,以减轻症状,增强战胜疾病的信心。在沟通过程中,护理人员应采用成功的案例,提高病人治疗的自信心。

3.心理治疗

目标是对病人的疾病认知、疾病诊断、治疗预期的态度以及生活行为方式进行认知重建,提高其自我效能,帮助其主动形成健康的生活行为方式。针对病人不同的心理变化阶段,应用不同心理治疗方法。

(1)支持性心理治疗:病人家属或朋友能够站在病人的角度,在语言、行为上支持病人,从而减轻病人病症。

(2)认知行为治疗:医务人员针对病人对疾病的错误认知、不合理的健康信念、不良的生活行为习惯,予以针对性地纠正。

(3)放松疗法:放松疗法就是通过意识控制使肌肉放松,同时间接地松弛紧张情绪,从而缓解或减轻病人的负面情绪,使其保持积极、乐观的心态。

(4)生物反馈疗法:生物反馈疗法可使副交感神经活动增加,缓解焦虑和抑郁状态,每天1次,每次15~25 min。

(5)音乐疗法:轻柔舒缓的音乐可使病人交感神经兴奋性降低,焦虑情绪和应激反应得到缓解,可以使用乐器或听轻音乐等,促使病人处于放松状态。

(6)运动疗法:选择病人喜欢且不会加重呼吸困难的活动。

(7)睡眠疗法:保持规律的睡眠,睡前避免摄入兴奋剂类的药物,以保持睡前放松。

(四)活动无耐力

其与疲劳、呼吸困难、氧供与氧耗失衡有关。

1.保证充分的休息

病人休息时尽量减少不必要的护理操作,并保持病室环境的安静和舒适。体位以病人自觉舒适为原则。对于因呼吸困难而不能平卧者可采取半卧位或身体前倾坐位,并使用枕头、靠背架或床旁桌等支撑物增加病人的舒适度。病人应穿着宽松的衣服并避免盖被过厚而造成胸部压迫等加重不适。

2.呼吸训练

护理人员指导病人做腹式呼吸和缩唇呼气训练,以提高呼气相支气管内压力,防止小气道过度陷闭,以利于肺内气体的排出。

3.逐步提高活动耐力

活动量应从低强度开始,循序渐进,直至最大化。对于因呼吸困难而不能完成原定活动计划的病人,可行间歇性活动,即活动与休息相交替,可减轻呼吸困难和活动时肌肉中乳酸聚集,从而增加活动量,提高活动耐力。初期的活动主要包括推拿、按摩、肌电刺激等被动运动和握手、翻身、变换坐卧位、扶床站立、步行等主动运动。

(五)营养失调

其与食欲降低、摄入减少、腹胀、呼吸困难、痰液增多有关。

1.营养风险筛查

对所有病人进行营养不良风险筛查,住院病人每周进行一次筛查。推荐使用微型营养评定简表(MNA-SF)和营养风险筛查2002(NRS-2002)进行营养风险筛查,危重症病人可使用危重症营养风险(NUTRIC)评分表。

2.营养评估

对筛查有营养风险的病人进行营养评估,评估内容包括疾病严重程度、进食情况、生化指标(白蛋白、血红蛋白、血清等)、BMI及人体成分分析等。每周评估病人的营养状态,发生病情变化时应及时评估。

3.营养需求

使用间接测热法(IC)确定能量需求。在缺乏IC的情况下,使用基于体重估算能量消耗的简单公式"$(25\sim30)\,kcal\cdot kg^{-1}$(标准体重)$\cdot d^{-1}$"来估算能量需求,以"$(1.2\sim2)\,g\cdot kg^{-1}$(标准体重)$\cdot d^{-1}$"来估算蛋白质需求量。

4.营养干预

对有营养不良或营养不良风险的病人提供营养支持干预。根据病人能量摄入、BMI和能量需求,制定个性化能量处方。建议结合运动训练(呼吸训练、肢体功能训练或全身有氧训练)进行营养支持,以提高营养疗法的效果并刺激食欲。急性加重期病人营养支持首选肠内营养(EN),存在禁忌者可予以肠外营养(PN)。如肠内营养无法满足病人能量需求的60%,则给予补充型肠外营养(SPN)。肠外营养的配方中建议脂肪占非蛋白能量的35%~65%,氨基酸每1.3~1.5 g/kg(实际体重)和足量微营养素。伴有高碳酸血症的病人不推荐使用高脂低糖的营养配方。

5.营养监测与评价

定期检查病人营养支持的适应证、途径、风险、益处和目标,检查频次取决于病人的临床状况、护理环境和营养支持的持续时间。监测内容包括病人BMI、能量摄入情况、维生素D补充效果等。根据人体测量学(如BMI、肱三头肌皮褶厚度等)和实验室指标(白蛋白、血红蛋白等),评价营养支持的临床效果。

6.健康教育

对病人及其家属进行营养宣教,指导病人控制BMI,数值维持在20~25 kg/m²。

(1)均衡饮食,少食多餐。

(2)摄入足够的新鲜水果和蔬菜,补充能量、蛋白质和维生素,并根据个体化饮食习惯进行调整。

(3)因呼吸困难导致正餐进食量不足时,应少量多餐,避免在餐前和进餐时过多饮水。

(4)腹胀病人应进软食。

(5)宜进食富含维生素、易消化食物,忌烟酒及辛辣刺激食物。

(6)避免进食易产气的食物,如汽水、啤酒、豆类、马铃薯和胡萝卜等;避免进食易引起便秘的食物,如油煎食物、干果、坚果等;避免摄入高碳水化合物和高热量食物,以免产生过多二氧化碳。

七、居家护理

(一)饮食营养

1.指导原则

(1)鼓励病人进食高热量食物,减少或限制碳水化合物的摄入,提高脂肪摄入量,增加蛋白质供应。同时要多食用富含抗氧化剂的食物,如新鲜水果、果汁和蔬菜。

(2)对于食欲不佳者可使用促进食欲的药物,如醋酸甲地孕酮。

(3)可在饮食基础上补充口服营养补充(ONS),建议采用较高脂肪比例的肠内营养配方,增加ω-3脂肪酸和膳食纤维摄入。

(4)使用口服营养补充应采取多次少量的方式来避免餐后呼吸困难和腹胀的发生。

(5)可通过调整制剂口感、心理辅导和联合多种督促手段,提高病人口服营养补充的依从性。

(6)建议长期补充维生素C、D、E。

2.推荐食谱

(1)百合炒鸡丁

1)主料:鲜百合50 g、鸡脯肉300 g、胡萝卜75 g。

2)调料:食用油、葱、姜、料酒、酱油、盐、味精、香油。

3)做法:百合洗净,鸡脯肉切丁加入盐、料酒码味,胡萝卜切丁焯水备用,鸡丁过温油备用;锅留底油下葱、姜爆香,下入胡萝卜、鸡丁、百合,加酱油少许及盐、味精炒匀,勾芡淋香油即可食用。

(2)芥末萝卜粥

1)主料:芥末10 g、白萝卜150 g、大米150 g。

2)做法:将大米洗净,萝卜切成滚刀块;锅中烧适量水,水开后放入大米,待半熟后放入白萝卜煮15 min,最后放芥末搅匀即可。

(3)莲藕薏米排骨汤

1)主料:排骨300 g、莲藕100 g、薏米20 g。

2)调料:盐适量。

3)做法:莲藕洗净,切厚片,薏米洗净,排骨焯水;水开后将材料全部放入,再改慢火煮2 h,最后放盐调味即可。

(4)党参黄花山药粥

1)主料:党参10 g、黄花40 g、山药50 g、糯米50 g。

2)做法:党参、黄花洗净切片,山药洗净切丁,砂锅中放糯米和水、山药丁、党参、黄花一起煲制30 min即可。

(5)虾仁炒丝瓜

1)主料:虾仁150 g、丝瓜250 g、红椒20 g、鸡蛋1个。

2)调料:盐、鸡粉、料酒、水淀粉、香油、葱、姜。

3)做法:将丝瓜去皮、去瓤,并切成象眼片,红椒切成象眼片;去除虾仁体表水分,加入少许盐、料酒、鸡蛋清、淀粉;锅内留底油煸香葱、姜,然后翻炒虾仁、丝瓜、红椒,最后加盐、鸡粉、胡椒粉调好味,勾少许芡,点入香油即可。

(二)日常活动

慢阻肺病人在管理、安排日常活动时,应注意节省体力,并且量力而行,根据制定的运动计划定期进行锻炼。

1.运动的好处

慢阻肺病人需坚持运动,这有助于改善病人的健康状况,使病人的生活体验更好,而且大大降低其因病入院的概率。运动的优点:可使心脏更强壮、健康;改善手臂、身体及腿部肌力;改善呼吸;清除肺中痰液;减少日常活动中的呼吸困难;增加每日或每周所能进行的活动量;提高平衡能力;改善心情和提升自我操控能力;使自己更独立;帮助控制体重;改善和维持骨密度。

2.运动强度

以心率储备来计算,心率储备=(220−病人年龄−静息状态下心率)×期望强度(%)+静息状态下心率。

(1)低强度训练:以缓解呼吸系统症状、提高生活质量、增强日常活动耐力为目标时,采用30%~40%的心率储备。例如:某人60岁,安静时的心率为每分钟60次。按照上述方法计算:220−60=160,160−60=100,100×30%=30,100×40%=40,30+60=90次,40+60=100次。那么他进行低强度训练时最适宜的运动心率应在90~100次之间。

(2)高强度训练:在期望生理机能得到大幅度改变时,可采用60%~80%的心率储备。例如:某人60岁,安静时的心率为每分钟60次。按照上述方法计算:220−60=160,160−60=100,100×60%=60,100×80%=80,60+60=120次,

80+60＝140次。那么他进行高强度训练时最适宜的运动心率应在120~140次之间。

3.运动指南

锻炼时保证足够的饮水量；每次20~30 min；衣物、鞋子穿着舒适；定时运动，每周4~5次；保持中等强度训练（40%~60%的心率储备）。

4.运动方式

运动方式包括有氧运动、肌力训练及伸展训练。

（1）有氧运动：最常用的运动方式是步行，其他类型的有氧运动包括骑自行车、踩原地训练车、踏阶训练等。

（2）肌力训练：慢阻肺病人常出现骨骼肌肉衰弱，尤其影响上肢及下肢肌力。强化这些肌肉极为重要，因为这些肌肉在日常活动中经常使用。

1）二头肌训练（图1-3）：手执重物并放于大腿两侧，随后屈肘至肩部。6~10次为一组，重复1~3组。若感觉太困难，两手可交替做。

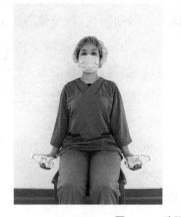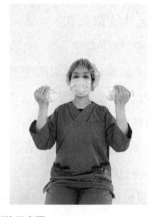

图1-3　二头肌训练示意图

2）压肩训练（图1-4）：以坐位或站位为开始位置，将手拿着的重物向上抬，直至手臂伸直。6~10次为一组，重复1~3组。若有肩部问题，则不宜做此训练。

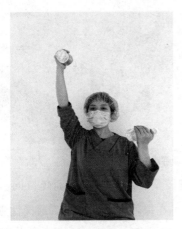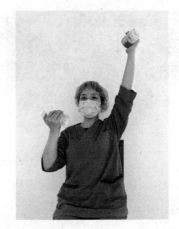

图1-4　压肩训练示意图

3)推墙训练(图1-5):上身挺直,双手按压在墙壁上,随后两手推墙使自身远离墙壁。6~10次为一组,重复1~3组。

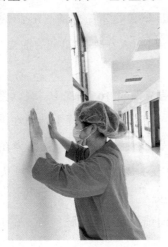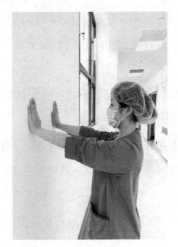

图1-5　推墙训练示意图

4)压凳训练(图1-6):以仰卧体位开始,然后手拿重物向上抬,直至手臂伸直。6~10次为一组,重复1~3组。

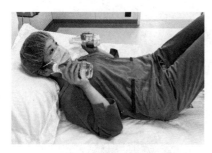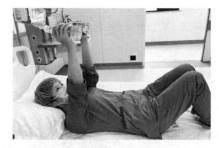

图1-6 压凳训练示意图

5)站立划艇训练:向前倚靠在椅子或长凳上,将手臂从伸直体位向后上拉至胸廓。6~10次为一组,重复1~3组。(病人可在保障安全的前提下选择性进行)

6)坐位划艇训练:保持背部直立,将手臂从最初位置拉向胸前。6~10次为一组,重复1~3组。(此动作需借助训练器具完成,病人在保障安全的前提下选择性进行)

7)侧拉训练:背部轻微倾斜向后,将训练棒拉下至胸前。6~10次为一组,重复1~3组。(此动作需借助训练器具完成,病人在保障安全的前提下选择性进行)

8)坐站交替训练:坐在椅子边缘,随后直立站起。6~10次为一组,重复1~3组。提升难度时可不用手辅助进行。(病人可在保障安全的前提下选择性进行)

9)下蹲训练:两腿分开站立,与肩同宽,随后向下蹲坐,就像坐在座位上,屈膝角度不超过90°。6~10次为一组,重复1~3组。提升难度时可负重运动。(病人可在保障安全的前提下选择性进行)

10)压腿训练(图1-7):从最初位置向前压腿,直至膝伸直。6~10次为一组,重复1~3组。

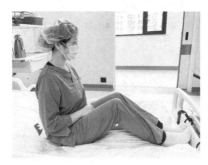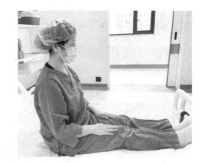

图1-7 压腿训练示意图

11)踏阶训练（图1-8）：面对台阶站立，上半身挺直，双脚交替踏上台阶。6~10次为一组，重复1~3组。提升难度时可手持重物并重复运动。

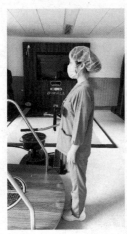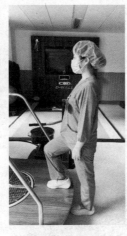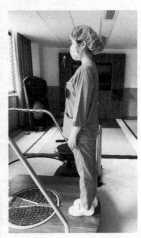

图1-8 踏阶训练示意图

12)弓步训练（图1-9）：向前跨一大步站立，两腿屈曲直至前方大腿与地面平行。6~10次为一组，重复1~3组。提升难度时可手持重物并重复运动。

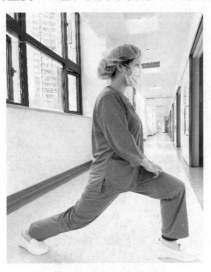

图1-9 弓步训练示意图

（3）伸展训练：在有氧运动和肌力训练前后进行。

1）侧颈伸展（图1-10）：缓慢把头偏向一侧肩膀，在该位置保持10 s。重复2~3次，再转向另一侧伸展。

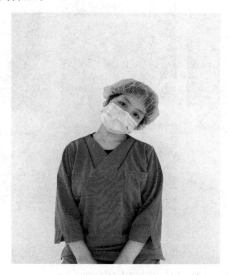

图1-10　侧颈伸展示意图

2）肩部旋转（图1-11）：将自己的手摆放在肩上，缓慢向前后旋转肘部。每个方向重复5次。

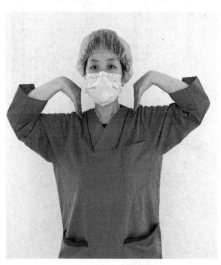

图1-11　肩部旋转示意图

3)胸廓伸展(图1-12):将双手伸向背后,直至胸廓有牵拉感,在该位置保持20 s。重复2~3次。

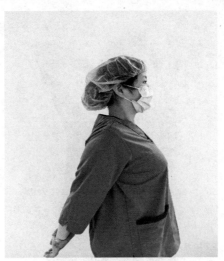

图1-12　胸廓伸展示意图

4)肩部伸展(图1-13):轻轻地用一只手托住另一只手肘部,直至肩部有牵拉感,在该位置保持20 s。重复2~3次,再转向另一侧伸展。

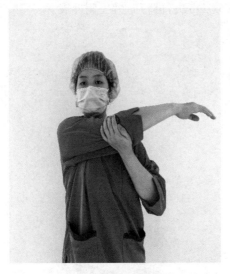

图1-13　肩部伸展示意图

5)肱三头肌拉伸(图1-14):一只手轻托上举的另一只手肘部,直至手臂有牵拉感,在该位置保持20 s。重复2~3次,再转向另一侧拉伸。

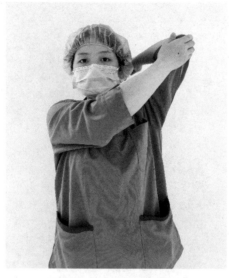

图1-14 肱三头肌拉伸示意图

6)侧向伸展(图1-15):伸展手臂至头顶(在舒适范围内尽量弯向同侧),在该位置保持20 s。重复2~3次,再转向另一侧伸展。

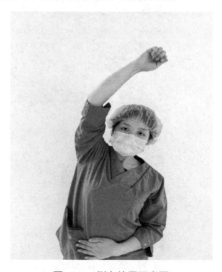

图1-15 侧向伸展示意图

7）股四头肌伸展（图1-16）：将双脚抬至臀部，直至大腿前面肌肉有牵拉感，在该位置保持20 s。重复2~3次。

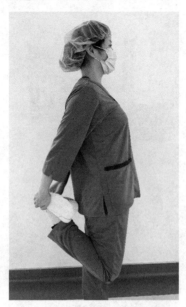

图1-16　股四头肌伸展示意图

8）腘绳肌（大腿后肌）伸展（图1-17）：将脚放在椅子上，身体缓慢向前倾斜，直至大腿后部肌肉有牵拉感，在该位置保持20 s。重复2~3次，再转向另一侧伸展。

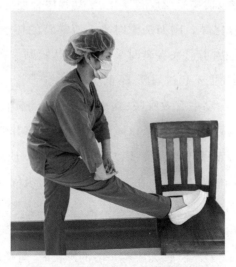

图1-17　腘绳肌(大腿后肌)伸展示意图

9)腓肠肌(小腿)伸展(图1-18):将手放在墙或长凳上,做一个深弓箭步姿势,身体缓慢向前倾斜,直至小腿后方肌肉有牵拉感,在该位置保持20 s。重复2~3次,再转向另一侧伸展。

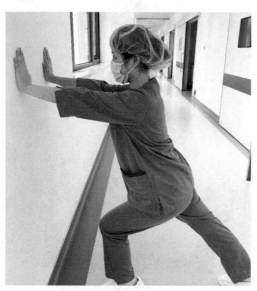

图1-18　腓肠肌(小腿)伸展示意图

5.注意事项

(1)在日常生活中采用能量节约原则:减少日常生活中的氧耗,以减轻或避免呼吸困难,主要包括物品摆放有序化、活动程序合理化、简化操作动作、劳动工具化、活动省力化等。例如洗漱时坐在有靠背的椅子上,手臂扶在台面上,将镜子降到与脸相同高度;穿鞋时采取坐位,伏腰贴靠在下肢上系鞋带,避免站位弯腰;储物柜高度不超过肩膀,不低于骨盆。

(2)学会在日常活动中有效呼吸:病人需要掌握身体前倾、用下胸部进行自然呼吸,并且上肢应该有所支撑,以减轻上身的负重,并使膈肌活动最大化。在上楼梯或爬坡时,先吸气再迈步,以"吸—呼—呼"对应"停—走—走"。如果要将物品放在较高的地方,则要在拿好物品的同时吸气,然后边呼气边将物品放在所需位置。若一次呼吸无法完成活动,则可分多次进行,活动过程中必须牢记吸气时肢体相对静止,边呼气边活动。

(3)特别注意:①当发烧、感染或者一般的感冒时,避免剧烈运动。②如果运动计划被中断,则应从低强度重新开始。③请勿在饱餐后立即做运动。④不要在极冷或极热的环境下做运动。⑤运动前可使用支气管扩张剂(呼吸道的舒缓药物可扩张呼吸管和气道)。

(4)危险症状:若在运动时遇到恶心、胸痛、头晕、呼吸异常困难、过度气喘、咯血等症状,应立即停下来休息。特别提醒,以上症状都属于非正常现象,出现时应尽快就医。

(三)呼吸功能锻炼

主要是增加最大呼气肌和吸气肌的肌力、耐力,从而有助于肺泡排空,并改善肺泡侧支通气和小气道分泌物向大气道流通阻塞问题。

1.增强吸气肌训练

病人用抗阻呼吸器训练(图1-19)。病人含住气球吸嘴,并收拢嘴唇,使吸嘴将舌体下压,保持口腔及呼吸道通畅,随后缓慢用力吸气,在此期间自我调节吸气流速,直至浮标球全部吸起。训练要循序渐进,以不疲劳为度,尽量将吸气时间保持较长,使浮标球在相应的高度停留时间变长,吸气结束后将吸嘴拔出,并缓慢缩唇呼气。训练时间一般限制在5~20 min,每天训练2~3次,可在静息通气和增加通气条件下进行,训练时要注意防止过度通气而导致呼吸性碱中毒,且随着呼吸肌力量的增加,应及时调整阻力负荷并相应缩短训练时间。阻力和时间的选择应根据病人的症状和适应情况调整。

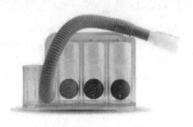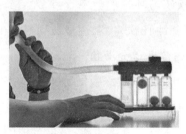

图1-19　抗阻呼吸器训练示意图

2.增强腹肌肌力训练

慢阻肺病人常出现腹肌无力,其常使腹腔失去有效压力,从而减少膈肌支托及外展下胸廓的能力。病人取仰卧位,腹部放沙袋做挺腹训练,开始时为1.5~2.5 kg,随训练时间推移,可逐步增加至5~10 kg,每次5 min;也可取仰卧位,双下肢屈髋屈膝,双膝尽量贴近胸壁做训练,以增强腹肌肌力。

3.胸部扩张训练

通过加强胸廓运动,有助于肺组织膨胀、扩张,增加肺容量,有助于排出过量的支气管分泌物,改善通气-灌注,增加肺通气量。训练时,治疗者用手掌在病人两侧下胸壁或胸背部或肺尖部加压,让病人对抗压力,扩张局部胸壁,并积极吸气。肺不张或肺膨胀不全者,充分吸气后应保持3 s,加压程度以病人耐受为度。

4.呼吸再训练

包括腹式呼吸、缩唇呼吸及缓慢呼吸。

(1)腹式呼吸:病人采取舒适体位(坐位或卧位),一手放于胸骨底部感觉横隔活动,另一手置于上胸部感觉胸部和呼吸肌活动,通过嘴唇慢慢呼气,上腹部向内回缩,通过鼻缓慢吸气,上腹部逐渐向外扩张,放松呼吸,如此重复多次。腹式呼吸是让横膈膜上下移动,由于吸气时横膈膜会下降,把脏器挤到下方,因此肚子会膨胀,而非胸部膨胀。为此,吐气时横膈膜将会比平常上升更多,因而可以进行深度呼吸,吐出较多易停滞在肺底部的二氧化碳。

(2)缩唇呼吸:用鼻吸气,同时关闭嘴,强调噘嘴呼气,吸气与呼气的耗时比为1:2或1:3,或呼吸频率小于每分钟20次。

(3)缓慢呼吸:有助于减少解剖死腔,提高肺泡通气量。通常先呼气后吸气,每次练习呼气次数不宜过多,宜练习3~4次,休息片刻后再练,呼吸频率控制在每分钟10次左右,逐步做到习惯在活动中进行腹式呼吸。

5.清除气道分泌物

(1)有效咳嗽:深吸气后屏气3 s,然后放松呼气。重复以上行为3~4次后,深吸气,腹肌收缩,连续两次咳嗽。该方法可以重复进行多次,直至分泌物排出。

(2)体位引流排痰法:借助合适的体位,利用地心引力的作用将肺内容物、痰液引流至大气管,再配合正确的呼吸方法和咳痰方法,将分泌物排出。体位引流时间在饭后2 h或饭前1 h。多处引流时,可根据每处量的多少决定先后顺序。引流过程中还要注意病人生命体征变化。该方法适用于神志清醒、体力较好、支气管分泌物较多的老年人。其禁忌证包括严重高血压、咯血;脑外伤、脑水肿、脑动脉瘤;严重心血管问题、主动脉瘤、心律失常;肺气肿、气胸、急性胸膜痛;贫血;食管、胃原因引起的胃液反流。

6.依从性影响因素

(1)病人因素:包括病人年龄、性别、经济状况、吸烟状况、疾病严重程度、对疾病及肺康复的认知水平、进行呼吸功能锻炼的动机、是否出现焦虑及抑郁等。

(2)家庭社会因素:包括家属的支持以及来自专业人员和病人团体的社会支持等。

(四)正确用药

1.药物分类

(1)缓解用药:作为呼吸困难时缓解症状的急救药物,这种药物可以放松呼吸道和气道周围的肌肉,在呼吸时让空气较舒畅地进出肺部,缓解呼吸困难的感觉,提高运动能力。缓解症状的药物吸入几分钟后即可发挥作用,而且功效可持续几个小时。其包括SABA(代表药物是沙丁胺醇气雾剂)和SAMA(代表药物是异丙托溴铵气雾剂)。

(2)维持症状药物:通过舒张呼吸道和气道周围的肌肉来扩张气道,能长期有效帮助减轻慢阻肺症状和预防慢阻肺急性发作。与缓解类药物相比,起效时间长,但是一旦开始使用,持续时间可达12~24 h。其包括LAMA(代表药物是噻托溴铵)、LABA(代表药物是沙美特罗、福莫特罗及茚达特罗)和缓释茶碱(代表药物是茶碱缓释片)。

(3)预防性药物:能减少慢阻肺急性发作的次数,减少炎症引起的呼吸道或气道黏膜的肿胀和痰液的产生。比如吸入性糖皮质激素,代表药物是二丙酸倍氯米松、布地奈德、氟替卡松。

(4)多种类型联合用药:吸入性糖皮质激素和长效支气管扩张药物放入一个装备里制成合剂,称为联合治疗。这种联合用药能帮助病人减少慢阻肺急性发作的次数,从而提高肺功能和整体健康状况。代表药物是氟替卡松和沙美特罗、布地奈德和福莫特罗。

2.正确使用吸入装置

(1)定量气雾吸入器:药物在压力下被储存在金属罐里,当吸入器被打开时,就会喷出细雾状的药物,然后被吸入肺部。

1)具体操作步骤:①打开盖子。②保持吸入器直立,使劲晃动。③抬起下巴然后往前看。④充分呼气。⑤把吸入器的咬嘴放在上下牙齿之间,用嘴唇严严包裹住它。⑥当开始慢慢吸气时,按下金属罐的开关,然后继续深吸气。⑦把咬嘴从嘴里拿开,竭尽所能屏住呼吸10 s。⑧缓缓呼气。⑨如果需要吸入另一剂药,则重复上述步骤。⑩盖上瓶盖。

2)注意事项:①含激素类药物吸入后需认真漱口。②吸入剂渐渐变空时,喷出的气雾就会减少,速度变慢,或者当晃动吸入器时会觉得它是空的。③如果使用吸入剂是常规治疗,用金属罐内的所装药物量(写在盒子上)除以每天使用的次数,计算出每日用量,就能大致估算出病人什么时候需要更换吸入器。

(2)定量气雾吸入器和储雾罐:储雾罐能暂时储存定量的药物,在吸入剂被吸入前,吸入器配合储雾罐使用可使更多的药物到达气道。正确使用吸入器和储雾罐可显著增加到达肺部的药物剂量。储雾罐能减少残留在口腔和咽喉的药量。储雾罐有一个单向阀门,当病人含住咬嘴时,可防止空气被吸进药罐。

1)具体操作步骤:①端坐或站立。②握住储雾罐并摇晃,以确保单向阀门没有被堵,能听到阀门的晃动声。③保持吸入剂直立,打开盖子,然后适量晃动。④把吸入器咬嘴放入储雾罐尾部,与阀门方向相对。⑤把咬嘴放在上下牙齿之间,用嘴唇包住确保颈部微微后仰缓慢呼气。⑥按压吸入器把药推入储雾罐,只能按一次。⑦用嘴慢慢深吸气5 s,然后尽所能屏住呼吸10 s或用嘴正常呼吸4次。⑧间隔30 s,再重复上述步骤。

2)储雾罐的清洗方法:①每月一次,把每一部分拆下来用1∶5000稀释的餐具洗涤剂清洗(大概每1000 mL温水中加入1滴,清洗后无须用清水冲洗)。②自然晾干。

注意:塑料储雾罐不推荐用清水清洗,因为清水清洗后储雾罐产生静电负荷,会降低清洗后前10~20喷药物的吸入效率。

(3)都保定量干粉吸入器:都保是吸气启动的装置。吸药前需通过转动手柄安装药物,都保给出的精确药物剂量需通过重力作用进入储药器。因此,准备用药时,一定要将都保直立放置。都保置入嘴里吸气时,空气会从一边的入气口进入,在整个设备内产生空气涡流。这种涡流将粉状药物冲击成细小的颗粒,在病人吸气时,进入呼吸道。

1)具体操作步骤:①握直装置,拧开盖子。②握住白色瓶子,将有颜色的把手尽可能地拧到右边,然后向相反方向拧回来,此时会听到"啪"的响声。③轻轻地呼气(远离都保)。④将喷口放置嘴中,合上嘴,注意将入气口留在口唇外。⑤握紧有颜色的把手,注意不要堵住入气口。⑥努力地深吸气。⑦竭尽所能屏住呼吸 10 s。⑧在呼气前,从口中拿出都保。⑨盖上瓶盖。

2)注意事项:①信必可都保有一个计数器,当装置侧面的显示窗顶部上出现红线表明还剩 20 剂量的药物,这时需要到专科门诊开药备用;当计数器显示为 0 时表明装置是空的,这时需要更换新的装置。②都保用完之后用洁净干燥的擦布擦干吸入器,切记不要用水清洗都保的任何部分。③药物是干粉状的,切勿向设备内吹气。④吸入后病人没有任何感觉,这是一种正常现象。

(4)舒利迭定量干粉吸入器:是一种呼吸激活设备,包含着一个由 60 次定量药物剂量组成的隐藏箔带。准备药物时,移动金属片,使 1 个剂量的药物进入储存格,这样就可以使用了。

1)具体操作步骤:①检查显示剩余剂量窗口。②打开时,一只手握住吸入器基座,保持水平稳定,另一只手的拇指放在拇指卧槽里,然后尽可能远地推动槽。③保持准纳器水平,推动边上的杆,直到听到"咔哒"响声,指示表上的数字减一。④远离吸入器,缓慢呼气。⑤将吸入器咬嘴放在牙齿和唇之间形成一个密闭空间。⑥用嘴稳定深吸气。⑦竭尽所能屏住呼吸 10 s。⑧把吸入器从嘴里移开。⑨离开吸入器呼气。⑩如果需要另一剂量,重复上述第 5~9 步。⑪关闭吸入器,将拇指放在拇指槽,滑动它直到其回到原来的位置。

2)注意事项:①指标指到最后 5 剂时会变成红色,当表示剂量剩余量的指针指到 0 时,表示准纳器内的药物已用完,需要及时更换装置。②使用后用洁净干燥的布擦拭吸入器,切记不要用水清洗准纳器的任何部分。③保持准纳器干燥。④保持准纳器随时处于关闭状态。

(5)单剂量型干粉吸入器(吸乐):通过经咬嘴吸入的气流激活,当其装上药物,吸入器内部的胶囊(里面有药物)被刺破,里面的药物就会被吸入。

1)具体操作步骤:①准备好吸乐吸入器和胶囊。②按下绿色按钮,打开防尘罩。③向上拉,打开咬嘴。④小心剥开金箔,只露一个胶囊。⑤将胶囊从金箔里拿出,放入中心空间。⑥关上咬嘴,留防尘罩依然打开。⑦按下绿按钮,以刺破胶囊,然后松开绿色按钮。⑧嘴离开吸入器缓慢呼气。⑨将咬嘴放在唇齿之间以形成一个封闭空间。⑩确保手指没有堵住通风口,完全用嘴缓慢深吸气(足以听到或感觉到胶囊动的声音),保持头直立位,竭尽所能屏住呼吸 10 s,将吸乐从嘴里移走。⑪重复上述第8~10步以彻底吸空胶囊,切勿第二次刺破胶囊。

2)吸乐装置的清洗方法:①打开防尘罩。②打开咬嘴。③通过向内向上按压绿杆以打开底部。④用温水冲洗干燥粉末。⑤甩掉多余的水。⑥将吸乐打开自然风干 24 h。⑦如需要可以用洁净干燥的布将吸入器外面擦干。⑧每次使用后应该立即清洗。建议吸乐装置每年更换1次。

(五)家庭氧疗管理

1.长期氧疗

(1)氧疗目标与益处

1)在休息、运动和睡眠时应维持$PaO_2 \geqslant 60$ mmHg。

2)长期氧疗可以提高严重低氧血症病人的生存率。

(2)长期氧疗指征

1)静息状态下,稳定期慢阻肺病人$PaO_2 \leqslant 55$ mmHg时,应进行长期氧疗。

2)静息状态下,稳定期慢阻肺病人$PaO_2 > 55$ mmHg且$\leqslant 60$ mmHg,同时伴有水肿、红细胞增多症(血细胞比容>55%)或肺动脉高压时,应进行长期氧疗。

3)合并高碳酸血症的慢阻肺病人符合长期氧疗指征时,应进行长期氧疗。

(3)评估时机及方法

1)慢阻肺病人病情稳定后,至少需要经过8周的稳定期才可正式进行长期氧疗评估。

2)不推荐将SpO_2作为判断慢阻肺病人是否进行长期氧疗的唯一依据。

3)应将动脉血气分析结果作为慢阻肺病人长期氧疗初次评估的内容。

4）静息状态下，对于 $SpO_2 \leqslant 92\%$ 的慢阻肺病人应进行动脉血气分析，以评估病人是否具有长期氧疗指征。

5）初次动脉血气分析后，需要间隔3周才能进行第2次动脉血气分析，以确定病人是否需要进行长期氧疗。

6）氧滴定完成后，应重新评估病人动脉血气，以确认病人是否达到氧疗目标。

（4）氧疗工具

1）建议选择材质较软的鼻导管，以增加病人舒适度。

2）长期氧疗且氧流量<4 L/min时，一般不需要使用湿化器对吸入气体进行湿化。

3）具有长期氧疗指征的稳定期慢阻肺病人，可以尝试应用经鼻高流量湿化氧疗，以降低 $PaCO_2$。

4）持续性高碳酸血症（$PaCO_2 > 53$ mmHg）的慢阻肺病人可使用家庭无创正压通气，以降低住院风险。

（5）氧气流量与治疗时间

1）开始长期氧疗的慢阻肺病人，应进行氧滴定。氧流量从1 L/min开始，并以1 L/min的增量滴定至 $SpO_2 > 90\%$，再进行动脉血气分析，以确认病人是否达到氧疗目标。

2）慢阻肺病人进行长期氧疗时，应使用达到氧疗目标所需的最低氧流量，一般为0.5~2.0 L/min。

3）推荐长期氧疗时间≥15 h/d，以延长慢阻肺病人的生存期。

（6）保障飞行安全

1）以下几类病人乘坐飞机前需要进行评估：极重度慢阻肺病人（FEV_1 低于预计值的30%）；因急性加重入院且出院6周内的病人；需要使用氧气、无创正压通气或呼吸机辅助通气的病人。

2）在海平面需要使用氧流量>4 L/min氧疗的慢阻肺病人禁止乘坐飞机。

3）极重度慢阻肺病人乘坐飞机前应咨询呼吸科医疗专家，且需要随身携带强的松龙和其他必用药物。

4)对于接受长期氧疗的慢性呼吸衰竭病人,乘坐飞机一般是安全的,但在飞行过程中氧流量应增加 1~2 L/min。

(7)其他

1)长期氧疗不用于治疗慢阻肺引起的孤立性夜间低氧血症。

2)中度低氧血症(SpO_2 为 89%~93%)的稳定期慢阻肺病人,不推荐进行长期氧疗。

2.夜间氧疗

(1)对于夜间反复(4 h 内有30%的时间)$SpO_2 < 88\%$ 的慢阻肺病人,应进行夜间氧疗(睡眠呼吸暂停病人除外)。

(2)对于仅合并夜间低氧血症,不符合长期氧疗指征的慢阻肺病人,不推荐进行夜间氧疗。

(3)对于需要夜间氧疗的慢阻肺病人,推荐夜间连续监测 SpO_2,以确定睡眠时合适的氧流量。

3.动态氧疗

动态氧疗是指在运动或日常生活活动过程中使用的氧气疗法,其使用原则包括以下内容。

(1)对于不符合长期氧疗指征的慢阻肺病人,不应进行动态氧疗。

(2)对于不符合长期氧疗指征的慢阻肺病人,运动时应进行动态氧疗,以缓解呼吸困难。

(3)长期氧疗的慢阻肺病人在室外活动时,应接受动态氧疗评估。

(4)家庭动态氧疗的指征:病人在穿梭步行测试或 6 min 步行测试期间 $SpO_2 < 90\%$ 且下降幅度 $>4\%$。

(5)长期氧疗病人在运动时氧流量应增加 1 L/min。

4.短脉冲氧疗

短脉冲氧疗是在运动前或运动后短暂、间歇给氧,其使用原则包括以下内容。

(1)对于休息时轻度或无低氧血症的慢阻肺病人,在运动前或运动后不应使用短脉冲氧疗。

(2)对于休息时轻度或无低氧血症的慢阻肺病人,不推荐使用短脉冲氧疗缓解呼吸困难症状。

5.姑息氧疗

姑息氧疗是指在晚期疾病病人中使用氧气以缓解难治性呼吸困难。对于合并难治性呼吸困难的慢阻肺病人，如果$SpO_2 \geq 92\%$，不应给予姑息氧疗。

6.氧疗随访

（1）确定氧疗方案后，应在氧疗开始后的第60~90天进行初次随访，随访时应监测病人动脉血气、SpO_2，以评估其氧疗效果及是否需要继续氧疗，同时应评估病人的治疗依从性及吸烟情况，之后每年随访1次。

（2）随访应由经过家庭氧疗培训的呼吸专科护士、呼吸治疗师或呼吸专科医生完成。

7.家庭氧疗安全

（1）进行家庭氧疗前，应进行风险评估，内容包括被设备绊倒的风险、烧伤和火灾的风险。

（2）确定长期氧疗后，应告知病人及其家属使用氧气时要远离火炉、燃气灶、蜡烛等火源。

（3）开具家庭氧疗处方时，应评估病人及照护者的吸烟情况，鼓励其戒烟，并在每次随访时进行书面戒烟教育。

（4）接受家庭氧疗的病人及照护者应清楚氧气的用途、使用时间、氧流量以及改变氧流量的条件，还需要清楚设备如何保养，包括如何维修或更换。

（5）对于接受家庭氧疗的高碳酸血症病人，不推荐使用镇静剂（尤其是苯二氮卓类药物）、麻醉剂等影响呼吸中枢的药物，也不推荐饮酒。

（六）家庭支持干预

慢阻肺是一种身心疾病，病人不仅要承担躯体疾病带来的痛苦，还忍受着焦虑、抑郁、敌对、恐惧等负面情绪带来的痛苦。出现负面情绪时，如果不及时地进行情绪管理，会出现诸多不良行为表现，如健忘、易怒、烦躁等。病人家属应了解病人情绪反应及生理心理需求，与病人建立信任及依赖关系。

1.家庭支持的好处

家庭支持是提高病人自我照管能力的重要措施手段，特别对管理病人起居和体育锻炼能力发挥重要作用。家人的关心、督促和支持有利于促进病人建立良好的自我行为习惯。当病人得到有效的实践和心理支持时,更容易坚持良好的行为习惯,更有利于进行疾病的自我管理。

2.具体干预措施

(1)每天提醒病人及时遵医嘱用药。

(2)监督吸烟病人按戒烟方案执行。

(3)按照营养师的建议合理搭配三餐。

(4)家属自身保持良好的情绪,能够按照心理咨询师的建议合理纾解不良情绪及压力,保持与病人的良好交流与沟通,及时了解病人的生理及心理需求,疏导病人的不良情绪,积极鼓励病人树立战胜疾病的信心。

(5)鼓励病人坚持执行呼吸功能训练及运动训练方案,每天参与病人的呼吸功能训练及运动训练,帮助病人计数计时,增强病人信心。

(6)按照家庭氧疗方案督促病人合理吸氧,鼓励提高病人吸氧的依从性。

(7)每天在病人睡前及晨起时,为病人叩背5~10 min,并督促病人有效排痰。

(8)家属坚持每周一次,对照视频纠正病人呼吸功能训练及吸入技术的动作,以有效缓解疾病。

(9)鼓励病人保持社交活动、兴趣和爱好。

(七)门诊随访

1.随访频率及内容

(1)出院后4周内进行早期随访,评估内容包括肺功能测定、动脉血气分析、血氧饱和度检测、氧疗技术的自我管理、吸烟和营养状况等。

(2)出院12~16周后进行随访,由专科医生评估病人是否需要长期氧疗。

(3)对长期氧疗病人进行定期随访,随访内容包括识别病人疾病程度、正确氧疗量、评估治疗依从性并进行健康教育。

(4)督促病人至少每半年复查1次肺功能。

(5)根据每次随访的评价结果,由专科医生判断是否需要调整治疗方案。

2.需要随访的情况

(1)比平时严重的喘息和呼吸困难。

(2)咳嗽加重,痰液比平时多,痰的颜色改变。

（3）食欲不好或者睡眠不好。

（4）平时运动容易疲劳。

参考文献

1. Global Initiative for Chronic Obstructive Lung Disease. Global Strategy for the Diagnosis, Management, and Prevention of Chronic Obstructive Pulmonary Disease(2022 Report)[EB/OL]. [2021-11-15]. https://goldcopd.org/goldreports/.

2. 葛均波, 徐永健, 王辰. 内科学[M]. 北京: 人民卫生出版社, 2018.

3. 尤黎明, 吴瑛. 内科护理学[M]. 北京: 人民卫生出版社, 2017.

4. 中华医学会呼吸病学分会慢性阻塞性肺疾病学组, 中国医师协会呼吸医师分会慢性阻塞性肺疾病工作委员会, 陈荣昌, 等. 慢性阻塞性肺疾病诊治指南(2021年修订版)[J]. 中华结核和呼吸杂志, 2021, 44(3): 170-205.

5. 韩雪玉, 隗瑛琦, 董忠. 2014年北京市40岁及以上人群慢性阻塞性肺疾病患病及知识知晓情况[J]. 中国健康教育, 2021, 37(2): 130-134.

6. 陈亚红. 2022年GOLD慢性阻塞性肺疾病诊断、治疗、管理及预防全球策略更新要点解读[J]. 中国全科医学, 2022, 25(11): 1294-1304+1308.

7. Global Initiative for Chronic Obstructive Lung Disease. Global Strategy for the Diagnosis, Management, and Prevention of Chronic Obstructive Pulmonary Disease(2020 Report)[EB/OL]. [2019-12-20]. https://goldcopd.org/goldreports/.

8. Global Initiative for Chronic Obstructive Lung Disease. Global Strategy for the Diagnosis, Management, and Prevention of Chronic Obstructive Pulmonary Disease(2021 Report)[EB/OL].[2020-11-18].https://goldcopd. org/gold reports/.

9. 聂晓红, 熊曙光, 王晓虹, 等. 体质量指数对慢性阻塞性肺疾病急性加重期患者治疗反应性及气道黏液高分泌的影响[J]. 中国急救医学, 2019, 39(4): 332-337.

10. 张红,陈秀文,郭佳,等. 慢性阻塞性肺疾病患者氧疗管理的证据总结[J]. 中华护理教育,2021,18(8):736-742.

11. 杨雪凝,李雪儿,王松,等. 慢性阻塞性肺疾病患者呼吸肌训练的最佳证据总结[J]. 中华护理杂志,2022,57(1):49-55.

12. 中国病理生理危重病学会呼吸治疗学组. 重症患者气道廓清技术专家共识[J]. 中华重症医学电子杂志,2020,6(3):272-282.

13. 陶国芳,鲍杨娟,杨苏,等. 慢性阻塞性肺疾病患者家庭氧疗管理的最佳证据总结[J]. 中华护理杂志,2021,56(7):983-990.

（洪跃玲　樊丽平）

第二章　冠心病

冠心病(coronary heart disease，CHD)是冠状动脉粥样硬化性心脏病的简称，是一种十分常见的心血管疾病，是冠状动脉发生严重的粥样硬化或者痉挛，从而引起冠状动脉出现狭窄或者阻塞，造成心肌缺血、缺氧或者坏死，而导致的心脏病。其最主要的临床表现为胸痛、胸闷或者心前区的不适感，这种感觉可以是持续的或者是间歇性的，40岁以上的人群有此类症状要警惕冠心病的发生。

冠心病是我国《"十四五"国民健康规划》重点防治的疾病之一，也是导致人群过早死亡的疾病之一。按照不同的发病特点和治疗原则，可以将其分成两大类：慢性心肌缺血综合征和急性冠状动脉综合征。根据不同的临床表现和病理生理特点，冠心病可分为五种类型：隐匿型或无症状型、心绞痛型、心肌梗死型、缺血性心肌病型和猝死型。

隐匿型或无症状型冠心病者的特点：病人没有胸痛的临床表现，但客观的辅助检查提示心肌缺血，经冠状动脉造影显示动脉粥样硬化较轻；或者随着病情加重，显示已经有侧支循环的形成；或者是病人的疼痛阈值较高，无明显疼痛表现。值得注意的是隐匿型或无症状型冠心病因为客观存在心肌缺血，因此可以突然转变为心绞痛型或者心肌梗死型，甚至发生猝死，所以又被称为是"沉默的杀手"。

心绞痛型冠心病，按照不同的临床表现可以分成稳定型心绞痛和不稳定型心绞痛。稳定型心绞痛一般是由过度体力活动或者情绪激动而诱发，表现为胸骨体之后的胸闷或者压迫感，持续时间多为3~5 min，很少超过半小时。当停止活动后，或者含服硝酸甘油后，胸痛一般在数分钟内可以缓解。不稳定型心绞痛的疼痛程度更加剧烈，时间更长，可以没有明显诱因，休息或者含服硝酸甘油效果不佳。然而，胸痛程度并不一定与冠状动脉的狭窄程度完全一致，其血管的狭窄程度需根据冠状动脉造影的结果予以证实。研究表明,即使是在稳定型心绞痛的病人中,其发生3支冠状动脉血管狭窄>70%者占约25%,而在不稳定型心绞痛的病人中,发生3支血管病变的概率约为40%,发生单支血管病变的概率约为10%。因此,不能因为表现为稳定型心绞痛就掉以轻心。

心肌梗死型冠心病是冠心病最严重的分型,按照病人心电图是否出现ST段的抬高,可以分成ST段抬高型心肌梗死和非ST段抬高型心肌梗死。其最主要的临床表现为疼痛,部分病人往往表现为烦躁不安,出冷汗,甚至可能出现濒死感,可伴有呕吐、腹胀等胃肠道等症状。呼吸困难、血压下降或者休克等,是心肌梗死型冠心病严重的表现类型,也是该病致死和致残的主要原因之一。

缺血性心肌病型是冠心病的特殊类型,主要是在冠状动脉硬化的基础上,长期的心肌缺血缺氧,引起心肌纤维化和坏死,从而导致心脏的收缩和舒张功能异常,其表现为心绞痛、心律失常、心力衰竭等。

在所有心脏原因性猝死中,冠心病猝死占首位,在50岁以上的人群中,甚至可以达到80%。冠心病导致猝死的主要原因为恶性心律失常,其他原因包括心脏泵衰竭、心脏破裂等。

一、流行病学

近30年来,我国人群冠心病发病率、死亡率、患病率呈总体上升趋势,冠心病已经成为中国人群死亡和过早死亡的主要原因之一。据《中国心血管健康与疾病报告2020》显示,目前我国心血管疾病患病人数约3.3亿,其中冠心病病人数约1139万。据《中国卫生健康统计年鉴2019》显示,自2012年以来农村地区冠心病死亡率上升明显,到2016年已超过城市水平,2018年城市居民冠心病死亡率为120.18/10万,农村居民冠心病死亡率为128.24/10万。

2017年,全球心血管疾病(cardiovascular disease, CVD)患病人数约为4.856亿,死亡人数约为1780万,其中冠心病是最主要的原因。在美国,冠心病是最常见的心脏病类型,20岁及以上的人群中冠心病病人数大约有1820万(约6.7%)。2019年,美国因冠心病而死亡的人数约为36.09万。

2016~2017年，美国心血管疾病的年均直接和间接成本约为3634亿美元。2018年，我国缺血性心脏病的住院总费用为1119.82亿元，急性心肌梗死的住院费用为235.67亿元。排除物价因素影响，我国自2004年以来，急性心肌梗死的住院费用的年均增长速度为26.89%。

总之，冠心病的发病率、致死率都非常高，已严重威胁到世界各国人民的生命健康，并给家庭和社会经济带来极大负担，因此，对冠心病进行早诊断、早预防、早治疗显得尤为重要。

二、病因和发病机制

心脏作为一个泵血的肌性动力器官，本身也需要足够的营养和能源，冠状动脉就是供给心脏血液的动脉，它起于主动脉根部，因几乎环绕心脏一周恰似一顶王冠而得名，分成左右两支，即左冠与右冠。左冠开始的部分称为左主干，左主干分成前降支与回旋支，这就是冠状动脉主要的几个大支干。由于冠状动脉在心肌内行走，显然会受到心肌收缩挤压的影响。也就是说，心脏收缩时，血液不易通过，只有当其舒张时，心脏方能得到足够的血流，这就是冠状动脉供血的特点。

正常情况下，人体的冠状动脉有强大的储备能力，通过神经和体液调节，冠状动脉的供血和心肌的需血保持了动态平衡。在剧烈体育锻炼时，冠状动脉适当地扩张，血流可增加至安静状态下的6~7倍，从而维持血、氧的供需平衡。当冠状动脉管腔存在显著的固定狭窄（＞50%~75%）的情况下，冠状动脉的储备能力有限，人体安静状态下尚且能够代偿，而运动、心动过速、情绪激动等造成心肌需氧量急剧增加时，就会导致短暂的心肌供氧和需氧间的不平衡，这称为"需氧增加性心肌缺血"，是引起大多数慢性稳定型心绞痛发作的机制。此外，在发生严重贫血的情况下，心肌供血量虽然没有减少，可血液中携氧不足也可引起心绞痛的发生。一些情况下，由于不稳定性粥样斑块的破裂、糜烂或者出血，继发血小板聚集或者血栓形成导致管腔狭窄程度急剧加重，或者冠状动脉发生痉挛，均使心肌供氧量减少，这称为"供氧减少性心肌缺血"，是急性冠状动脉综合征的主要原因。在绝大多数情况下，心肌缺氧是需氧量增加和供氧量减少两者共同作用的结果。

冠状动脉的供血供氧与心肌细胞需血需氧之间发生矛盾,冠状动脉血流量不能满足心肌代谢的需要,从而引起心肌缺血缺氧。当出现急剧的、暂时的缺血缺氧,则会引起心绞痛,而持续的、严重的心肌缺血,则会引起心肌坏死即心肌梗死。

心肌缺血缺氧以后,其氧化代谢受到抑制,心肌内积聚过多代谢产物,如乳酸、丙酮酸、磷酸等酸性物质,或类似激肽的多肽类物质,这些产物刺激心脏自主神经传入纤维末梢,经脊髓传至大脑,从而产生疼痛的感觉。

三、危险因素

冠心病的发生是多种病因相互作用的结果,目前已知的危险因素包括:高血压、高血脂、糖尿病、吸烟、肥胖、心血管病家族史、年龄等。

(一)高血压

高血压及血压水平是影响冠心病发生和预后的独立危险因素。动脉压力的持续增加对血管内膜的直接作用力导致内膜损伤,血管内膜损伤后,低密度脂蛋白胆固醇更容易进入动脉血管壁,刺激平滑肌细胞的增生,进而引发冠状动脉粥样硬化。研究表明,当血压范围在 115/75 mmHg 水平时,收缩压每升高 20 mmHg 或舒张压每升高 10 mmHg,患冠心病的风险增加一倍。

同时相关研究也证实:当收缩压每降低 5 mmHg 时,可使主要心血管事件的风险降低约 10%,不管是否已经被诊断为心血管疾病,甚至在血压为正常值或正常血压高值的情况下也可如此。高血压病人的动脉粥样硬化程度较血压正常者明显,而且血压水平越高,粥样硬化程度越重。因此,有效地控制血压有利于减少冠心病的发生。

(二)高血脂

脂质代谢异常是冠状动脉粥样硬化形成的主要危险因素。多项研究表明,冠心病的发病与血液中的总胆固醇水平,尤其与低密度脂蛋白胆固醇的水平呈正相关。低密度脂蛋白胆固醇俗称"坏胆固醇",其水平升高会导致动脉粥样硬化,进而造成血管狭窄,引发冠心病和脑卒中等心脑血管疾病。荟萃分析显示,降低低密度脂蛋白胆固醇水平与心血管风险降低呈剂量依赖性,低密度脂蛋白胆固醇水平每降低 1 mmol/L,心血管疾病死亡率和非致命性心肌梗死发生率就相应降低 20%~25%。研究表明,与安慰剂组相比,采用他汀治疗无心肌梗死的高胆固醇血症病人,心肌梗死和冠心病死亡率低 31%。

另外,高密度脂蛋白胆固醇的作用与低密度脂蛋白胆固醇相反,主要是抗动脉粥样硬化脂蛋白。大量的流行病学资料表明,血液中的高密度脂蛋白胆固醇水平与冠心病的发病呈负相关。高密度脂蛋白胆固醇每增加 0.4 mmol/L,冠心病的危险性就降低 2%~3%。所以,保持心脏和血管健康的原则就是:使血液中的总胆固醇值在正常范围内,降低低密度脂蛋白胆固醇值,升高高密度脂蛋白胆固醇值。

(三)糖尿病

合并糖尿病使冠心病的发病率成倍增加。2 型糖尿病(type 2 diabetes mellitus,T2DM)表现出包括高血糖、高胰岛素、血脂紊乱和凝血系统异常在内的多种代谢异常,这些代谢异常的相互作用是冠心病发生的原因之一。目前将胰岛素抵抗、中心性肥胖、糖尿病、高血压、高脂血症等多种疾病的组合统称为"代谢综合征"。当急性心肌梗死合并糖尿病时,这些病人的冠状动脉狭窄程度往往较重,涉及多支血管复杂病变。另外其病理生理的复杂性及冠状动脉病变严重,使其并发症增多,最终预后不良。因此,在严格控制血糖和抗心肌缺血的同时,要警惕"代谢综合征"等其他危险因素的存在。

(四)吸烟

吸烟是冠心病的一个独立危险因素。与不吸烟者相比,吸烟导致冠心病的发病率和病死率增加 2~6 倍。烟草中的一氧化碳、尼古丁、一氧化氮、自由基等多种有害物质会对血管产生极大的损害。吸烟可通过多种机制促进动脉粥样硬化发生,进而影响血脂的代谢。吸烟不仅使血小板聚集性增加,高密度脂蛋白胆固醇降低,红细胞携氧能力下降,还会导致冠状动脉痉挛,从而诱发冠心病。此外,研究证实,被动吸烟也会增加冠心病的发病风险和死亡率,且吸烟量与冠心病的发生呈剂量-反应关系,即吸烟量越大,风险越高。因此,越早戒烟获益越大。

(五)其他因素

1.年龄

此病多见于40岁以上的中年人,49岁以后进展较快,心肌梗死与冠心病猝死的发病与年龄成正比。这主要与其年龄大、血管弹性差、血管壁老化等有关。近年来,由于生活节奏加快、生活压力增加、生活方式改变(体力活动减少)、膳食结构变化(脂类、糖类及盐摄入过多),冠心病的发病有年轻化的趋势。

2.性别

男性冠心病的发病率明显高于女性,在我国比例为2:1,但女性绝经后由于雌性激素水平的下降,低密度脂蛋白胆固醇水平升高,女性发病率明显升高,这说明雌激素有抗动脉粥样硬化的功效。此外,男性吸烟多、竞争压力过大等也是造成其冠心病发病率高于女性的原因。

3.职业

一般来说脑力劳动者冠心病的发病率大于体力劳动者,这可能与脑力劳动者久坐、精神压力大、熬夜等有关。

4.肥胖

研究表明冠心病病人平均体重较非冠心病病人重,肥胖者的冠心病发病率较高,尤其是短期内发胖或者重度肥胖者发病率更高。这是因为:①肥胖者摄取过多的能量,在体重增加的同时,心脏负荷和血压均升高,从而增加心肌耗氧;②高能量饮食习惯,使胆固醇、甘油三酯和血压升高,促使冠状动脉粥样硬化的形成和加重;③肥胖者体力活动减少,妨碍了冠状动脉粥样硬化侧支循环的形成;④肥胖者自身分泌的胰岛素的生物学作用被削弱,产生胰岛素抵抗,从而容易形成糖尿病。糖尿病、高血压、高血脂都是引起动脉粥样硬化的危险因素。

5.遗传

冠心病是环境和遗传相互作用的结果,其中遗传因素约占40%~60%。大量统计资料表明,冠心病心肌梗死型病人的一级亲属患心肌梗死的风险可增加2~3倍,而早发冠心病者(男性<50岁,女性<55岁)的一级亲属患心肌梗死的风险最高可增加8倍。由此可见,遗传因素已成为心肌梗死不容忽视的危险因素。

6.A型性格者

研究发现与其他型性格相比,A型性格者患冠心病的概率更高。其可能原因为A型性格病人的性格较为暴躁,在生活过程中常常有焦急、烦躁等情况,长此以往会对病人的心脏造成很大的压力,从而导致冠心病的发生。

四、临床表现

(一)症状

以胸痛为主要表现,疼痛特点如下。

1.疼痛诱因

稳定型心绞痛常由体力劳动、各类激动情绪引起,饱餐、寒冷、吸烟、心动过速、休克等也可诱发,疼痛发生往往是在劳力或情绪激动时,而不是在之后。不稳定型心绞痛在休息状态下或较轻活动即可诱发,少数不稳定型心绞痛病人有明显的诱发因素,如感染、心律失常等心肌耗氧量增加时;血压偏低导致冠状动脉血流量减少时;贫血、低氧血症等血液携氧能力下降时。若在无明显诱因下发生剧烈胸痛,则应警惕心肌梗死的可能。此类病人中约50%~81%会在发病前数天有先兆症状,如乏力、活动时心悸、气急、胸闷不适、心绞痛等,其中以新发生心绞痛或原有心绞痛加重最为突出。若能及时发现、处理此类先兆症状,则可使部分病人避免发生心肌梗死。

2.疼痛部位

稳定型心绞痛与不稳定型心绞痛的发作部位相似,在胸骨后方或心前区,手掌大小范围。心肌梗死病人疼痛部位与心绞痛相同,部分心肌梗死病人疼痛部位还可向上腹部放射而被误诊为胃穿孔、急性胰腺炎等急腹症。

3.疼痛性质

稳定型心绞痛常表现为压榨样疼痛、闷痛,也可有烧灼感,此时易被误诊为消化系统疾病。也可表现为仅感觉胸闷而非明显胸痛,发作时,病人往往会不自觉地停止原来的活动，直至症状缓解。不稳定型心绞痛疼痛性质与稳定型心绞痛相似，但胸痛程度更重。一旦发生心肌梗死，病人疼痛感往往很强烈，常伴烦躁不安、出汗、恐惧，或有濒死感。研究表明，在发生心肌梗死的病人中，与老年病人相比，年轻病人（男性<45岁、女性<55岁）的胸痛通常更为剧烈，这可能是因为年轻病人发生心肌梗死时，冠状动脉侧支循环尚未完善且缺乏反复缺血的预适应过程。少数心肌梗死病人无疼痛，一开始即表现为低血压、休克或急性心力衰竭。

4.疼痛持续时间

稳定型心绞痛发作时间短暂，一般持续3~10 min，很少超过半小时。不稳定型心绞痛在原有稳定型心绞痛基础上，持续时间延长，发作频率增加。急性心肌梗死疼痛持续时间较长，可持续数小时或数天。

5.疼痛缓解方式

稳定型心绞痛一般在解除诱发因素，安静休息或舌下含服硝酸甘油后即可缓解。不稳定型心绞痛病人含服硝酸酯类药物的作用较弱。心肌梗死病人休息或舌下含服硝酸甘油均不能有效缓解症状。

6.心肌梗死的其他症状

（1）全身症状：常有乏力、头晕、心悸等症状。起病24~48 h后可有低热，多是因心肌坏死物质被吸收而引起的，体温一般在38℃左右，很少达到39℃，持续时间约一周。

（2）胃肠道症状：心肌梗死可伴恶心、呕吐、上腹胀痛，与迷走神经受坏死心肌刺激、心排血量降低以及组织灌注不足等有关。易误诊为急性胆囊炎、急性胃肠炎、急性胰腺炎、肠梗阻等。

（3）心律失常：多发生在起病1~2天，24 h内最多见。各种心律失常中以室性心律失常多见，其中室颤是心肌梗死早期特征，是病人入院前的主要死因。下壁心肌梗死易发生房室传导阻滞及窦性心动过缓，前壁心肌梗死易发生室性心律失常，若发生房室传导阻滞，则表明梗死范围广泛，情况严重。

（4）低血压和休克：多数病人发生心肌梗死后会有一定程度的血压下降，病情稳定后好转。若心肌广泛坏死，心脏泵血功能急剧减弱，血压可持续下降，还可表现为烦躁不安、面色苍白、皮肤湿冷、少尿，甚至晕厥等。

(5)心力衰竭:梗死面积较大或梗死前心功能较差者容易出现,是心肌坏死,收缩力下降或收缩不协调所致。主要为急性左心衰竭,严重者可发展为全心衰。表现为呼吸困难、咳嗽、烦躁等症状,重者可发生肺水肿,咯粉红色泡沫痰。右心室心肌梗死病人可出现颈静脉怒张、肝大、水肿等右心衰表现。

(二)体征

平时无明显体征,心绞痛发作时,病人可出现面色苍白、出冷汗、心率增快、血压升高等表现,心脏听诊可闻及一过性杂音,心绞痛缓解后杂音消失。心肌梗死病人可发生血压下降,听诊可闻及心脏新出现的心音减弱、舒张期奔马律和心尖部收缩期杂音,另外还可能出现各种心律失常。

五、诊断方法

根据冠心病的各种危险因素、典型的发作性胸痛和心肌缺血检查证据,再结合实验室及其他检查,一般可以建立诊断。

(一)心电图检查

心电图检查是诊断心绞痛最常用的检查方法,具备易操作、快捷、无创的特点。

1.心绞痛病人静息心电图

大部分心绞痛病人静息心电图为正常,心绞痛发作时,可出现一过性ST段压低,T波低平、平坦甚至倒置,心绞痛缓解后心电图恢复正常。

2.心肌梗死病人静息心电图

心肌梗死病人静息心电图对心肌梗死的诊断、定位、确定梗死范围、分期有诊断意义,对心肌梗死预后有一定帮助。根据心肌梗死病人静息心电图特征性改变,可分为ST段抬高型心肌梗死和非ST段抬高型心肌梗死,其中,ST段抬高型心肌梗死有一定的动态改变过程。

(1)心电图动态改变过程(图2-1,图2-2)

1)在起病数小时内可无异常或出现异常高大的两支不对称T波,为超急性期改变。

2)数小时后，ST段明显抬高，弓背向上，与直立的T波连接，形成单向曲线。数小时至2天内出现病理性Q波，同时R波减低，为急性期改变。Q波在3~4天内稳定不变。

3)如果早期不进行治疗干预，抬高的ST段可在数天至2周内逐渐回到基线水平，T波逐渐平坦或倒置，为亚急性期改变。

4)数周至数月后，T波呈V形倒置，两支对称，为慢性期改变。T波倒置可永久存在，也可在数月至数年内逐渐恢复。

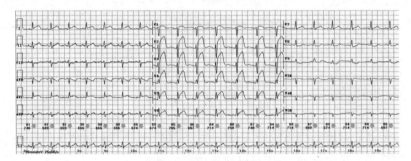

图2-1　前壁心梗超急性期时，V2~V5导联ST段弓背抬高

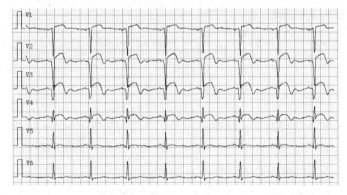

图2-2　前壁心梗急性期，V2~V5导联ST段逐渐回落，开始出现病理性Q波

（2）心电图的定位诊断：ST段抬高型心梗的定位和范围可根据出现特征性改变的导联数来判断：V1~V3导联示前间壁心梗，V3~V5导联示局限前壁心梗，V1~V5导联示广泛前壁心梗，Ⅱ、Ⅲ、aVF导联示下壁心梗，Ⅰ、aVL导联示高侧壁心梗，V7~V9导联示正后壁心梗，V3R、V4R、V5R导联示右室心梗。

3.心电图负荷试验

通过增加心肌耗氧的手段使心肌缺血表现出来的技术方法，主要有运动负荷试验和药物负荷试验。临床上最常使用的是活动平板运动试验,对于疑诊冠心病的病人适用。在活动平板运动试验过程中,医务人员要对病人的实际情况做好监测,如果病人出现胸痛、频发室性早搏、收缩压超过200 mmHg时,要及时停止。

4.动态心电图

连续记录24 h或更长时间的心电图,若在某刻出现症状,可由病人对事件进行标记,以便于对应分析心电图变化。同时部分病人在症状出现之前可以有心电图改变,因此该检查也可发现病人无痛性心肌缺血状态。

(二)实验室检查

1.血脂

高脂血症是冠心病的危险因素,有效治疗高脂血症,不但可预防或减少冠心病的发生,而且对已有冠心病的病人,能减少心肌梗死等严重事件复发,降低死亡率,延缓或减轻甚至逆转动脉粥样硬化。总胆固醇中包括高密度脂蛋白胆固醇和低密度脂蛋白胆固醇。前者越高,患冠心病的风险越低,后者的水平越高,患冠心病的风险越高。因此,对胆固醇不可一概而论,不同的胆固醇水平,有不同的意义。

2.血糖

糖尿病和糖耐量异常是冠心病发病危险因素之一,糖尿病病人发生心血管系统疾病的风险明显高于非糖尿病人群,尤其是其发生冠心病的风险,比非糖尿病人群高出2~4倍。且一旦发生冠状动脉病变,其病变程度也往往比血糖正常者更为严重。

3.血清心肌坏死标志物

疑似冠心病的病人均应进行心肌坏死标志物检查,这是诊断冠心病的重要参考指标,建议于入院即刻、2~4 h、6~9 h、12~24 h测定。

(1)心肌肌钙蛋白I(cTnI)或心肌肌钙蛋白T(cTnT)是诊断心肌坏死最特异和敏感的首选指标,在起病2~4 h后升高,cTnI于10~24 h达到高峰,7~10天降至正常,cTnT于24~48 h达高峰,10~14天降至正常。

(2)肌酸激酶同工酶(CK-MB)对于判断心肌坏死的临床特异性较高,在起病后4 h内升高,16~24 h达高峰,3~4天恢复正常,CK-MB适用于早期(<4 h)ST段抬高型心梗诊断和再发心梗诊断。连续测定CK-MB还可以判断溶栓治疗后相关动脉的开通,此时CK-MB峰值前移(14 h以内)。

(3)肌红蛋白(MYO)于起病后2 h内升高,12 h内达峰值,24~48 h内恢复正常,因此有助于早期诊断。

4.其他实验室指标

心肌梗死起病后24~48 h,白细胞、红细胞沉降率和C反应蛋白可增高,与心肌坏死后的炎症有关。

(三)超声心动图

超声心动图具有操作简便、无创无痛等优势,且价格易被接受,在临床有广泛的实施空间。其可检查到心脏受损区或缺血区心室壁的运动异常,辅助诊断冠心病,并对病情严重程度评估提供重要参考依据。超声心动图还有利于掌握生理解剖与心脏生理功能,有助于鉴别其他心脏疾病,如梗阻性肥厚型心肌病、主动脉瓣狭窄等。

(四)放射性核素检查

缺血心肌部分可显示灌注缺损,心绞痛缓解后,则出现缺血再灌注现象,对心肌缺血诊断有较大价值,也是目前估计心肌存活性最可靠的方法。心肌梗死时,通过对梗死部位"冷点"和"热点"扫描,可对心肌梗死部位的范围、程度进行定量判断。

(五)多层螺旋CT冠状动脉成像

通过冠状动脉二维或三维重建,可判断冠状动脉管腔狭窄程度和管壁钙化情况,但其对狭窄程度的判断仍有一定局限性,特别当钙化存在时会显著影响判断。

(六)冠状动脉造影

冠状动脉造影是一种有创性检查,可以提供冠状动脉病变的部位、性质、程度、范围、侧支循环状况等准确资料,有助于明确诊断、指导治疗和预后判断,是诊断冠心病的"金标准"。适应证包括以下内容。

（1）药物治疗效果不好，可能要做血运重建的心绞痛病人。

（2）冠心病的诊断不明确，需要做冠状动脉造影以明确诊断。

（3）难以解释的心力衰竭或室性心律失常。

（4）拟进行其他较大手术而疑诊冠心病的病人。

（5）不稳定型心绞痛、心肌梗死病人。

（七）鉴别诊断

1.急性肺动脉栓塞

主要症状包括胸痛、咯血、呼吸困难、低氧血症甚至休克，有右心负荷的体征，如颈静脉充盈、肺动脉瓣区第二心音亢进。肺动脉CTA（计算机断层血管造影）见栓塞可明确诊断。

2.主动脉夹层

表现为剧烈胸痛，背、肋、腹、腰和下肢也会出现疼痛，双上肢血压和脉搏可有明显差别，D-二聚体升高。CT及超声心动图有助于主动脉夹层的诊断。

3.急性心包炎

表现为持久而较剧烈的胸痛，呼吸和咳嗽时加重，伴呼吸困难，早期听诊可见心包摩擦音，心电图除aVR导联外，其余导联均有ST段弓背向下抬高，T波倒置，通常无异常Q波出现，同时结合心脏超声，可协助诊断。

4.张力性气胸

通常表现为胸痛、呼吸困难、低氧血症，查体可发现一侧呼吸音减低甚至消失，胸部X线或CT检查可明确诊断。

5.急腹症

急性胰腺炎、消化道穿孔、急性胆囊炎等均有上腹部疼痛，可伴休克。仔细询问病史，进行体格检查，结合心电图和血清心肌酶谱、淀粉酶等检验结果可协助鉴别。

六、治疗方案

(一)心绞痛的治疗

治疗原则是避免诱发因素,治疗冠状动脉粥样硬化,改善冠状动脉血供,降低心肌耗氧以改善病人症状,预防心肌梗死和死亡。

1.一般治疗

立即卧床休息,停止目前正在进行的活动,消除不良情绪诱因,保持环境安静,一般病人通过上述处理可减轻或缓解心绞痛。对于有缺氧、呼吸困难的病人,给予吸氧治疗。

2.药物治疗

(1)发作时的药物治疗:首选作用较快的硝酸酯类药物,此类药不仅可扩张冠状动脉,增加冠状动脉循环的血流量,还可扩张周围血管,减少静脉回流心脏的血量,降低心脏负荷和心肌的需氧,从而缓解心绞痛。

1)硝酸甘油:短速效的硝酸酯类药物,主要用于心绞痛发作时的急救。使用方法为取 0.5 mg 置于舌下含化,1~2 min 后开始起作用,约半小时后作用消失。每隔 5 min 可重复 1 次,但一般连续服用不超过 3 次。

2)硝酸异山梨酯:中效的硝酸酯类药物,主要用于控制心绞痛的发作,如单硝酸异山梨酯平片,每天使用 1~2 次(20~40 mg/d)。此外,还有喷雾吸入用的制剂。

(2)缓解期的药物治疗:此阶段应尽量避免各种明确诱因,药物治疗以缓解症状、改善缺血,预防心肌梗死、改善预后的药物为主。

1)缓解症状、改善缺血的药物

①β受体阻滞剂:代表药物有琥珀酸美托洛尔、阿替洛尔、比索洛尔,作用是减慢心率、减弱心肌收缩力、降低血压以减少心肌耗氧量。应用此药物治疗期间心率宜控制在每分钟 55~60 次。严重心绞痛病人若无心动过缓症状,可降至每分钟 50 次。有严重心动过缓、明显支气管痉挛或支气管哮喘的病人禁用。

②长效硝酸酯药物:代表药物有单硝酸异山梨酯缓释制剂、硝酸异山梨酯缓释制剂。其用于降低心绞痛发作的频率和程度,此类药物不宜用于治疗心

绞痛急性发作,其作用与中效药物相似,但在体内维持时间更长,适宜慢性长期治疗。

③钙通道阻滞剂(CCB):对变异性心绞痛或以冠状动脉痉挛为主的心绞痛,此类药物是一线治疗药物。代表药物有地尔硫䓬、维拉帕米,常用于伴有心房颤动或心房扑动的心绞痛病人。氨氯地平联合β受体阻滞剂用于伴有高血压的心绞痛病人,每日使用1次。心力衰竭病人应避免使用CCB,因其可使心功能恶化,增加死亡风险。CCB常见的不良反应包括外周水肿、便秘、心悸、面部潮红,低血压也时有发生,其他不良反应还包括头痛、头晕、虚弱无力等。

④其他药物:主要用于β受体阻滞剂或者钙离子拮抗剂有禁忌或者不耐受,或者不能控制症状的情况下。代表药物有曲美他嗪、尼可地尔、盐酸伊伐布雷定等。

⑤中医中药治疗:"活血化瘀""芳香温通"和"祛痰通络"最为常用。常见药物有麝香保心丸、复方丹参滴丸、心血康胶囊、参麦注射液、通心络胶囊等。

2)预防心肌梗死、改善预后的药物

①阿司匹林:抗血小板代表药物之一,最佳剂量范围为75~150 mg/d,主要不良反应为胃肠道出血或对阿司匹林过敏。所有冠心病病人若无用药禁忌证都应该服用阿司匹林,不能耐受的病人在医生的指导下可以服用吲哚布芬作为替代治疗,维持剂量为每次100 mg,每天2次。

②P_2Y_{12}受体拮抗剂:通过阻断血小板的P_2Y_{12}受体,从而抑制二磷酸腺苷(ADP)诱导的血小板活化。目前常用的药物有氯吡格雷和替格瑞洛。主要用于近期心肌梗死病人、心脏支架植入后病人,常用维持剂量为氯吡格雷每次75 mg,每天1次;或替格瑞洛每次90 mg,每天2次。与氯吡格雷相比,替格瑞洛的特点为起效快、抗血小板作用强且可逆,但是,有脑出血病史的病人禁用。替格瑞洛的主要副作用包括呼吸困难、心动过缓、血清肌酐、尿酸水平升高等。

③调血脂药物:他汀类药物为首选降胆固醇药物,具有降血脂、保护血管膜、稳定粥样斑块等作用。常选用的他汀类药物有阿托伐他汀、辛伐他汀、普伐他汀、瑞舒伐他汀。他汀类药物在应用时仍应注意监测转氨酶及肌酸激酶等生化指标,及时发现药物可能引起的肝脏损害和肌病,尤其是在采用大剂量

他汀类药物进行强化调脂治疗时,更应注意监测药物的安全性。在他汀类药物治疗的基础上,可加用胆固醇吸收抑制剂(如依折麦布)或降低甘油三酯的药物(如贝特类、烟酸等)。

④血管紧张素转换酶抑制剂(ACEI)或血管紧张素Ⅱ受体拮抗剂:除有效降压外,这两类药物还具有心肾保护作用,可减少各类心血管事件的发生。ACEI代表药物有卡托普利、依那普利、培哚普利、雷米普利、贝那普利、赖诺普利等。不能耐受ACEI药物者可使用血管紧张素Ⅱ受体拮抗剂药物,常用药物有沙坦类,如氯沙坦、缬沙坦、坎地沙坦、厄贝沙坦等。

3.非药物治疗

(1)冠状动脉血运重建治疗:根据病人冠状动脉病变的情况可采取经皮冠状动脉介入治疗(percutaneous coronary intervention,PCI)、冠状动脉旁路移植术(coronary artery bypass grafting,CABG)。与内科保守疗法相比,经皮冠状动脉介入治疗能使病人的生活质量提高,活动耐量增加。冠状动脉旁路移植术适用于多支血管严重病变的病人。

经皮冠状动脉介入治疗是用心导管技术疏通狭窄甚至闭塞的冠状动脉管腔,从而改善心肌血流灌注的方法,主要包括球囊扩张术和支架植入术。球囊扩张术是在冠状动脉造影确定狭窄病变部位后,将带球囊的导管送入冠状动脉,到达狭窄部位后,扩张球囊使狭窄管腔扩大,达到扩张局部血管、减轻局部血管狭窄的作用。球囊扩张术是冠状动脉介入治疗最基本的手段,可显著改善病人的症状和预后。为防止部分病人发生冠状动脉血管再狭窄,可选择在球囊扩张的基础上置入支架以支撑其管壁,保持管腔内血流畅通。

1)经皮冠状动脉介入治疗适应证

①稳定型心绞痛:左主干病变直径狭窄＞50%;狭窄≥70%伴心绞痛,且优化药物治疗无效;有呼吸困难或慢性心力衰竭,且缺血面积大于左心室10%。

②不稳定型心绞痛、非ST段抬高型心肌梗死。

③介入治疗后心绞痛复发,血管再狭窄的病人。

④急性ST段抬高型心肌梗死。

2)经皮冠状动脉介入治疗禁忌证

①无心肌缺血或心肌梗死症状者。

②冠状动脉轻度狭窄或仅有痉挛者。

③近期有严重出血病史,凝血功能障碍,不能耐受抗血小板和抗凝双重治疗者。

④造影剂过敏、严重心肺功能不全、不能耐受手术、晚期肿瘤、消耗性恶病质、严重肝肾衰竭者。

(注:以上禁忌证是相对的,若因冠状动脉血管原因而危及病人生命急需行介入治疗时,则无须考虑禁忌证,但应做好充分的介入术前准备。)

(2)运动疗法:有氧运动可改善血管内皮细胞功能,加强抗炎作用,延缓动脉硬化,减少心肌重构,降低血栓栓塞及猝死风险,改善心肌缺血及冠状动脉疾病病人预后。建议病情稳定的冠心病病人每周运动3~4次,每次有氧运动20~60 min。值得注意的是,运动需避开心绞痛或心肌梗死急性期,循序渐进,量力而行,最好是在专业人士的指导下进行。

(3)增强型体外反搏:其是我国20世纪80年代自主研制的一项无创性心血管辅助循环装置,具有我国自主知识产权。欧美和中华医学会心血管病分会相继将体外反搏纳入冠心病、心绞痛治疗指南。增强型体外反搏治疗能降低病人心绞痛发作频率,能使大多数病人的症状获得改善,尤其适用于药物治疗难以奏效又不适合手术治疗的冠心病病人。一般每天1 h,12天为1个疗程。

(二)心肌梗死的治疗

治疗原则是尽早使心肌血液再灌注,以保护和维持心脏功能,防止坏死心肌扩大及并发症的发生。

1.一般治疗

立即绝对卧床休息,停止目前正在进行的活动,保持环境安静,消除不良情绪诱因。对于有缺氧、呼吸困难症状的病人,给予吸氧治疗。急性期病人应住在冠心病监护病房,心电监护,除颤仪处于随时备用状态。

2.药物治疗

(1)抗血小板聚集药:代表药物有阿司匹林、氯吡格雷及替格瑞洛。阿司匹林是抗血小板治疗的基石,若无禁忌证,所有病人均应长期口服阿司匹林,并联合氯吡格雷或替格瑞洛进行双重抗血小板治疗。

(2)解除疼痛药物

1)哌替啶肌注或吗啡静注,必要时可重复使用,用药期间注意防止呼吸功能减弱和血压降低等不良反应。

2)硝酸甘油0.5 mg或硝酸异山梨酯5~10 mg舌下含服,或采用静滴方式,注意心率增快和血压降低。

3.血运重建

由于心肌代谢水平高,对于缺血缺氧耐受性差,所以在发生经皮冠状动脉阻塞2~12 h内,病人供血心肌会逐渐坏死。因此血管开通时间越早,挽救的心肌越多。起病3~6 h内使闭塞的冠状动脉再通,濒临坏死的心肌可得以存活或使坏死范围缩小,对梗死后心肌重塑有利,并能改善预后。

(1)经皮冠状动脉介入治疗:有条件的医院对具备适应证的病人应尽快实施经皮冠状动脉介入治疗,从而获得更好的治疗效果。血管开通理想时间是在入院后90 min内。

(2)药物溶栓治疗:无条件施行介入治疗或延误再灌注时机者,若无禁忌证,应在发病3 h内立即予以溶栓治疗。年龄≥75岁者应首选经皮冠状动脉介入治疗,选择溶栓治疗时应慎重,并酌情减少溶栓药物剂量。常用的药物有尿激酶、链激酶、重组组织型纤溶酶原激活剂。

4.其他治疗

(1)消除心律失常:室性心律失常使用利多卡因50~100 mg静注,反复使用,直到室性心律失常消失或总量达300 mg,随后以1~3 mg/min的速度静滴维持。发生心室颤动或持续多形性室性心动过速时,尽快采用电除颤或同步直流电复律。缓慢性心律失常时,可使用阿托品0.5~1 mg肌注或静注,若同时伴有血流动力学障碍者,宜选用心脏临时起搏器。

(2)改善心脏功能

1)β受体阻滞剂:无禁忌者应尽早使用,可减低心肌耗氧,减少心律失常。

2)ACEI或血管紧张素Ⅱ受体拮抗剂:防止心室重塑,使用时应注意禁忌证。

3)重组人脑利钠肽:适用于心肌梗死伴心力衰竭病人,作用是改善病人血流动力学,抑制心肌重塑。

七、住院期间护理

(一)非手术治疗的护理

1.疼痛:胸痛

(1)休息和活动:心绞痛发作时应立即停止活动,去除心绞痛发作诱因,安静休息,同时保持病室环境整洁舒适,空气清新流通。医生应告知病人及其家属要对探访人员进行时间控制,保证病房安静,这有利于病人病情恢复。心肌梗死急性期病人应绝对卧床,护理人员需协助病人床上洗漱、进食、大小便,以降低心肌耗氧。

(2)氧疗:有呼吸困难表现的病人,应予以吸氧治疗,以增加心肌氧供应量。可选择鼻导管或面罩吸氧,必要时使用呼吸机辅助通气。

(3)饮食护理:冠心病高危因素包含肥胖、高血脂、高血压、糖尿病等因素,因此冠心病病人日常饮食中,应坚持低盐、低脂、低胆固醇、高维生素、高纤维素、优质蛋白的原则。同时避免过饱、暴饮暴食,另外还要戒烟限酒,这能改善病人机体营养状态,利于病人疾病恢复。心肌梗死急性期予以流质、易消化饮食,以减轻胃扩张,随后过渡到半流质、软食。进食要遵循少量多餐,切忌暴饮暴食,以免诱发心绞痛的发生。

(4)止痛药物的护理:遵医嘱使用哌替啶或吗啡,用药期间注意防止呼吸功能减弱和血压降低等不良反应。

(5)病情观察

1)疼痛观察:观察病人心绞痛疼痛部位、性质、程度及持续时间,观察病人有无面色苍白、大汗、恶心、呕吐等症状。若疼痛程度加重,且配合医生积极处理后,疼痛感仍持续30 min以上未缓解,需警惕心肌梗死的发生。

2)生命体征观察:观察心率、心律、脉搏、呼吸情况。心绞痛时立即描记心电图,以便前后对比,判断病情的动态变化。

2.活动无耐力

(1)心绞痛病人的活动护理

1)评估病人目前病情下的活动能力。

2)若病人在缓解期,可逐渐下床进行适当的体力恢复锻炼。根据病人能力制定活动计划,最大活动量不引起心绞痛为宜,以达到提高病人活动耐力为目的。

3)活动过程中随身携带硝酸甘油,并加强病情观察,观察有无胸痛、胸闷、呼吸困难等病情变化。

4)抢救药品、物品常备用,出现异常情况及时遵医嘱抢救处理。

(2)心肌梗死病人的活动护理

1)心肌梗死病人住院期间开始活动训练的指征

①过去8 h内没有新的或再发胸痛。

②肌钙蛋白水平无进一步升高。

③没有出现新的心衰失代偿先兆(静息呼吸困难伴湿啰音)。

④过去8 h内没有新的明显心律失常或心电图动态改变。

⑤静息心率每分钟50~100次。

⑥静息血压 90~150 mmHg/60~100 mmHg。

⑦血氧饱和度>98%。

2)训练时需监测内容:出现胸闷或胸痛,且心率比静息时每分钟增加≥20次,呼吸次数每分钟≥30次,血氧饱和度<95%时,应立即停止活动,且第2天活动量减半,或将活动计划推迟。

3)活动要求及方法:运动时病人应穿宽松通气的棉质上衣,避免化纤及尼龙上衣,穿方便运动的鞋。通过对病人家属进行康复指导,可以提高病人的生活质量,提升其依从性,改善疾病预后。

①第一阶段指导病人自主进食,开展床上活动。方法为:指导病人仰卧位,下肢交替抬高30°,5组/次;上肢抬高时深吸气,放下时慢呼气,5组/次。

②第二阶段指导病人自主如厕,下床活动。方法为:上午床边坐椅子5~10 min,每天1次;下午床边行走5~10 min,每天1次。

③第三阶段指导病人病室内活动,进行自主日常活动。方法为:床边行走 10 min,每天 2 次;坐位八段锦 5 min,每天 1 次。

④第四阶段指导病人病室内及走廊活动,进行自主日常活动。方法为:室内行走 10 min,每天 2 次;坐位八段锦 10 min,每天 1 次。

3.潜在并发症:心律失常、心力衰竭、心源性休克、心肌梗死

(1)严密心电监测:观察心电图动态改变情况。心肌梗死病人在药物溶栓治疗后、手术治疗后 24 小时内易发生再灌注性心律失常,因此应设专人进行床旁心电监测。发现心律失常及时通知医生,遵医嘱使用利多卡因等药物,必要时使用电复律处理。

(2)疼痛观察:根据病人疼痛频率、持续时间、疼痛性质、缓解方式等方面的评估,判断病人病情危险程度,从而采取相应护理措施。

(3)监测生命体征:动态观察病人有无血压下降、心率下降,是否伴有呼吸困难、面色苍白、皮肤湿冷、少尿等情况。一旦发现病人有异常情况应及时汇报医生,遵医嘱处理。

(4)心力衰竭的观察与护理:心肌梗死病人在发病初期,常常伴有急性左心衰竭。因此应严密观察病人有无呼吸困难、咳嗽、咳痰、少尿、颈静脉怒张、低血压、心率加快等,听诊肺部有无湿啰音。另外,病人应避免情绪激动、饱餐、用力排便等可加重心脏负担的行为。

(5)做好抢救准备:准备好急救药物和抢救设备(如除颤器、起搏器等)。

4.焦虑、恐惧

(1)病人入院后,向病人介绍医院环境,简要解释病情及治疗方案,减轻病人焦虑与恐惧。

(2)减少不必要的探视,减少医院治疗仪器带来的噪声,为病人提供安静舒适的休息环境。

(3)护理人员应给予病人心理安慰,适时做好健康教育与心理疏导。

(4)护理人员遇事应沉着冷静,有条不紊地开展工作,使病人产生信任感和安全感。

(二)手术治疗的护理

1.术前护理

(1)心理护理:向病人及其家属介绍手术方法和意义、手术的必要性和安全性,以解除思想顾虑和精神紧张。必要时可在手术前晚遵医嘱给予病人口服镇静药,以保证其充足的睡眠。

(2)术前检查:指导病人完成血尿常规、血型、出凝血时间、电解质、肝肾功能、超声心动图等检查。

(3)皮肤准备:根据需要行双侧腹股沟及会阴部或上肢、锁骨下静脉穿刺术区备皮及清洁皮肤。

(4)血管准备:穿刺股动脉者检查两侧足背动脉搏动情况并标记,以便于术中、术后对照观察。穿刺股动脉者术前应进行床上排尿,在术前排空膀胱。行桡动脉穿刺术者术前行 Allen 试验,即同时按压桡、尺动脉。病人连续伸屈五指至掌面苍白时松开尺侧,若 10 s 内掌面颜色恢复正常,则提示尺动脉功能良好,可行桡动脉介入治疗。

(5)技能训练:进行呼吸、屏气、咳嗽训练以便于术中顺利配合手术。

(6)药物护理:术前2天口服抗血小板聚集药物,如阿司匹林、氯吡格雷等。对于已经服用华法林的病人,术前应停用3天,并使国际标准化比值(INR)<1.5。

(7)用物准备:准备好手术器材、抢救用品等,对病人植入静脉留置针,但应避免在术侧上肢植入静脉留置针。

(8)饮食指导:术前不需禁食,可进食米饭、面条等,不宜喝牛奶、吃海鲜和油腻食物,以免术后卧床出现腹胀或腹泻。

2.术中护理

(1)告知病人手术进程,并指导病人做好相应配合。若术中有心悸、胸闷等不适症状,应立即报告医生。

(2)注意观察导管定位时、造影时、球囊扩张时病人心电监护及生命体征情况,观察有无再灌注心律失常及血压的变化,若发现异常,及时采取有效措施。

3.术后护理

(1)手术交接:妥善安置病人至病床,和手术医生进行床旁交接,了解病人术中情况,如病变血管情况、植入支架的个数、病变是否全部得到处理、术中有无异常、抗凝血药用量等。

(2)心电监护:持续心电监护24 h,密切关注病人生命体征,同时观察有无心律失常、心肌梗死等并发症。术后立即完善12导联心电图,右室心梗者甚至需要完善18导联心电图,以便于与术前心电图进行对比。

(3)饮食指导:术后无须禁食,需适量多饮水,并指导病人饮食要清淡,避免摄入脂肪及胆固醇过高的食物,以防病人的血液黏稠度增加,加速动脉粥样硬化的发生,使原有症状加重。老年病人相对年轻病人本来胃肠功能就较差,容易出现便秘等症状,另外在服用心肌梗死治疗药物时,有加重便秘的可能,所以应嘱咐老年病人多食富含膳食纤维的食物,以促进胃肠蠕动,保持大便通畅。

(4)桡动脉穿刺伤口的护理:术后对穿刺点局部压迫4~6 h后,可去除加压弹力绷带。术后指导病人行手指操,降低病人术侧上肢疼痛感和麻木感。

(5)股动脉穿刺伤口的护理:支架植入治疗的病人术后常规监测活化部分凝血激酶时间(APTT),当其降低到正常值的1.5~2倍范围内,可拔除鞘管。常规压迫穿刺点20~30 min后,直到穿刺点无活动性出血时,行"8"字加压包扎,穿刺侧肢体限制屈曲活动,24 h后可拆除弹力绷带自由活动。

(6)术后并发症的观察与护理

1)桡动脉穿刺主要并发症

①动脉闭塞:需术中充分抗凝、术后及时对桡动脉压迫处减压。

②前臂血肿:术后观察术侧手臂有无肿胀不适,若发生血肿,应标记血肿范围,重新加压压迫,防止血肿扩大。

③骨筋膜室综合征:当前臂血肿未及时处理,可进展引起骨筋膜室膜室综合征,进而引发手部缺血、坏死。出现此种情况时,应尽快行外科手术治疗。

2)股动脉穿刺主要并发症

①穿刺处出血或血肿:嘱病人术侧下肢保持伸直,咳嗽及用力排便时压紧

穿刺点,观察术区有无出血、渗血或血肿。

②腹膜后出血或血肿:若病人见低血压、贫血貌,腹股沟区疼痛、腹痛等,应立即输血等处理,否则可导致失血性休克等严重后果。

③假性动脉瘤和动静脉瘘:一旦确诊应立即局部加压包扎,若不能愈合则可行外科修补术。

④穿刺动脉血栓形成或栓塞:术后应注意观察双下肢足背动脉搏动情况,皮肤颜色、温度、感觉改变,下床活动后肢体有无疼痛或跛行等,发现异常及时通知医生。

3)尿潴留:可由术后病人不习惯床上排尿而引起。处理方法是在术前训练病人床上排尿,术后听流水声、吹口哨、温水冲洗会阴部等方法诱导排尿,必要时可行导尿术。

4)造影剂不良反应

①表现为皮疹、畏寒甚至寒战,使用地塞米松肌注后可缓解。

②可发生肾功能损伤,术前应评估病人肾功能,术后经静脉或口服补液,以便尽快清除造影剂、保护肾功能。慢性心衰者注意补液量和补液速度,水化过程中需警惕诱发急性肺水肿。

5)心肌梗死:可由冠状动脉血栓脱落入血流导致,故术后应注意病人有无胸闷、胸痛主诉,观察心电图及心电监护变化情况。

八、居家护理

(一)饮食管理

1.饮食原则

俗话说"病从口入",这句老话对于冠心病而言十分贴切。冠心病的病人常常合并有"三高",即高血压、高血糖、高血脂,这些疾病的发生都与不良的饮食结构和饮食习惯息息相关。因此,预防"三高"在一定程度上而言就是预防冠心病,饮食治疗成为改善冠心病病人预后的重要措施之一。冠心病的饮食原则与"三高"人群的原则一致,即控制总能量,维持正常体重,同时还应兼顾到"四低两高",即低盐、低脂、低糖、低热量、高维生素、高纤维素。

(1)低盐饮食:研究表明饮食中食盐摄入量与血压高度成正比,尤其是食物中钠盐/钾盐比例失调(含有钠较多,钾较少)是导致血压升高的重要因素,而高血压是冠心病的重要危险因素之一。因此推荐每日摄入钠盐<6 g。除了应该控制钠盐,含钠较多的食物也应该控制,如腊肉、酱肉、腌制咸菜、罐头、酱油、碱制面食等。

(2)低脂饮食:长期进食高脂饮食是造成血液中胆固醇水平较高的主要原因,也是冠心病发生的重要危险因素之一。

1)摄入脂肪不应超过总能量的20%~30%,限制高脂肪食物,如油炸食物、肥肉等摄入量,烹调油应少于30 g/d。

2)饱和脂肪比例不超过总能量的7%。

3)反式脂肪酸摄入量应小于总能量的1%。

4)胆固醇摄入量每日不宜超过300 mg。

5)增加植物甾醇的摄入,每天2~3 g。

(3)低糖饮食:对于合并糖尿病的心血管病病人,除了要限制糖类摄入,还应该避免摄入过多的精制点心、糕点、奶茶等。同时注意吃水果要适量,血糖控制不佳者甚至要少吃水果。另外,尽量少吃汤水混合食物,如粥、汤面等,因为此类食物会让血糖升高较快,不利于血糖控制。

(4)低热量饮食:低热量饮食是一种严格限制每日热量摄入的饮食模式,可改善脂代谢,降低血糖、血脂,改善胰岛素抵抗。低热量饮食主要是针对冠心病合并肥胖的病人。

1)定时定量,合理分配三餐和加餐。

2)能量占比按照早餐25%,午餐30%~35%,晚餐25%,加餐15%~20%。

3)三大产能营养素比例适宜。限制能量平衡膳食对于延长寿命、延迟衰老有明显作用。同时保证膳食纤维的摄入量为25~30 g/d,严格限制简单糖(单糖、双糖)食物或饮料摄入。

4)保证微量营养素摄入。肥胖与某些微量营养素的代谢异常相关,尤其是钙、铁、锌、维生素 A、维生素 D 及叶酸的缺乏。在减重干预的同时补充维生素 D 和钙可以提升减重效果。

5)选用低热量、饱腹感强的食物,如红薯、玉米、小麦等粗粮,以及绿叶蔬菜、黄瓜、西红柿等食物。

6)减重速度不宜过快,每周 0.5~1 kg 为宜。最终将 BMI 控制在 18.5~25 kg/m²。

(5)高维生素饮食:维生素是一类低分子化合物,在体内不能合成或合成量不足,必须由食物供给,以维持人体正常的生理功能。当维生素缺乏时可能导致患病。对于心血管病的病人来说,维生素还有特别的功能,例如维生素 B 和维生素 C 具有保护血管壁的完整性,改善脂质代谢的作用,通过食用新鲜的蔬菜和水果可以获得丰富的维生素。

(6)高纤维素饮食:膳食纤维不仅可以预防便秘和肠道疾病发生,对于心血管病的病人来说,膳食纤维益处颇多。它不仅可以延缓胃排空及糖的吸收,改善葡萄糖耐量,避免血糖峰值过快过高,降低糖尿病人的餐后血糖;可产生饱腹感,增加耐饥力,提高机体对胰岛素的敏感性,增加胰岛素受体的数量,促进葡萄糖的吸收利用,减少肝脏葡萄糖的释放和胰高血糖素的分泌;还可以降低血液中三酰甘油及胆固醇水平,抑制冠状动脉粥样硬化,保护心血管、降低心血管疾病发病率。

2.食物选择

(1)五谷杂粮类

1)荞麦:荞麦中蛋白质含量丰富,约占 8.5%~19%,高于玉米、水稻等,另外其氨基酸含量也十分丰富且均衡。荞麦蛋白富含 18 种氨基酸,其中 8 种人体必需氨基酸含量均较高,特别是荞麦蛋白富含一般谷物蛋白缺乏的赖氨酸和精氨酸,因此荞麦的营养价值很高。荞麦还具有降胆固醇、降血压、降血糖、抗氧化等多种药理活性。在以荞麦为主食的地区,高血压、冠心病的发病率较低。荞麦的吃法多种多样,馒头、面条、粥等均可。

①荞麦馒头:荞麦面粉 300 g、温水 170 g、酵母 3 g。先将酵母放进温水(30~40 ℃)搅匀,少量多次后放入面粉拌匀成面絮,揉成面团后发酵约 2 h(发酵到 2 倍大,表面有小气孔即可),然后分成等大的面团,揉成馒头并放入冷锅中醒面 10 min,最后开大火蒸 15~20 min 即可。

②五谷米粥:荞麦米 30 g、高粱米 30 g、黑米 30 g、玉米渣 30 g、小米 30 g。先将五种食材放凉水泡 3 h,再放入砂锅煮开,最后小火熬制 1 h 即可。

2)燕麦:燕麦中含有蛋白质、脂肪、赖氨酸、维生素 B,还含有丰富的亚油酸、皂苷和大量的膳食纤维素。研究表明,长期食用燕麦可降低胆固醇含量,减少胆固醇在心血管中的积累,对于预防老年群体患高血压、高血脂、糖尿病、冠心病等有很大作用,此外它还具有预防便秘、补钙、减少体重等作用。因此燕麦是预防和治疗冠心病的理想食物。

①豆浆燕麦粥:豆浆 500 mL、燕麦 80 g。豆浆与燕麦一同入锅,大火烧开,再小火熬稀即可。

②牛奶燕麦粥:牛奶 250 mL、燕麦 80 g、核桃仁 10 g。牛奶加入锅中,烧开后放入燕麦,一起煮 3 min 后关火,起锅后加入核桃仁即可。

3)玉米:玉米中含有大量的不饱和脂肪酸,其中以亚油酸含量最多,亚油酸可以抑制胆固醇吸收,降低血浆中胆固醇水平。此外玉米还有减肥、抗衰老的作用,值得注意的是玉米中缺乏一些人体必需的氨基酸,如色氨酸、赖氨酸等,单一食用玉米容易造成营养失衡,食用玉米应该与豆类、谷类等搭配食用,提高其营养价值。

①奶香玉米饼:玉米面粉 40 g(玉米磨成的面)、普通面粉 40 g、鸡蛋 1 个、牛奶 100 g、白砂糖 20 g。把以上食材混匀,锅热后放入少许油,舀入部分面糊,面糊四周起泡后(约 15 s)翻面,大约再过 15 s 后出锅即可。

②奶香玉米汁:玉米粒 70 g、大米 15 g、小米 10 g、牛奶 100 mL。在破壁机中放入食材,并加入清水 400 mL,然后使用破壁机米糊模式 25 min,最后加入牛奶即可。

4)小米:小米中含有蛋白质、脂肪、淀粉、纤维素等营养成分,小米中的纤维素可以降低人体血脂水平,因此对于冠心病病人食用十分有利,小米一般搭配枸杞和大枣煮粥,风味更佳。

南瓜小米粥:小米 30 g、南瓜 70 g、红糖 20 g。小米提前用冷水泡 1 h,再与南瓜一同入锅,煮开后转中小火,焖煮至黏稠,最后加入红糖溶化即可(糖尿病病人也可以不加红糖)。

5)红薯:红薯含有丰富的营养成分,如蛋白质、糖类、矿物质、膳食纤维以及维生素等。食用红薯可以促进胆固醇的排泄,保持血管弹性,降低血脂、血压,抗动脉粥样硬化。食用红薯时需要注意:烤红薯最好不要带皮吃,因为红薯皮含有较多的生物碱,食用过多会导致胃肠不适;红薯不宜生吃,否则容易产气体、产酸,出现腹胀不适;腹泻患者不宜吃红薯,因为红薯含有大量的纤维素会加重腹泻;有胃病的人不能吃得太多,以免胀胃。

①五谷丰登:红薯100 g、山药100 g、南瓜100 g、玉米100 g、花生50 g。食物洗净切块,放入蒸屉大火蒸25 min即可。

②蜜汁烤红薯:红薯300 g。红薯洗净擦干后放入烤盘,烤盘上放锡箔纸,烤箱预热5 min后,选择上下火220 ℃,烤25 min后翻面,反面继续烤25 min即可。

6)麦麸:麦麸为小麦加工时脱下的皮屑。麦麸含有大量膳食纤维素,可以降低血清胆固醇水平,减少动脉粥样硬化形成,还可以加速胃肠道蠕动,预防便秘,因此食用麦麸对于冠心病合并高血脂的人群十分有益。

牛奶燕麦麸鸡蛋羹:牛奶200 mL、水150 mL、燕麦麸20 g、鸡蛋1个。先在锅中倒入清水,并加入燕麦麸煮约1 min,然后倒入牛奶煮开,最后倒入打散的鸡蛋液,1 min后起锅即可。

7)芝麻:芝麻被誉为"动脉血管的清道夫",长期适量摄入芝麻能有效阻止动脉粥样硬化的进展,预防冠心病。这是因为芝麻营养丰富,含有油酸、亚麻酸等不饱和脂肪酸,还含有蛋白质、矿物质以及膳食纤维。芝麻不仅可以促进胆固醇代谢,降血压,降血糖,还具有免疫调节和抗氧化功能。但是值得注意的是,芝麻效果虽好,不可摄入过量,以免损害身体。

养生黑芝麻糊:黑芝麻60 g、糯米20 g、花生20 g、红枣4颗、核桃仁2个、黄冰糖10 g。在破壁机中放入食材,并加入清水600 mL,然后使用破壁机米糊模式边打边煮半小时即可。

(2)蔬菜类

蔬菜中含有丰富的维生素、矿物质、微量元素、蛋白质、纤维素等。蔬菜不仅提供了人体必需的营养物质,还对预防和调养疾病有重要的作用。

1)红色蔬菜的代表:西红柿。西红柿含有蛋白质、糖类、丰富的维生素和矿物质(钙、磷、铁、锌等),兼有果、蔬、药三者的功能。西红柿中含有丰富的维生素C,可预防感冒,促进伤口生长,还可预防坏血病,降低胆固醇,改善动脉粥样硬化。此外,西红柿含有丰富的无机盐,属于高钾低钠食物,有利于降低血压,改善血管功能,因此多吃西红柿可以起到辅助治疗冠心病的功效。

①西红柿炒鸡蛋:西红柿1个(约250 g)、鸡蛋1个。先将西红柿去皮切块,鸡蛋打散加少许食盐,拌匀,然后锅热放油,放入葱蒜炒香,最后倒入西红柿,炒出汁后淋上蛋液,翻炒均匀,起锅前放入2 g食盐即可。

②西红柿炖排骨:排骨350 g、西红柿2个(约500 g)。先将西红柿去皮切块备用,排骨焯水,然后在锅中放入少许油,并倒入焯水后的排骨,炒至微黄,再在锅中加入300 mL水,炖30 min,最后放入切块的西红柿一起炖20 min,起锅前放入3 g盐即可。

2)黄色蔬菜的代表:胡萝卜、南瓜。胡萝卜营养丰富,含有蛋白质、维生素、烟酸、胡萝卜素、微量元素等。胡萝卜具有增强免疫力、健脾抗癌、降糖降脂、抗衰老等功效。值得注意的是胡萝卜素是脂溶性物质,不宜生食,最好是油炒肉炖,以便于人体吸收,但是烹调时间不宜过久,以免损伤胡萝卜素。南瓜的主要营养成分包括:糖类(包括淀粉、葡萄糖、果胶、果糖、戊聚糖、甘露醇等)、膳食纤维、维生素、常量元素、微量元素、蛋白质、多种氨基酸、脂肪等。南瓜具有降低血糖、血脂、抗氧化、保护视力、保护胃黏膜、帮助消化、润肠通便等作用,非常适合"三高"人群和冠心病病人食用。

3)白色蔬菜的代表:大蒜。俗话说,大蒜是个宝,常吃身体好。大蒜含有蛋白质、脂肪、大蒜素、多种维生素和矿物质等。大蒜素有助于降压,蒜氨酸有助于降血脂,大蒜提取物有抗血小板集中、降低血液黏稠度的功效。因此冠心病病人宜适当多吃大蒜。但是,值得注意的是,大蒜刺激性较强,过度食用可能损伤鼻部黏膜,而且大蒜最好是生吃,遇热则会失去效果。

4)绿色蔬菜的代表:菠菜、韭菜、芹菜、荠菜、芦笋等绿叶蔬菜。绿色蔬菜含有维生素和纤维素,对于降压、降低胆固醇、促进胃肠道蠕动十分有利,适合冠心病病人食用。

5)紫色蔬菜的代表:洋葱、茄子。洋葱含有蛋白质、粗纤维、糖类以及多种维生素和矿物质。洋葱所含有的前列腺素A是较强的血管扩张剂,可降低外周血管的阻力,起到降压的效果。此外洋葱含有的挥发油有降低胆固醇的作用,洋葱还有降糖的作用。经常食用洋葱或者搭配有洋葱的食物,对于冠心病病人及"三高"人群十分有益。茄子最大的特点是含有大量的维生素P,它具有降低血压、增加血管弹性、降低血液中胆固醇等作用。另外茄子还含有丰富的维生素E和较多的粗纤维,对于抗动脉粥样硬化,促进胃肠道蠕动,预防便秘有较大帮助。

①洋葱拌木耳:洋葱半个、黑木耳50 g。黑木耳泡发后,煮熟捞出,然后放入洋葱丝、小米辣、蒜末、生抽、香油、盐,拌匀即可。

②洋葱炒牛肉:牛肉250 g、洋葱1个。先将牛肉切片,并用淀粉、生抽、料酒腌制约15 min,洋葱切片备用,然后热锅冷油下入牛肉翻炒至变色,捞出,再在油热后加入蒜末、葱姜炒出香味,接着放入洋葱炒片刻至断生,最后加入牛肉、适量盐,翻炒均匀后起锅即可。

③蒜末拌茄子:茄子2根、大蒜5粒。茄子煮熟,大蒜切末,二者拌到一起,加入适量辣椒、盐、香油即可。

(3)豆类

民间有句老话"有钱吃肉,没钱吃豆",这充分体现了黄豆的营养价值,黄豆也被称为"植物肉"。黄豆中营养成分较为全面,含有丰富的蛋白质、脂肪,丰富的卵磷脂,多种维生素和矿物质。黄豆中蛋白质含量高达35%~40%,且氨基酸的种类较全,此外黄豆中脂肪含量达20%。黄豆有提升免疫力、提高精力、美白护肤、抗氧化、降血脂等功效。

1)清炒豆腐:豆腐250 g。热油后加入小米辣和葱炒香,然后加入豆腐翻炒,炒匀后加入少许盐,即可起锅。

2)核桃豆浆:黄豆70 g、花生15 g、核桃15 g。在破壁机中放入食材,并加入清水1000 mL,然后使用破壁机米糊模式边打边煮25 min即可。

(4)肉类和水产品

鸡肉和兔肉均是高蛋白、低脂肪食物,是适合冠心病病人食用的肉类。其中兔肉肉质细嫩,易消化,且胆固醇含量低,卵磷脂含量多,具有保护血管壁的作用,同时兔肉性味甘平,尤其适合冠心病和动脉粥样硬化病人食用。而鸡肉性甘温,滋补五脏,也是冠心病病人理想的滋补食物。值得注意的是,此二者虽然好,但是亦不可食之过量,根据《中国居民膳食指南(2022)》推荐,在每日能量需求在1600~2400 kcal(相当于一个体重为60 kg中度体力劳动者一天所需的能量)水平的居民,每日鱼、禽、肉、蛋摄入量共计120~200 g,其中畜禽肉摄入量以40~75 g为宜。

鱼虾类被国内公认为非常健康的食物。一般鱼类的脂肪含量都不是很高,每100 g中脂肪的含量不到100 mg。尤其对于脂肪酸的组成来说,鱼类的碳链比较长,不饱和程度也比较高,脂肪酸碳链越长,不饱和程度越高,对胆固醇降低越有效果。乌鱼、鲫鱼、黄鳝等都是不错的选择。虾属于高蛋白、低脂肪食物,同样适合冠心病病人食用。

(5)水果类

根据《中国居民膳食指南(2022)》推荐,在每日能量需求在1600~2400 kcal(相当于一个体重为60 kg中度体力劳动者一天所需的能量)水平的居民,每日新鲜水果摄入量为200~350 g。水果中不仅含有丰富的维生素、矿物质,还含有丰富的膳食纤维素,具有营养心肌,降低血脂和血压水平,以及改善动脉粥样硬化的功效,因此水果对于预防心血管疾病有重要作用。无花果、梨子、橘子、西瓜、葡萄、芒果、苹果、香蕉、猕猴桃、火龙果、罗汉果等都是适合冠心病病人食用的水果。但是值得注意的是,对于合并有糖尿病的冠心病病人来说,葡萄、芒果、香蕉等含糖量高的水果食用时需要限量,以免影响血糖的控制,造成血糖波动过大。

(二)日常活动

运动不仅可以减重减脂,增加新陈代谢,预防动脉粥样硬化的发生,还能调节心情,缓解焦虑、抑郁等不良情绪,但不恰当的运动项目可能会诱发心绞痛及心律失常。因此,冠心病老年病人的运动需选择恰当的方式和强度。

1.运动方式

宜选择有氧运动,即指主要以有氧代谢提供运动中所需能量的运动方式,运动负荷与耗氧量呈正相关,其目的在于增强心肺耐力。比如步行、慢跑、跳绳、乒乓球、瑜伽、太极拳、五禽戏、八段锦等。

2.运动强度

可以选用以下两种方法中的一种进行运动强度的衡量。

(1)目标心率法：目标心率比静息心率每分钟高20~30次。

(2)自感劳累程度：采用Borg主观疲劳程度评分表(表2-1)推测目标心率。其方法为分数等级乘以10与达到该级的靶心率相一致(除使用β受体拮抗剂以外)，如等级为12时，靶心率为每分钟120次(12×10=120)。训练时年轻人疲劳程度分级一般在12~15级之间，老年人在11~13级之间。

表2-1　Borg主观疲劳程度评分表

分数等级	疲劳程度
6	休息
7	极其轻松
8	极其轻松
9	很轻松
10	轻松
11	轻松
12	有点吃力
13	有点吃力
14	有点吃力
15	吃力
16	很吃力
17	很吃力
18	很吃力
19	极其吃力
20	精疲力竭

3.运动注意事项

适宜的运动是促进冠心病康复的有效途径，但冠心病病人的运动又有其特殊性，应该循序渐进，长期坚持。另外由于每个人的病情不同，体质也有差异，因此要量力而行，不可盲目攀比。

（1）有氧运动为主,避免竞技类运动。

（2）根据个人的实际情况选择既能达到效果,又容易坚持的运动方案。在感冒、熬夜、过度劳累等自我感觉不佳时需暂停运动。

（3）警惕症状:发现胸前区有疼痛感、烧灼感、紧缩感,或胸闷、乏力、牙疼、下颌疼等症状时,应停止运动,并及时就医。待排除危险后,在医生指导下,循序渐进地开展活动。

（4）在合适的环境下运动,极端天气不适合运动时,应该暂停。

（5）避免晨跑和饱餐后剧烈运动。

（三）康复运动

运动和药物、营养、心理、戒烟一起被称作心脏康复五大处方。国内外大量的研究已经证实了康复运动的有益性和安全性。心脏康复运动包括以下三个阶段。

Ⅰ期康复运动:在医院内进行,为早期离床活动和室外活动,可促进病人日常生活活动能力及运动能力的恢复,能避免卧床带来的运动耐量减退、血栓栓塞性并发症等不利影响。

Ⅱ期康复运动:一般在出院1~6个月后进行,包括有氧运动、抗阻运动及柔韧性训练,持续时间约3个月。

Ⅲ期康复运动:Ⅲ期康复运动也称社区或家庭康复期,专为心血管事件1年后的院外病人提供预防和康复服务,是Ⅱ期康复运动的延续。

1.运动时机

心肌梗死病人一旦脱离急性危险期,处于稳定状态,即过去8 h内无新发胸痛、心肌损伤标志物水平无进一步升高、无明显心力衰竭失代偿症状、过去8 h内无新发严重心律失常或新发缺血性心电图改变,就可以在入院后24 h内开始Ⅰ期心脏康复运动。

2.运动的三个阶段

不管是哪种类型的运动,均应该包括以下三个阶段。

（1）热身活动(5~10 min):低强度心肺耐力、肌肉耐力、关节活动度练习。

（2）运动训练(20~60 min):有氧训练、肌肉力量训练、神经控制类训练。

（3）整理活动（10 min）：低强度心肺耐力、肌肉耐力、拉伸练习（柔韧性训练）。

3. 运动处方

1）有氧运动的处方：有氧运动指人体在运动过程中吸入氧气与消耗氧气的水平达到了生理平衡状态，如步行、慢跑、骑车、游泳、爬山等，推荐的运动强度为中等强度有氧运动 30~45 min/d，频率为 5 天/周或者高强度有氧运动 15 min/d，频率为 3 天/周。常用的有氧运动强度计算方法有心率储备法、目标心率法、自感劳累程度等，见表 2-2。

表 2-2　有氧运动处方运动强度制定方法

方法	依据	举例
心率储备法	靶心率=（实测最大心率-静息心率）×运动强度百分比+静息心率	实测最大心率每分钟170次，静息心率每分钟70次，运动强度为60%，靶心率为每分钟130次
目标心率法	靶心率比静息心率高20~30次/min	静息心率每分钟80次，其靶心率为每分钟100~110次
自感劳累程度	采用Borg主观疲劳程度评分表推测靶心率	Borg评分13级，推测靶心率为每分钟130次

2）抗阻运动处方：抗阻运动是肌肉在克服外来阻力时进行的主动运动。阻力可由自身的重量或器械提供，如哑铃、弹力带、力量器械等。阻力的大小根据病人的肌力和1次能够举起的最大重量（1-RM）而定。长期坚持抗阻运动可以提高肌力和肌肉耐力。抗阻运动强度制定方法见表2-3。

表 2-3　抗阻运动强度制定方法

对象	运动强度推荐
初学者	中高强度：60%~70% 1-RM
有经验的抗阻者	高强度：80% 1-RM
老年人或久坐人群	低强度：40%~50% 1-RM
增加肌肉耐力的抗阻者	低、中强度：<50% 1-RM
增加爆发力的抗阻者	20%~50% 1-RM

3）柔韧性训练处方：柔韧性训练可以增加颈部、躯干、臀部的柔韧性。运动原则应以缓慢、可控的方式进行，逐渐加大活动范围。运动项目选择八段锦、太

极拳等。运动前对主要肌肉肌腱逐一拉伸,拉伸至绷紧,有牵拉感觉而无疼痛感,每个部位5~10 s,总时间10 min。

(四)正确用药

坚持正确、规范的院外服药是冠心病二级预防最为重要的措施,也是保证冠心病治疗效果的重要措施。随意增、减药量,甚至自行停药可能导致再发心绞痛,心肌梗死等严重的不良后果。冠心病病人二级预防需要服用的药物种类繁多,总结起来主要有以下几类:抗血小板聚集、抗心绞痛发作、抗心肌重塑、控制心率和血压、降低血脂水平和稳定粥样斑块、控制血糖水平。

1.抗血小板聚集

(1)第一类:抑制环氧化酶的激活达到抗血小板聚集,防止血栓形成的目的。代表药物有阿司匹林肠溶片,通常剂量为每次100 mg,每日一次。所有冠心病的病人只要没有禁忌证均应该服用该药。其主要的副作用为消化道出血,而空腹服用阿司匹林肠溶片可减少其对胃的作用,或者在服用阿司匹林肠溶片期间联合使用保护胃肠道黏膜的药物,也可以减少其副作用的发生。冠心病病人有活动性的消化道出血、消化道溃疡或者对阿司匹林过敏为该药物的禁忌情形。

(2)第二类:二磷酸腺苷受体拮抗剂,代表药物之一为氯吡格雷,常有25 mg、50 mg、75 mg三种剂型,病人维持剂量为75 mg,每日1次。一般与阿司匹林合用以提高抗血小板聚集的疗效。另一种代表药物为替格瑞洛,它是新型的二磷酸腺苷受体拮抗剂,该药物抗血小板的作用因不需要经过肝脏的代谢,相比氯吡格雷,其抗血小板聚集的作用更强、更快、更持久,一般维持剂量为90 mg,每日2次。

2.抗心绞痛发作

硝酸酯类的药物,主要通过扩张冠状动脉增加心肌供氧量,从而缓解心绞痛。代表药物为硝酸异山梨酯和硝酸甘油。

(1)硝酸异山梨酯:常用剂型为20 mg、30 mg、60 mg,每日1~2次。这类药物最常见的副作用为头晕、头痛、头部跳动感、心悸等,长期服用容易产生耐药性,防止耐药性的最佳办法是每天拥有足够时间长(8~10 h)的无药期。禁忌证为青光眼、颅内高压、低血压。

（2）硝酸甘油：常用剂型为5 mg，舌下含服，1~2 min起效，约半小时后作用消失。

1）切忌吞服。

2）避免发生直立性低血压。

3）为了保持硝酸甘油片的疗效，应将此药放入密闭的避光的有色瓶内，并注意药物的有效期限，及时更换接近失效期的药片。

4）当短期内连服3~5片均不能缓解心绞痛时，说明病情发生变化，需及时就诊。

3.抗心肌重塑

ACEI有助于改善恢复期心肌的重构，延缓动脉粥样硬化进展，降低交感神经活性，降低急性心肌梗死的病死率和充血性心力衰竭的发生。心绞痛病人合并高血压、糖尿病、心力衰竭的病人建议使用ACEI。常用药物包括卡托普利、依那普利、培哚普利、贝那普利等，一般小剂量起始，并根据血压进行调整，保证收缩压＞90 mmHg。其常见的不良反应为刺激性干咳和低血压。肾衰竭、肾动脉狭窄或血管神经性水肿的病人禁用该药。

4.控制心率和血压

（1）减慢心率可降低心肌氧耗，减少心律失常，减少心绞痛的发作，显著降低冠心病病人死亡等心血管事件。用药后静息心率降至每分钟55~60次为佳。常用药物包括美托洛尔片、美托洛尔缓释片、比索洛尔等。该类药物的不良反应为心动过缓，心肌收缩力下降，病人容易出现疲乏感，还可以导致男性性功能下降，也可引起支气管痉挛而诱发和加重支气管哮喘。另外有抑郁倾向的病人需谨慎使用本药。因此，此类药物必须在医生指导下使用。

（2）高血压是冠心病的重要危险因素，因此冠心病病人最好能把血压控制在130/85 mmHg以下，这样可减少急性冠状动脉事件的发生和血压增高相关的并发症。

5.降低血脂水平和稳定粥样斑块

（1）调脂药物可根据脂质代谢紊乱的类型而选择，如以胆固醇升高为主可选用他汀类或烟酸类;以甘油三酯升高为主可选用贝特类或烟酸类;混合型可选用他汀类或贝特类药物。

降低胆固醇最常用的药物是他汀类调脂药,如辛伐他汀、普伐他汀、阿托伐他汀等。他汀类药不仅能降低胆固醇,还能稳定动脉粥样斑块,减少急性冠状动脉事件的发生率。他汀类药物的不良反应主要是肝脏的损害和肌病,服药期间需定期监测转氨酶及肌酸激酶的改变。

(2)降甘油三酯的主要药物为贝特类药物,代表药物为非诺贝特。此类药物可以降低甘油三酯以及低密度脂蛋白胆固醇的水平,有利于控制动脉粥样硬化的发生和发展。此类药物不良反应包括肝功能异常、肌酶升高,同时还可能会有胃肠道反应,如偶有口干、食欲不振、大便次数增多等表现。肝胆疾病、孕妇、儿童及肾功能不全者禁止应用贝特类药物。

6.控制血糖水平

糖尿病不仅使血糖升高,还常伴有脂质代谢紊乱,是引起冠心病的危险因素。通过控制饮食、应用降血糖药和调脂药,把血糖控制在正常水平,则可大大减少冠心病的复发率。

(五)自我观察

写冠心病健康日记是居家自我观察的重要举措之一。通过简单、规律的记录,可以掌握病人的遵医服药情况,服药期间与疾病相关的症状控制情况。通过血压、体重等指标的改善,可以激励冠心病病人改变自己的一系列不良生活习惯。

1.冠心病健康日记

主要记录服药情况、是否出现药物不良反应、作息与睡眠、情绪管理、戒烟情况、心率、血压、尿量、体重、胸痛症状等。

2.心绞痛发作的症状观察

因劳累、剧烈运动、情绪激动、饱餐、吸烟、大量饮酒、用力排便等,导致胸骨体或心前区出现胸痛,常放射到左肩、左臂内侧达无名指和小指或颈、咽或下颌部等部位,表现为压迫样憋闷感或紧缩样感。心绞痛发作时,病人面色苍白、大汗淋漓、心率加快、血压增高,甚至意识丧失,大小便失禁。

3.心肌梗死的急救措施

1)用药：家中常备急救药物。一旦胸痛发作，可立即舌下含服硝酸甘油，约1~2 min起效。一般在休息或者含服硝酸甘油后胸痛可缓解，如果未缓解可隔5 min再含服一次。

2)休息：胸痛发作时应该立即停止一切活动，就地休息，禁止剧烈活动，以减少心肌耗氧量。

3)拨打120：若胸痛半小时不缓解，或者发作频繁，应该立即拨打120。

(六)情绪管理

现代医学证明，有50%~80%的疾病与不良情绪有关。冠心病病人往往伴有急躁、好争辩的性格，以及可能因为疾病而悲观、情绪低落等。因此保持乐观开朗的心态，采取正确的态度认识疾病，对于冠心病病人的预后有重要意义。冠心病病人的自我心理调适包括以下要点：树立乐观心态，遇事心平气和；学会积极地看待问题，多从好处和积极方面去思考；以微笑面对痛苦，以乐观战胜困难。

1.自我暗示疗法

病人面对镜子，告诉自己：开心是一天，难过是一天，事实又改变不了，我为什么要选择不开心呢？作为病人家属应该采取积极的暗示以促进病人康复，比如举正面的例子(如身边认识的某某人，患病后通过积极治疗，疾病得到了很好的控制，甚至没有再次复发)鼓励病人。

2.想象法

病人自己想象快乐的事情，忘记不开心的事情。例如每晚睡觉前，跟着轻松的音乐，想象自己坐在海滩上吹着海风，听着海浪拍打沙滩的声音，以这种愉快的感觉，忘记一天中不开心的事情。

3.倾诉法

找人倾吐心中的苦闷或者是不快，使不愉快的心情随之离去。其他人对病人进行合理的开导，可以打消病人疑虑，有助于病人不良情绪的宣泄。

4.移情疗法

当产生抑郁或者焦虑时,病人可以培养一种兴趣,如书法、钓鱼,或者主动参加一些文体活动等,使其注意力逐渐转移到这些兴趣上,从而放松自己的心情。

(七)门诊随访

1.随访目的

冠心病病人通常需要终身服药,服药的目的是防止血小板聚集,以及防止已经形成的粥样斑块脱落,或者对合并症进行纠正。随着病程进展到不同时期,心脏处于不同水平,其药物的剂量需要定期进行调整。门诊随访是最基本、最常用的方式之一,医生通过问诊、体格检查和一系列的辅助检查来了解病人的心脏情况,并有针对性地对其药物剂量进行调整。

2.随访时机与频率

第一次随访为出院后半个月为宜,此后根据病人病情可以每1~2月门诊随访一次。

3.随访前的准备

(1)物品准备:携带病历本、近期的辅助检查结果、服药清单、随访记录本或者冠心病日志等。

(2)病人准备:空腹,随身携带少许干粮,着宽松舒适的衣物。

4.随访内容

(1)危险因素控制达标率:包括吸烟、血压、血糖、血脂、静息心率、体重控制达标率。

(2)用药情况:包括冠心病二级预防药物及 ACEI 或 ARB、β受体阻滞剂等服用依从性情况。

(3)心功能的改善情况、实验室的指标、相关辅助检查:如左心室射血分数、6 min步行试验的距离。

(4)生活质量改善情况:采用相关的量表评估冠心病病人的生活质量、再住院率情况及死亡终点事件发生情况。

参考文献

1.葛均波,徐永健,王辰.内科学[M].北京:人民卫生出版社.2018.

2.赵霜,刘晓程,刘志刚.缺血性心肌病的外科治疗进展[J].中国心血管病研究,2020,18(4):379-384.

3.杜彦青,侯超,余江,等.冠心病猝死的遗传学研究进展[J].解放军医学院学报,2022,43(7):797-800.

4.《中国心血管健康与疾病报告2020》编写组.《中国心血管健康与疾病报告2020》要点解读[J].中国心血管杂志,2021,26(3):209-218

5.国家卫生健康委员会.2019中国卫生健康统计年鉴2019[M].中国协和医科大学出版社.2019.

6.Virani SS., Alonso A., Benjamin EJ. ,et al.Heart Disease and Stroke Statistics-2020 Update: A Report From the American Heart Association[J]. Circulation, 2020,141(9): p. e139-e596.

7.The Blood Pressure Lowering Treatment Trialists´ Collaboration. Pharmacological blood pressure lowering for primary and secondary prevention of cardiovascular disease across different levels of blood pressure: an individual participant-level data meta-analysis[J].Lancet ,2021,397(10285):1625-1636.

8.尤黎明,吴瑛.内科护理学[M].北京:人民卫生出版社,2022.

9.梁菲,何妍臻.六步手指操改善经桡动脉介入术后患者肢体症状的效果评价[J].护理学杂志,2018,33(23):33-35.

10.中国心血管疾病患者居家康复专家共识编写组.中国心血管疾病患者居家康复专家共识[J].中国循环杂志,2022,37(2):108-121.

11.杨柳青,田红梅,石汉平.三种饮食模式与慢性疾病研究进展[J].首都医科大学学报,2022,43(2):311-320.

12.中华医学会,中华医学会杂志社,中华医学会全科医学分会,等.冠心病心脏康复基层指南(2020年)[J].中华全科医师杂志,2021,20(2):150-165.

13.赵双凤,孙钺,杨铠瑞,等.心肌梗死基于运动的心脏康复研究进展[J].国际心血管病杂志,2022,49(1):1-4.

（袁美珍　李京谕）

第三章　原发性高血压

高血压是以动脉血压持续升高为特征的心血管综合征,可分为原发性高血压(primary hypertension)和继发性高血压(secondary hypertension),前者病因不明(通常简称为高血压),后者是因某些特定疾病或病因引起血压升高。

在未使用降压药物的情况下,非同日3次测量,收缩压≥140 mmHg和(或)舒张压≥90 mmHg,可诊断为高血压。既往有高血压史,目前正在使用降压药物,血压虽然低于140 /90 mmHg,仍应诊断为高血压。收缩压≥140 mmHg和舒张压<90 mmHg为单纯收缩期高血压。高血压是全球非正常(过早)死亡的主要原因,是脑卒中、心肌梗死、心力衰竭和慢性肾功能衰竭等疾病的主要危险因素。

一、流行病学

在美国,高血压导致的心血管疾病死亡人数位居首位,25%的心血管事件(冠心病、冠状动脉血运重建、脑卒中、心力衰竭)归因于高血压。据报道,2015年,美国超过1/4的成年人患有高血压,约1350万人,且最终导致7.5万人死亡。2021年,世界卫生组织报道,全球30~79岁的成人中,约有12.8亿人患有高血压,其中2/3生活在低收入和中等收入国家。高血压患病率因区域和国家收入而异,非洲的患病率最高(27%),美洲的患病率最低(18%)。预计到2025年,全球高血压人数将达到15亿。

《中国心血管健康与疾病报告2020》显示,中国心血管疾病患病人数约3.3亿,死亡率居首位,占中国居民疾病死亡病因的40%以上,其中高血压患病人数约2.45亿。高血压患病人群中男性高于女性,北方地区高于南方地区,且随年龄增加患病率显著增高。另外,大中城市患病率较高,农村地区患病率增长速度较城市快,且部分农村地区患病率已超过城市地区。我国高血压病人的疾病知晓率、治疗率和控制率近年来有明显提高,但总体仍处于较低水平。对于高血压知晓率、治疗率和控制率,我国18岁及以上成年人中,女性均高于男性,城市居民高于农村居民。

二、病因和发病机制

血压是心输出量和外周阻力联合作用的结果。当各种因素影响这两方面的任何一个时,都会使血压改变。当二者作用增强时,就会发生高血压。产生高血压的可能机制主要包括以下几种。

(一)神经机制

各种原因(包括去甲肾上腺素、肾上腺素、多巴胺、神经肽Y、5-羟色胺、血管加压素、脑啡肽、脑钠肽和中枢血管紧张素系统)导致大脑皮质下神经中枢功能发生改变,神经递质浓度与活性异常,最终使交感神经系统活性亢进,血浆儿茶酚胺浓度升高,外周血管阻力增加,从而导致血压升高。

(二)肾脏机制

各种原因引起肾性水钠潴留,增加心输出量,然后通过全身血流自身调节使得外周血管阻力和血压升高,启动压力-利尿钠机制,从而将潴留的水、钠排泄出去。另外也可通过排钠激素分泌释放增加,在排水、排钠的同时使外周血管阻力增加,血压升高,其理论意义是将血压升高作为维持人体水、钠平衡的代偿方式。高钠饮食和遗传性或获得性肾脏排钠能力下降,使许多高血压病人的基本生理病理异常。

(三)激素机制

肾素-血管紧张素-醛固酮系统(renin-angiotensin-aldosterone system,RAAS)为体内肾脏所产生的一种升压体素。肾素由肾小球入球小动脉的球旁细胞分泌,其可以激活肝脏合成的血管紧张素原,从而生成血管紧张素Ⅰ(angiotensinⅠ,AⅠ),再经血管紧张素转换酶(angiotensin converting enzyme,ACE)生成血管紧张素Ⅱ(angiotensinⅡ,AⅡ),AⅡ是RAAS的主要效应物质,作用于血管紧张素Ⅱ受体,使小动脉平滑肌收缩,刺激肾上腺皮质球状带分泌醛固酮,并通过交感神经末梢突触前膜的正反馈使去甲肾上腺素分泌增加,从而使血压升高。

(四)血管机制

大动脉与小动脉结构、功能的变化在高血压发病中发挥着重要作用。血管内皮细胞可生成、激活和释放各类血管活性物质,如一氧化氮、内皮素、前列环素、内皮依赖性血管收缩因子等,以调节心血管功能。年龄增长及各种心血管危险因素导致血管内皮细胞功能异常,使氧自由基增加,一氧化氮灭活增加,血管发生炎症反应及氧化应激反应,影响动脉弹性功能与结构。大动脉弹性降低,脉搏波传导速度加快,发射波抵达中心大动脉的时相由舒张期提前至收缩期,可导致收缩压升高,舒张压降低,故脉压增大。阻力小动脉结构和功能改变,影响外周压力反射点位置或反射波强度,对脉压增大起重要作用。

(五)胰岛素抵抗

胰岛素抵抗是胰岛素介导的机体对葡萄糖的摄取及利用率降低,机体为了保持机体内环境的稳定和血糖正常,代偿性地增加胰岛素的分泌而导致的高胰岛素血症状态。胰岛素抵抗可能是高血压发病机制之一,但胰岛素抵抗通过何种途径影响血压仍不完全清楚,可能途径包括:胰岛素抵抗时,内皮细胞依赖的舒张血管作用受损、平滑肌细胞的钾离子通道受损、交感神经系统功能失衡、肾素-血管紧张素-醛固酮系统激活、水钠潴留。约50%原发性高血压病人存在胰岛素抵抗,尤其在肥胖、甘油三酯增高、高血压及糖耐量减退同时并存的四联症病人中尤为明显。

三、危险因素

高血压是多因素、多环节、多阶段和个体差异性大的疾病,危险因素包括:遗传因素、环境因素等多方面。

(一)遗传因素

大部分学者认为高血压与遗传因素有关,目前有两种观点:一种认为血压有家族遗传性,高血压只是人群血压偏正态分布中超过人为规定的正常值上界的尾端部分,是多基因遗传,且与后天环境密切相关;另一种认为,高血压按照孟德尔显性基因传递方式遗传,属于特殊的临床概念。目前比较一致的观点是高血压是"遗传易感性与环境影响"相结合的模式,其可能机制包括遗传性细胞膜阳性离子转运缺陷与"膜学说"、交感神经及其介质代谢缺陷、苯丙氨酸特异性遗传代谢障碍、肾脏及相关因子影响、血小板遗传性缺陷等。

(二)环境因素

1.高钠、低钾膳食

高钠、低钾膳食是我国居民重要的高血压发病危险因素。流行病学和临床观察结果均显示,钠盐摄入量与高血压的发生和血压水平呈正相关,但改变钠盐摄入并不能改变所有人的血压水平。有研究发现,研究人群24 h尿钠排泄量中位数增加2.3 g,收缩压、舒张压中位数分别平均升高5~7 mmHg、2~4 mmHg。另外,调查还发现,2012年我国18岁及以上居民的平均烹调盐摄入量为10.5g,虽低于1992年的12.9 g和2002年的12 g,但较推荐的盐摄入量水平依旧高75.0%,且中国人群普遍对钠敏感。此外,钾摄入量与血压、脑卒中呈负相关。较高的钾水平可在一定程度降低钠对血压的影响,较低的钠/钾比率与较低的血压水平相关。有人认为,摄入高蛋白质、饱和脂肪酸与不饱和脂肪酸比值较高的食物也可能引起血压升高。

2.超重和肥胖

超重和肥胖显著增加全球人群死亡的风险,同时也是患高血压的重要危险因素。近年来,我国居民超重和肥胖的比例明显升高,35~64岁中年人的超重率为38.8%,肥胖率为20.2%,其中男性高于女性、城市居民高于农村居民、北方地区高于南方地区。BMI与高血压之间存在显著线性关系,而超重、肥胖与高血压呈正相关。中国成年人超重和肥胖与高血压的随访研究表明,随着BMI的增加,超重组和肥胖组高血压发病风险是体重正常组的1.16~1.28倍。内脏型肥胖与高血压的关系较为密切,随着内脏脂肪指数增加,高血压患病风险随之增加。

3.过量饮酒

过量饮酒包括危险饮酒(男性每日饮酒41~60 g,女性每日饮酒21~40 g)和有害饮酒(男性每日饮酒60 g以上,女性每日饮酒40 g以上)。我国饮酒人数众多,18岁以上居民饮酒者中,有害饮酒率为9.3%。限制饮酒与血压下降显著相关,酒精摄入量平均减少67%,收缩压下降3.31 mmHg,舒张压下降2.04 mmHg。目前有关少量饮酒有利于心血管健康的证据尚不足,但相关研究表明,即使对少量饮酒的人群而言,减少酒精摄入量也能够改善心血管健康,减少心血管疾病的发病风险。

4.长期精神紧张

精神紧张可激活交感神经从而使血压升高。脑力劳动者高血压患病率高于体力劳动者,从事精神紧张度高的职业和处于长期噪声环境中的工作者患高血压较多。精神紧张包括焦虑、担忧、心理压力紧张、愤怒、恐慌、恐惧等。调查结果显示,有精神紧张者发生高血压的风险是正常人群的1.18倍。

5.其他危险因素

除了以上危险因素外,还包括年龄、缺乏体力活动,以及血脂异常、糖尿病等。

四、临床表现

(一)症状

原发性高血压通常起病缓慢,缺乏特异性临床表现,早期常无症状,可偶于体格检查时发现血压升高,或在发生心、脑、肾等并发症后才被发现。

高血压轻症者可见头晕、头痛、颈项板紧、疲劳、心悸等症状,重症者可出现视力模糊、鼻出血等症状,典型的高血压头痛在血压下降后可消失。若出现突发严重头晕与眩晕,可能是脑血管病或降压过度、直立性低血压。

高血压病人还可出现受累器官的相应症状,如胸闷、气短、心绞痛、多尿等,也可出现降压药引起的不良反应。

(二)体征

一般较少,可重点检查周围血管搏动、血管杂音、心脏杂音等。心脏听诊可闻及主动脉瓣区第二心音亢进、主动脉瓣区收缩期杂音或收缩期喀喇音。

(三)高血压急症和亚急症

高血压急症(hypertensive emergencies)指原发性高血压或继发性高血压病人,在某些诱因作用下,血压突然且显著升高(一般超过180/120 mmHg),同时伴有进行性心、脑、肾等重要靶器官功能不全的表现。

高血压急症包括高血压脑病、高血压伴颅内出血(脑出血和蛛网膜下腔出血)、脑梗死、心力衰竭、急性冠状动脉综合征(不稳定性心绞痛、急性心肌梗死)、主动脉夹层动脉瘤、嗜铬细胞瘤危象、子痫前期或子痫等。部分高血压急症虽然没有特别高的血压值,但对靶器官功能影响极大,如并发急性肺水肿、主动脉夹层、心肌梗死等。血压仅中度升高,也应视为高血压急症。

高血压亚急症是指血压显著升高但不伴急性靶器官损害,病人可有血压明显升高导致的症状,如头痛、胸闷、鼻出血、烦躁不安等,多数病人因服药依从性不高或治疗不足引起。高血压亚急症与高血压急症的唯一区别在于有无新近发生严重的急性进行性靶器官损害。

(四)并发症

高血压的并发症包括:脑血管病(脑出血、脑血栓形成、腔隙性脑梗死、短暂性脑缺血发作)、心力衰竭、慢性肾衰竭、主动脉夹层等。

五、诊断方法

诊断性评估的内容包括以下三方面:①确定诊断和血压水平分级;②判断高血压的病因,区分原发性高血压和继发性高血压;③寻找其他心脑血管危险因素、靶器官损害,从而作出高血压病因的鉴别诊断,评估病人疾病风险程度。诊断依据包括以下内容。

(一)体格检查

1.血压测量

血压测量是评估血压水平、诊断高血压以及观察降压效果的根本手段和方法。血压测量方法主要采用诊室血压测量和诊室外血压测量。

(1)诊室血压测量:诊室血压是我国目前诊断高血压、进行血压水平分级和观察降压效果的常用方法。诊室血压测量时,测试者需安静休息至少 5 min,然后测量坐位上臂血压,上臂应置于心脏水平。测量工具推荐使用经校正的上臂式医用电子血压计,并使用标准规格的袖带(气囊长 22~26 cm、宽 12 cm),肥胖者或臂围大者(>32 cm)应使用大规格气囊袖带。首诊时应测量双上肢血压,以血压读数较高的一侧作为测量上臂。测量血压时,应间隔 1~2 min 重复测量,取 2 次读数的平均值记录。如果收缩压或舒张压的 2 次读数相差 5 mmHg 以上,应再次测量,取 3 次读数的平均值记录。老年人、糖尿病病人及出现直立性低血压病人,应加测站立位血压,站立位血压在卧位改站立位后 1 min 和 3 min 时测量,如果站立位收缩压下降 20 mmHg 或以上,则考虑存在直立性低血压。

(2)诊室外血压测量:有条件者应进行诊室外血压测量,以诊断白大衣高血压及隐蔽性高血压,评估降压治疗的疗效,辅助难治性高血压的诊治,主要包括动态血压监测和家庭血压监测。家庭血压≥135/85 mmHg,动态血压白天均值≥135/85 mmHg 或 24 h 平均值≥130/80 mmHg 是高血压诊断的阈值。

1)动态血压监测:动态血压监测提供 24 h 白天、夜间所有血压读数的收缩压与舒张压的平均值,可评估 24 h 血压昼夜节律、直立性低血压、餐后低血压等,相较于诊室血压,能更准确地预测心脑血管事件和死亡。

2)家庭血压监测:家庭血压监测可辅助调整治疗方案,更适合高血压病人的长期随访。基于互联网远程实时血压监测,是血压管理的新模式。精神高度焦虑的病人,不建议频繁自测血压。

2.其他指标测量

测量腰围及臀围、身高及体重。

3.视诊

观察有无库欣面容、神经纤维瘤性皮肤斑、甲状腺功能亢进性突眼征或下肢水肿。

4.听诊

诊断颈动脉、胸主动脉、腹部动脉、股动脉有无杂音。

5.触诊

检查甲状腺有无肿大、腹部有无肾脏增大（多囊肾）或肿块,检查四肢动脉搏动和神经系统体征。

(二)实验室检查

1.基本项目

血生化(血钾、血钠、空腹血糖、血脂、尿酸和肌酐)、血常规、尿常规(尿蛋白、尿糖和尿沉渣镜检)、心电图等。

2.推荐项目

超声心动图、颈动脉彩超、葡萄糖耐量试验、糖化血红蛋白(HbA1c)、血高敏C反应蛋白、尿白蛋白/肌酐比值、尿蛋白定量、眼底、胸部X线摄片、脉搏波传导速度、踝肱指数(ankle brachial index,ABI)等。

3.选择项目

对怀疑有继发性高血压病人,根据情况选择以下项目:血浆肾素活性或肾素浓度、血和尿醛固酮、血和尿皮质醇、血游离甲氧基肾上腺素及甲氧基去甲肾上腺素、血或尿儿茶酚胺、肾动脉超声和造影、肾和肾上腺超声、CT或MRI(磁共振成像)、肾上腺静脉采血、睡眠呼吸监测等。对有合并症的高血压病人,可选择进行相应心功能、肾功能及认知功能检查。

(三)靶器官损害评估

高血压介导的靶器官损害指由血压升高引起的动脉血管和(或)器官结构或功能改变,包括心脏、大脑、肾脏、大血管和眼底。评估是否有靶器官损害,是高血压诊断评估的重要内容,特别是检出无症状性亚临床靶器官损害。靶器官损害评估包括以下内容。

1.心脏

左心室肥厚是心血管事件的独立危险因素,常用的检查方法包括心电图、超声心动图。

(1)心电图:简单易行,可作为左心室肥厚筛查方法,常用指标有Sokolow-Lyon电压(SV_1+RV_5)和Cornell电压-时间乘积,当其分别>3.8 mV、>244 mV·ms时,可检测左心室肥厚的存在。

(2)超声心动图:诊断左心室肥厚的敏感性较心电图强,左心室质量指数可用于检出和诊断左心室肥厚,是心血管事件敏感的预测因子,其诊断标准为男性≥115 g/m²,女性≥95 g/m²。

(3)其他评估方法:胸部X线检查、运动试验、心脏同位素显像、计算机断层扫描冠状动脉造影、心脏磁共振成像、磁共振血管造影(MRA)等。

2.肾脏

肾脏损害主要表现为血肌酐升高、估算的肾小球滤过率降低,或尿白蛋白排出量增加。微量白蛋白是心血管事件的独立预测因子,当高血压病人合并糖尿病时,应定期检查尿白蛋白排泄量,监测24 h尿白蛋白排泄量或尿白蛋白/肌酐值。

3.大血管

颈动脉内膜中层增厚可预测心血管事件。脉搏波传导速度增快是心血管事件和全因死亡的强预测因子;颈-股动脉脉搏波传导速度是测量大动脉僵硬度的"金标准";ABI能有效筛查和诊断外周动脉疾病,预测心血管风险。

4.眼底

视网膜动脉病变可反映小血管病变状态,高血压伴糖尿病病人的眼底检查尤为重要。常规眼底检查可判断高血压眼底病变,高血压眼底病变可分为四级。眼底检查对判断高血压预后有一定价值。眼底检查新技术,可观察和分析视网膜小血管的重构病变。

5.脑

头颅MRA或CTA有助于发现脑腔隙性病灶、无症状性脑血管病变(颅内动脉狭窄、钙化和斑块病变、血管瘤)以及脑白质损害,但不推荐用于靶器官损害的临床筛查。经颅多普勒超声对诊断脑血管痉挛、狭窄或闭塞有一定帮助。简易精神状态量表用于认知功能的筛查评估。

(四)高血压分级及心血管风险分层

1.高血压分级

人群中血压呈连续性正态分布,高血压的标准是根据临床及流行病学特征界定的,根据血压升高水平,将高血压分为1~3级,我国的血压分类及标准见表3-1。

表3-1　血压分类及标准

分类	SBP (mmHg)	DBP (mmHg)
正常血压	<120 和	<80
正常高值	120~139 和(或)	80~89
高血压	≥140 和(或)	≥90
1级高血压(轻度)	140~159 和(或)	90~99
2级高血压(中度)	160~179 和(或)	100~109
3级高血压(重度)	≥180 和(或)	≥110
单纯收缩期高血压	≥140 和	<90

注:当SBP和DBP分属于不同级别时,以较高的分级为准。

2.心血管风险分层

高血压病人的诊断和治疗,需结合血压水平及心血管风险的评估与分层。高血压病人的心血管风险分层,有利于确定启动降压治疗的时机,优化降压方案,制定更合适的血压控制目标,进行病人的综合管理。高血压病人心血管预后的影响因素及心血管风险分层见表3-2和表3-3。

表3-2 高血压病人心血管预后的影响因素

心血管危险因素	靶器官损害	伴发临床疾病
高血压(1~3级) 男性>55岁;女性>65岁 吸烟或被动吸烟 糖耐量受损(2 h血糖7.8~11 mmol/L)和(或)空腹血糖异常(6.1~6.9 mmol/L) 血脂异常 　TC≥5.2 mmol/L(200 mg/dL) 　或LDL-C≥3.4 mmol/L 　(130 mg/dL)或HDL-C< 　1 mmol/L(40 mg/dL) 早发心血管病家族史(一级亲属发病年龄<50岁) 腹型肥胖(腰围:男性≥90 cm,女性≥85 cm)或肥胖(BMI≥28 kg/m²) 高同型半胱氨酸血症(≥15 μmol/L)	左心室肥厚 　心电图:Sokolow-Lyon电压>3.8 mV或Cornell乘积>244 mV·ms 　超声心动图LVMI:男≥115 g/m²,女≥95 g/m² 颈动脉超声IMT≥0.9 mm或动脉粥样斑块 颈-股动脉脉搏波速度≥12 m/s(*选择使用) 踝/臂血压指数<0.9(*选择使用) 估算的肾小球滤过率降低(eGFR 30~59 mL·min⁻¹·1.73m⁻²)或血清肌酐轻度升高: 　男性115~133 μmoL/L(1.3~1.5 mg/dL), 　女性107~124 μmol/L(1.2~1.4 mg/dL) 微量白蛋白尿:30~300 mg/24 h或白蛋白/肌酐比:≥30 mg/g(3.5 mg/mmol)	脑血管病 　脑出血,缺血性脑卒中,短暂性脑缺血发作 心脏疾病 　心肌梗死史,心绞痛,冠状动脉血运重建,慢性心力衰竭,心房颤动 肾脏疾病 　糖尿病肾病 　肾功能受损包括eGFR<30mL·min⁻¹·1.73m⁻² 　血肌酐升高: 　　男性≥133 μmol/L(1.5 mg/dL), 　　女性≥124 μmol/L(1.4 mg/dL) 　蛋白尿≥300 mg/24 h 外周血管疾病 视网膜病变 　出血或渗出,视乳头水肿 糖尿病 　新诊断:空腹血糖≥7 mmol/L(126 mg/dL),餐后血糖≥11.1 mmol/L(200 mg/dL) 　已治疗但未控制:HbA1c≥6.5%

注:TC,总胆固醇;LDL-C,低密度脂蛋白胆固醇;HDL-C,高密度脂蛋白胆固醇;LVMI,左心室重量指数;IMT,颈动脉内膜中层厚度;BMI,体质指数。

表3-3　高血压病人心血管风险分层标准

其他心血管危险因素和疾病史	血压(mmHg)			
	SBP 130~139和(或)DBP85~89	SBP 140~159和(或)DBP 90~99	SBP 160~179和(或)DBP 100~109	SBP≥180和(或)DBP≥110
无		低危	中危	高危
1~2个其他危险因素	低危	中危	中或高危	很高危
≥3个其他危险因素,靶器官损害,或CKD 3期,无并发症的糖尿病	中或高危	高危	高危	很高危
临床并发症,或CKD≥4期,有并发症的糖尿病	高或很高危	很高危	很高危	很高危

注:CKD,慢性肾脏疾病。

(五)其他

1.家族史

有无高血压、脑卒中、糖尿病、血脂异常、冠心病或肾病的家族遗传史,以及一级亲属发生心脑血管事件时的年龄。

2.病程

初次发现或诊断高血压的时间、场所、血压最高水平。若病人已接受药物治疗,应了解其既往及目前使用的降压药物种类、剂量、频次、疗效及有无不良反应。

3.症状及既往史

既往及目前有无脑血管病(脑出血、缺血性脑卒中、短暂性脑缺血发作)、心脏疾病(心肌梗死、心绞痛、心力衰竭、心房颤动)、肾脏疾病(糖尿病肾病、肾功能受损、血肌酐升高)、外周血管疾病、视网膜病变(出血或渗出、视乳头水肿)、糖尿病、血脂异常,以及治疗情况。

4.生活方式

盐、酒及脂肪的摄入量,吸烟状况、体力活动量、体重、睡眠习惯等。

5.心理社会因素

心理社会因素包括家庭支持系统、工作环境、文化程度及有无精神创伤史。

六、治疗方案

高血压病人降压治疗的目的是通过降低血压,有效预防或延迟脑卒中、心肌梗死、心力衰竭、肾功能不全等并发症,有效控制高血压的疾病进程,预防高血压急症、亚急症等重症高血压发生,根本目标是降低心、脑、肾及血管并发症和死亡的总危险。因此,在控制血压的同时,应在改善生活方式的基础上,根据高血压病人的总体风险水平给予降压药物,并干预可纠正的危险因素、靶器官损害和并存的临床疾病。

降压应关注病人耐受能力,逐步降压达标。无合并症的高血压病人,血压目标控制在 140/90 mmHg 以下,有糖尿病、蛋白尿等高危病人的血压可控制在 130/80 mmHg。除高血压急症、亚急症外,大多数高血压病人,应根据病情,在 4 周内或 12 周内将血压逐渐降至目标水平。年轻、病程较短的高血压病人,降压速度可稍快。老年、病程较长、有合并症且耐受能力差的病人,降压速度可稍慢。

(一)非药物治疗

非药物治疗主要通过生活方式干预以降低血压、预防或延迟高血压的发生、降低心血管病风险,提倡健康生活方式,消除不利于身心健康的行为和习惯。非药物治疗应连续贯穿高血压治疗全过程,必要时可联合药物治疗。主要包括如下措施。

1.减少钠盐摄入,增加钾摄入

钠盐摄入过多和(或)钾摄入不足,以及钾、钠摄入比值降低,是我国高血压发病的重要危险因素。中国大部分地区,人均钠盐摄入量日均超过 12 g,在中国北部地区,人均钠盐摄入量日均更是高达 12~18 g,这明显高于欧洲心脏病学会和欧洲高血压学会建议的盐摄入量标准(不超过 5 g/d)。为预防高血压和降低高血压病人的血压,钠的摄入量应减少至 2.4 g/d。

高血压病人限制钠盐摄入量的主要措施包括:①减少烹饪用盐及钠含量高的调味品,如味精、酱油等。②避免或减少钠盐含量较高的加工食品,如咸菜、腌制品、火腿等。③建议在烹调时尽量使用定量盐勺,以起警示作用。

高血压病人限制钠盐的同时,还要增加钾摄入量,但不建议服用钾补充剂或药物。增加钾摄入量的主要措施包括:①增加含钾丰富的食物摄入量,如新鲜蔬菜、水果和豆类。②肾功能正常者可选择低钠富钾替代盐。

2.控制体重

建议所有超重和肥胖病人减重,并且将体重维持在健康范围内(BMI:18.5~23.9 kg/m², 男性腰围<90 cm,女性腰围<85 cm)。控制体重包括控制热量摄入、增加体力活动和行为干预。在膳食平衡基础上减少每日总热量摄入,控制高脂、高糖和酒类等高热量食物的摄入,适当控制碳水化合物的摄入,进行中等强度的有氧运动,避免久坐。经过生活方式干预后,减重效果仍不理想者,可使用药物治疗或手术治疗。对特殊人群,如老年人和哺乳期妇女,应根据具体情况采取个体化减重措施。减重计划应长期坚持,速度因人而异,不能急于求成,可将目标制定为一年内初始体重减少5%~10%。

3.限制饮酒

过量饮酒显著增加高血压的发病风险,限制饮酒可使血压降低,建议高血压病人不饮酒,如饮酒,应少量且选择低度酒,避免饮用高度烈性酒。每日酒精摄入量男性不超过25 g,女性不超过15 g。

4.增加运动

运动可改善血压水平,建议非高血压人群为降低高血压发生风险或高血压病人为降低血压,在日常生活的活动基础上,进行每周4~7天,每天30~60 min的中等强度运动,如步行、慢跑、游泳、骑自行车等。运动形式包括有氧运动、抗阻运动和伸展运动,以有氧运动为主,强度因人而异,采用运动时最大心率评估运动强度,中等强度运动为能达到60%~70%最大心率的运动。

5.减轻精神压力,保持心理平衡

精神压力增加的原因包括过度工作、生活压力及病态心理,如抑郁症、焦虑症、社会孤立、缺乏社会支持等。医生应对高血压病人进行压力管理,指导病人进行个体化认知行为干预,必要时采取心理联合药物治疗的方式,以缓解病人精神压力。抗焦虑障碍的药物主要有苯二氮䓬类(阿普唑仑、劳拉西泮)和选择性5-羟色胺1A受体激动剂(丁螺环酮、坦度螺酮)。病人也可接受专业医生的治疗,避免精神压力导致血压波动。

6.其他

建议高血压病人和有高血压风险的正常血压者要均衡饮食。新鲜蔬菜、水果、低脂或脱脂乳制品、禽肉、鱼、大豆和坚果,能够有效降低冠心病和脑卒中风险。另外,吸烟是心血管疾病和癌症的主要危险因素之一,戒烟不能降低血压,但可降低心血管疾病风险,强烈建议并督促高血压病人戒烟。

(二)降压药物治疗

1.启动药物治疗的时机

对于尚未开始药物治疗的高血压病人,在改善生活方式的基础上,收缩压≥140 mmHg或高于目标血压的病人,应启动药物治疗。世界卫生组织建议,收缩压在130~139 mmHg且有心血管疾病的病人,收缩压在130~139 mmHg且无心血管疾病但心血管疾病风险高(如糖尿病或慢性肾病)的病人,均应进行药物降压治疗。

2.降压药物治疗原则

(1)小剂量:一般病人采用常规剂量。老年人尤其是高龄老年人初始治疗时先采用较小的有效治疗剂量,若能耐受,则可逐渐增加至常规剂量。

(2)优先使用长效降压药物:优先推荐可以维持24 h的长效降压药物,其能有效控制夜间血压与晨峰血压,更能有效预防心脑血管并发症发生。若使用中、短效制剂,则需每天2~3次给药,以达到控制血压。

(3)联合用药:对血压高于160/100 mmHg或高于目标血压20/10 mmHg的高危病人,或单药治疗未达目标血压的病人,应联合治疗,包括自由联合或单片复方制剂。对血压≥140/90 mmHg的病人,起始也可小剂量联合治疗。

(4)个性化治疗:根据特殊人群的类型、合并症、药物疗效及耐受性、病人的个人意愿及长期承受能力,选择针对性药物,进行个性化治疗。

(5)经济原则:高血压需要终身治疗,因此需要考虑治疗费用。

3.降压药物种类及作用特点

降压药物主要包括钙通道阻滞剂(CCB)、血管紧张素转化酶抑制剂(ACEI)、血管紧张素受体拮抗剂(ARB)、利尿剂和β受体阻滞剂五类,以及由上述药物组成的固定配比复方制剂。常用降压药物用法用量及不良反应见表3-4。

表3-4 常用降压药物用法用量及不良反应

药物种类	每日剂量(mg)(起始剂量~足量)	每日服药次数	主要不良反应
CCB			
二氢吡啶类CCB			踝部水肿,头痛,潮红
硝苯地平	10~30	2~3	
硝苯地平缓释片	10~80	2	
硝苯地平控释片	30~60	1	
氨氯地平	2.5~10	1	
左旋氨氯地平	2.5~5	1	
非洛地平	2.5~10	2	
非洛地平缓释片	2.5~10	1	
拉西地平	4~8	1	
尼卡地平	40~80	2	
尼群地平	20~60	2~3	
贝尼地平	4~8	1	
乐卡地平	10~20	1	
非二氢吡啶类CCB			房室传导阻滞,心功能抑制
维拉帕米	80~480	2~3	
维拉帕米缓释片	120~480	1~2	
地尔硫草胶囊	90~360	1~2	
ACEI			咳嗽,血钾升高,血管神经性水肿
卡托普利	25~300	2~3	
依那普利	2.5~40	2	
贝那普利	5~40	1~2	
赖诺普利	2.5~40	1	
雷米普利	1.25~20	1	
福辛普利	10~40	1	

续表

药物种类	每日剂量(mg)(起始剂量~足量)	每日服药次数	主要不良反应
西拉普利	1.25~5	1	
培哚普利	4~8	1	
咪达普利	2.5~10	1	
ARB			血钾升高,血管性神经水肿(罕见)
氯沙坦	25~100	1	
缬沙坦	80~160	1	
厄贝沙坦	150~300	1	
替米沙坦	20~80	1	
坎地沙坦	4~32	1	
奥美沙坦	20~40	1	
阿利沙坦酯	240	1	
利尿剂			
噻嗪类利尿剂			血钾、血钠降低,血尿酸升高
氢氯噻嗪	6.25~25	1	
吲达帕胺	0.625~2.5	1	
袢利尿剂			血钾降低
呋塞米	20~80	1~2	
托拉塞米	5~10	1	
保钾利尿剂			血钾增高
阿米洛利	5~10	1~2	
氨苯蝶啶	25~100	1~2	
醛固酮受体拮抗剂			
螺内酯	20~60	1~3	血钾增高,男性乳房发育
依普利酮	50~100	1~2	血钾增高
β受体阻滞剂			支气管痉挛,心功能抑制
比索洛尔	2.5~10	1	
美托洛尔平片	50~100	2	
美托洛尔缓释片	47.5~190	1	
阿替洛尔	12.5~50	1~2	
普萘洛尔	20~90	2~3	
α、β受体阻滞剂			直立性低血压,支气管痉挛

续表

药物种类	每日剂量(mg)(起始剂量~足量)	每日服药次数	主要不良反应
拉贝洛尔	200~600	2	
卡维地洛	12.5~50	2	

(1)CCB:通过阻断血管平滑肌细胞上的钙离子通道,扩张血管,从而降低血压。该类药物包括二氢吡啶类CCB和非二氢吡啶类CCB。以二氢吡啶类CCB为基础的降压方案可显著降低高血压病人脑卒中风险,可与其他四类降压药联合应用,尤其适用于老年人、单纯收缩期高血压、伴稳定型心绞痛、冠状动脉或颈动脉粥样硬化及周围血管病病人。二氢吡啶类CCB无绝对禁忌证,但心动过速及心力衰竭病人慎用。急性冠状动脉综合征病人一般不推荐使用短效硝苯地平。非二氢吡啶类CCB也可用于降压治疗,但心力衰竭病人禁用。使用非二氢吡啶类CCB前应详细询问病史,进行心电图检查,并在用药2~6周内复查。

(2)ACEI:通过抑制血管紧张素转化酶,阻断肾素血管紧张素Ⅱ的生成,从而抑制激肽酶降解使血压降低。此类药物对高血压病人有良好的靶器官保护和心血管风险事件预防作用。其降压作用明显,对糖类和脂质代谢无不良影响,限盐或合用利尿剂可增加其降压效果。尤其适用于高血压伴慢性心力衰竭、心肌梗死后心功能不全、糖尿病肾病、非糖尿病肾病、代谢综合征、蛋白尿或微量白蛋白尿病人及预防心房颤动病人。最常见的不良反应为干咳,常见于用药初期,症状轻者可坚持,不能耐受者可改用ARB。其他不良反应包括低血压、皮疹,偶见血管神经性水肿及味觉障碍。长期使用可能导致血钾升高,因此应定期监测血钾和血肌酐。双肾动脉狭窄病人、高钾血症病人及妊娠期妇女禁用。

(3)ARB:通过阻断血管紧张素Ⅱ1型受体而降压,可降低有心血管病史(如冠心病、脑卒中、外周动脉疾病)病人心血管并发症发生率和心血管事件风险,降低合并糖尿病或肾病病人的蛋白尿及微量白蛋白尿。尤其适用于伴左心室肥厚、心力衰竭、糖尿病肾病、冠心病、代谢综合征、蛋白尿、微量白蛋白尿及不能耐受ACEI的病人,可预防心房颤动。不良反应较少,偶有腹泻,长期服用可导致血钾升高,需监测血钾及肌酐水平。双肾动脉狭窄病人、高钾血症病人及妊娠期妇女禁用。

(4)利尿剂:通过排钠排尿、降低高血容量负荷发挥降压作用。包括噻嗪类利尿剂、袢利尿剂和保钾利尿剂三类。用于降压的利尿剂主要是噻嗪类利尿剂,小剂量噻嗪类利尿剂(如氢氯噻嗪6.25~25 mg)对代谢影响很小,与其他降压药,尤其是ACEI或ARB合用可显著增强合用药物的降压作用。此类药物尤其适用于老年高血压、单纯性收缩期高血压或伴心力衰竭的高血压病人,也是难治性高血压的基础药物之一。其不良反应与剂量密切相关,故常采用小剂量降压。噻嗪类利尿剂可引起低血钾,长期使用者应定期监测血钾水平,并适量补钾。痛风者禁用此类药物,高尿酸血症及明显肾功能不全者慎用。若肾功能不全者使用利尿剂,则应使用袢利尿剂,如呋塞米。保钾利尿剂及醛固酮受体拮抗剂也可用于控制难治性高血压,但排钠排尿的同时不增加钾的排出,因此与其他具有保钾作用的降压药(如ACEI和ARB)合用时需警惕高钾血症的发生。螺内酯长期使用有可能致男性乳房发育等不良反应。

(5)β受体阻滞剂:通过抑制过度激活的交感神经活性、抑制心肌收缩能力、减慢心率发挥降压作用。高选择性β₁受体阻滞剂对β₁受体有较高选择性,故不良反应较少,其既可降低血压,也可保护靶器官、降低心血管事件发生风险。此类药物尤其适用于伴快速性心律失常、冠心病、慢性心力衰竭、交感神经活性较高及高动力状态的高血压病人。常见不良反应包括疲乏、肢体冷感、激动不安、胃肠不适等,还可影响糖类、脂质代谢。二度及三度房室传导阻滞、哮喘病人禁用,慢性阻塞性肺病、周围血管病或糖耐量异常者以及运动员慎用。长期使用者突然停药可能会出现反跳现象,即原有症状加重或出现新的异常表现,常见的有血压反跳性升高,伴头痛、焦虑等,称为撤药综合征。

(6)单片复方制剂:近年来,由上述五大类药物组合而成的单片复方制剂,因服用方便、易于坚持,已成为高血压治疗的新模式。常用单片复方制剂用法用量及不良反应见表3-5。

表3-5　常用单片复方制剂用法用量及不良反应

主要成分	每日剂量（片）	每日服用次数	主要不良反应
氯沙坦钾/氢氯噻嗪	1	1	偶见血管神经性水肿,血钾异常
缬沙坦/氢氯噻嗪	1~2	1	偶见血管神经性水肿,血钾异常
厄贝沙坦/氢氯噻嗪	1	1	偶见血管神经性水肿,血钾异常
替米沙坦/氢氯噻嗪	1	1	偶见血管神经性水肿,血钾异常
卡托普利/氢氯噻嗪	1~2	1~2	咳嗽,偶见血管神经性水肿,血钾异常
赖诺普利/氢氯噻嗪	1	1	咳嗽,偶见血管神经性水肿,血钾异常
依那普利/氢氯噻嗪	1	1	咳嗽,偶见血管神经性水肿,血钾异常
贝那普利/氢氯噻嗪	1	1	咳嗽,偶见血管神经性水肿,血钾异常
氨氯地平/缬沙坦	1	1	头痛,踝部水肿,偶见血管神经性水肿
氨氯地平/贝那普利	1	1	头痛,踝部水肿,偶见血管神经性水肿
利血平/氢氯噻嗪/双肼屈嗪/异丙嗪	1~3	2~3	消化性溃疡,困倦
利血平/氨苯蝶啶/氢氯噻嗪/双肼屈嗪	1~2	1	消化性溃疡,头痛

4.降压药的联合应用方案

降压药物联合应用是降压治疗的基本方法,为达目标血压水平,大部分高血压病人需使用两种或两种以上的降压药物。

（1）联合用药的适应证:血压高于160/100 mmHg或高于目标血压值20/10 mmHg的高危人群,初始治疗即需要应用两种降压药物。血压高于140/90 mmHg,可考虑初始小剂量联合降压,达不到目标血压,可在原基础上加量,或使用三种或四种以上药物联合降压。

（2）联合用药的方法:联合用药时,降压机制应具有互补性,具有相加的降压作用,并可互相抵消或降低不良反应,具体联合用药方案,见图3-1。

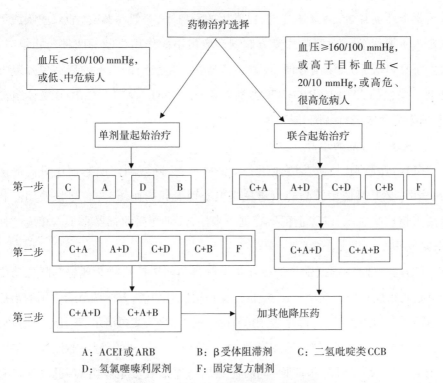

图3-1　高血压病人单药或联合用药方案

我国临床主要推荐应用的优化联合治疗方案：CCB+ARB；CCB+ACEI；ARB+噻嗪类利尿剂；ACEI+噻嗪类利尿剂；CCB+噻嗪类利尿剂；CCB+β受体阻滞剂。

其他可考虑使用的联合治疗方案：利尿剂+β受体阻滞剂；α受体阻滞剂+β受体阻滞剂；ARB+β受体阻滞剂；ACEI+ARB；中枢作用药+β受体阻滞剂。

三种药物联合的方案：在上述各种两药联合方式中加上另一种降压药物，最常用的为CCB+ACEI/ARB+噻嗪类利尿剂组成的联合方案。

四种药物联合的方案，主要用于难治性高血压，可在上述三药联合的基础上加用如β受体阻滞剂、醛固酮受体拮抗剂、氨苯蝶啶、可乐定或α受体阻滞剂等。

单片复方制剂是常用的一组高血压联合治疗用药，常由不同作用机制的两种或两种以上的降压药组成。其优点是使用方便，可改善治疗的依从性及疗效，是联合治疗的新趋势。我国传统的单片复方制剂包括：利血平、复方利血平氨苯蝶啶片、珍菊降压片等,以常用的利血平、氢氯噻嗪、盐酸双屈嗪或可乐定为主要成分。新型单片复方制剂一般由不同作用机制的两种药物组成,大多每日口服1次,使用方便,可改善依从性。目前我国上市的新型单片复方制剂主要包括:ACEI/ARB+噻嗪类利尿剂、CCB+ARB/ACEI、CCB+β受体阻滞剂、噻嗪类利尿剂+保钾利尿剂等。

5.高血压急症的治疗

(1)治疗原则:持续监测血压等生命体征;去除或纠正引起血压升高的诱因、病因;必要时使用镇静药以避免恐惧心理引起的血压升高;尽快使用静脉降压药物控制血压,以防止靶器官进一步损害,对受损的靶器官予以相应的处理;降低并发症并改善结局。

(2)药物选择:根据受累的靶器官及肝肾功能选择药物。理想的降压药物既能达到预期降压的强度和速度,也能保护靶器官功能,方便调节。常用的治疗高血压急症的药物包括:硝普钠、硝酸甘油、尼卡地平、艾司洛尔、美托洛尔、拉贝洛尔、乌拉地尔、依那普利、地尔硫草、酚妥拉明等。经初始静脉用药,血压趋于平稳后,可开始口服降压药物,同时静脉用药逐渐减量至停用,并过渡到口服用药。

(3)降压幅度及速度:在不影响脏器灌注的基础上进行降压,逐渐将血压调控至合适水平。初始阶段(1 h内)的血压控制目标为平均动脉压的降低幅度不超过治疗前水平的25%,随后的2~6 h内将血压降至160/100 mmHg,如果耐受,可在24~48 h后逐步降压至正常水平。

6.高血压亚急症的治疗

在24~48 h内将血压缓慢降至160/100 mmHg。无证据说明紧急降压可改善预后。许多高血压急症病人可通过口服降压药控制,如CCB、ACEI、ARB、β受体阻滞剂、α受体阻滞剂等,必要时可使用袢利尿剂。初始治疗可在门诊或急诊室进行,用药后观察5~6 h,2~3天内通过门诊调整剂量,此后可应用长效制剂控制至最终的目标血压水平。有高危因素的高血压亚急症病人,如合并心血管疾病的病人,可住院治疗。

7.特殊人群的高血压处理

(1)高血压伴脑卒中:病情稳定的脑卒中病人,血压≥140/90 mmHg时应启动降压治疗,降压目标为<140/90 mmHg。急性缺血性脑卒中并准备溶栓的病人,血压控制在<180/110 mmHg。急性脑出血的高血压病人,收缩压>220 mmHg时,应积极使用静脉降压药物降低血压,收缩压>180 mmHg时,可使用静脉降压药物控制血压,参考的降压目标值为160/90 mmHg。

(2)高血压伴冠心病:推荐<140/90 mmHg为目标血压,若能耐受,可降至<130/80 mmHg,舒张压不宜低于60 mmHg。稳定性心绞痛的降压药首选β受体阻滞剂或CCB,以降低心肌氧耗量,减少心绞痛发作。当考虑血管痉挛时,应避免使用大剂量β受体阻滞剂而诱发冠状动脉痉挛。

(3)高血压合并心力衰竭:推荐的降压目标是<130/80 mmHg。高血压合并左心室肥厚但尚未出现心力衰竭的病人,可先将血压降至<140/90 mmHg,若耐受良好,再进一步降至<130/80 mmHg,这有利于预防心力衰竭的发生。高血压合并慢性射血分数降低的心力衰竭病人首选ACEI(不能耐受者可使用ARB)、β受体阻滞剂和醛固酮拮抗剂。

(4)高血压伴肾脏疾病:无白蛋白尿的慢性肾病病人,降压目标为<140/90 mmHg,有白蛋白尿的慢性肾病病人降压目标为<130/80 mmHg。建议18~60岁的慢性肾脏病合并高血压病人在血压≥140/90 mmHg时启动药物降压治疗,其初始降压治疗包括一种ACEI或ARB,单独或联合其他降压药,但不建议ACEI和ARB联合使用。

(5)高血压合并糖尿病:建议糖尿病病人的降压目标为<130/80 mmHg。收缩压在130~139 mmHg或舒张压在80~89 mmHg的糖尿病病人,可进行不超过3个月的非药物治疗,若血压仍不达标,则应采用药物介入治疗。血压≥140/90 mmHg的病人,应立即开始药物治疗,首先考虑使用ACEI或ARB,如需联合用药,应以ACEI或ARB为基础,加用利尿剂或CCB。合并心绞痛的病人可加用β受体阻滞剂。糖尿病合并高尿酸血症的病人,应慎用利尿剂。反复低血压发作者,慎用β受体阻滞剂。

(6)外周动脉疾病的降压治疗:下肢动脉疾病伴高血压的病人,血压应控制在＜140/90 mmHg。降压药物首选CCB、ACEI或ARB,这几类药可在降压的同时,改善病变血管的内皮功能。利尿剂会减少血容量,增加血液黏滞度,因此一般不推荐使用。

七、住院期间护理

(一)主要护理诊断

(1)疼痛(头痛):与血压升高有关。

(2)受伤:与头晕、视物模糊、意识改变或直立性低血压有关。

(3)潜在并发症:高血压急症。

(二)护理措施

1.疼痛(头痛)

(1)向病人解释头痛主要与血压升高有关,血压恢复正常且平稳后,头痛症状可减轻或消失。

(2)为病人提供安静、舒适的环境,尽量减少探视。

(3)护理操作相对集中,做到"四轻",尽量避免过多干扰病人。

(4)嘱头痛病人卧床休息,摇高床头,改变体位时动作宜慢。

(5)避免过度劳累、情绪激动、精神紧张、环境嘈杂等不良因素。

(6)指导病人使用放松技术,如心理训练、音乐疗法、缓慢练习腹式呼吸等。

(7)指导病人服用降压药,密切监测血压及心率变化,及时判断疗效,并注意观察服药后的不良反应。

2.受伤

(1)避免受伤

1)定时测量病人血压并做好记录。

2)病人有头晕、眼花、耳鸣、视力模糊等症状时,应嘱病人卧床休息。

3)如厕或外出时需有人陪伴。

4)对于恶心、呕吐的病人,应将痰盂置于病人伸手可及处,呼叫器放于病人手边,防止取物时跌倒。

5)避免迅速改变体位,休息时加床栏,活动场所应有安全设施。

(2)直立性低血压的护理

1)首先向病人讲解直立性低血压的表现,即出现直立性低血压时可有乏力、头晕、心悸、出汗、恶心、呕吐等不适症状,特别是在联合用药、首次服用药物或加量时应特别注意。

2)一旦发生直立性低血压,应平卧,且下肢抬高,以促进静脉回流。

3)指导病人预防直立性低血压:避免长时间站立,尤其在服药后最初几小时;改变姿势,特别是从卧位、坐位起立时动作宜缓慢;选择在休息时服药,且服药后应休息一段时间再进行活动;避免使用过热的水洗澡或洗蒸汽浴而导致血管扩张,引起直立性低血压或加重直立性低血压;避免大量饮酒,以引起血管扩张。

3.潜在并发症:高血压急症

(1)避免诱因

1)停用降压药或未按医嘱服用降压药。

2)服用影响降压药代谢的药物(非甾体抗炎药、类固醇、免疫抑制剂、抗血管生成治疗、胃黏膜保护剂等)。

3)服用拟交感毒性药品(可卡因、麦角酸二乙酰胺、安非他命)。

4)严重外伤、手术。

5)急、慢性疼痛。

6)急性感染。

7)急性尿潴留。

8)情绪激动、精神紧张、惊恐发作。

9)对伴随的危险因素(如吸烟、肥胖症、高胆固醇血症和糖尿病)控制不佳。

10)情绪激动、劳累、寒冷刺激和随意增减药量。

(2)病情监测:定期测量血压,一旦发现病人血压急剧升高、剧烈头痛、呕吐、大汗、视力模糊、面色改变及神志改变、肢体运动障碍等症状,应怀疑高血压急症的发生。

（3）急症护理

1）进行心电图、血压、呼吸监护。

2）嘱病人卧床休息，避免一切不良刺激和不必要活动。

3）协助病人生活护理，给予持续低浓度吸氧。

4）对昏迷抽搐的病人应加强护理，保持呼吸道通畅，防止咬伤、窒息或坠床。

5）安抚病人情绪，必要时使用镇静药。

6）迅速建立静脉通路，遵医嘱尽早使用静脉降压药物控制性降压。

7）应用硝普钠和硝酸甘油时，需注意避光，严格遵医嘱控制滴速，持续监测血压，密切观察服药后的不良反应。

八、居家护理

高血压病人在高血压急症发作或出现严重并发症时需在医院住院治疗。待病情缓解，血压控制达标后，病人可回到居家生活环境。在漫长的病程中，病人需要长期居家坚持自我照护和健康管理。健康的生活方式和自我管理可以降低高血压病人发生各种并发症的风险，生活方式干预还应贯穿高血压治疗全过程。

（一）饮食营养

1.饮食原则

高血压病人的饮食宜低盐、低脂，富含蛋白质、维生素和膳食纤维。具体注意事项如下。

（1）限制钠盐摄入：每天应低于6 g。取用食盐时最好使用有计量单位的容器，如盐勺。对烹饪时食盐的使用量做到心中有数。

（2）保证充足的钾、钙摄入：多食用有茎蔬菜、水果、豆类食物，油菜、芹菜、蘑菇、木耳、虾皮、紫菜等含钙量较高，推荐食用。

（3）减少动物脂肪摄入：补充适量优质蛋白质，如蛋类、鱼类等。增加粗纤维食物摄入。预防便秘，避免因用力解便而升高血压。

（4）戒烟限酒：建议高血压病人戒烟戒酒。如饮酒，应少量并选择低度酒，避免饮用高度烈性酒。每天白酒、葡萄酒、啤酒的摄入量分别少于50 mL、100 mL、300 mL。避免食用刺激性饮料,如咖啡、浓茶、可乐等。

（5）限制总热量:高血压病人每天的主食量需要控制,每餐宜七八分饱,控制BMI在健康范围内(BMI:18.5~23.9 kg/m²;腰围:男性<90 cm,女性<85 cm)。

2.食疗方案

淀粉类食物是居民的主食,如:馒头、面包、面条等。玉米、山药、芋头、小米等五谷杂粮类也可作为日常主食的替换或补充。瘦肉、鱼、鸡、牛奶、豆浆等都是富含蛋白质的食物。每天食谱可做以下安排:主食50~350 g,新鲜蔬菜400~500 g,水果100 g,食用油20~25 g,牛奶250 g(mL),优质蛋白质食物3份（每份指瘦肉50~100 g,或鸡蛋1个,或豆腐100 g,或鸡、鸭100 g,或鱼虾100 g。其中鸡蛋每周4~5个即可）。饮食以蒸、煮、炖的烹饪方式为主,避免油炸食物。

3.限盐饮食

（1）少食腌制食品,如酱、酱菜、咸肉等。

（2）少食咸味的快餐,比如汉堡包、油炸土豆等。

（3）含钠食物要控制,如添加了亚硝酸盐的火腿肠,加入了小苏打的面食和糕点等。

（4）油炸熏制食物要避免,如用面包屑包裹油炸、熏制、罐装、盐浸的鱼。

（5）罐头食品要忌口,如罐头鱼、午餐肉等。

（6）新鲜食品是首选,如绿色蔬菜和水果。

（7）坚果零食看包装,含钠成分要重视,如选择无盐的坚果、豌豆、小扁豆等。

（8）肉汤脱脂少放盐。

4.饮水

饮用水硬度与高血压的发生有密切联系。硬水中含有较多的钙、镁离子,它们参与调节血管平滑肌细胞舒缩功能,如果缺乏,易导致血管发生痉挛,引起血压升高,因此高血压病人要尽量饮用硬水,如泉水、深井水、天然矿泉水等。

(二)日常活动

1.休息与睡眠

高血压病人需保持规律的作息习惯,宜选择安静、通风、舒适的房间。建议病人午后控制水分摄入,减少夜尿次数,避免干扰夜间睡眠。充足的睡眠对保持血压稳定是非常重要的。病人可通过睡醒后的自我感觉来评估睡眠情况。睡眠质量良好的表现是:醒来后,感觉精力充沛,无疲乏感,身心状态能轻松胜任一天的日常生活事件和活动。病人因心理焦虑而影响睡眠时,可到专业医疗机构就诊,按医生的建议服用帮助睡眠的药物。血压太高时应减少活动,最好绝对卧床休息以免血压继续升高。

2.日常活动

坚持活动可预防和控制高血压。高血压病人的日常活动原则是"动态评估身心状态,循序坚持,有氧、伸展、强肌力运动要推荐"。居家监测血压过高时(如收缩压>180 mmHg或舒张压>100 mmHg),建议限制活动,可安静休息30 min后,再次监测血压。出现头晕头痛、视觉模糊等情况时,需要立即就医。

(三)康复训练

高血压病人适合进行有氧运动,包括散步、慢跑、太极拳、气功、健身操等,每周5~7次,每次约30 min。功能锻炼以轻度或中等强度为宜,中等强度的运动表现为微微出汗、微喘,但可与人语言连贯地交谈。运动时注意选择安全的环境和舒适的运动鞋,防止跌倒。建议病人活动锻炼的地点不要选择行人稀少的路段或公园,以防出现意外情况时无法及时呼救。

1.散步

高血压病人可以在早晨、黄昏或者临睡前进行散步,散步时间可根据自身的身心状态控制在15~50 min,步行速度可以根据个人的身体情况来决定。

2.慢跑

慢跑适用于病情稳定、非高龄的病人。长期坚持慢跑,可以让血压平稳下降,脉搏更加平稳,还可以增强自身的消化功能。但一定要掌握合适的时间,最好控制在15~30 min,跑步速度一定要慢,跑步时间一定要由短到长逐渐递增。

3.太极拳

太极拳的动作比较轻柔,适合高血压病人。练太极拳时可以放松全身肌肉,并且在练太极拳时,需要思想集中,这样就可以帮助病人消除紧张情绪,从而达到降低血压的功效。

4.气功

气功疗法可以帮助降低血压,病人在进行气功锻炼时,动作一定要轻柔,不要过猛地低头弯腰,以免发生意外。

5.按摩

按摩可以调节大脑皮质的功能,使毛细血管扩张,血压降低,预防动脉硬化。

(1)头部按摩:以大拇指指腹从印堂穴直线向上到前发际按摩,往返4~5次,再从印堂穴沿眉弓至太阳穴按摩,往返4~5次。

(2)腹部按摩:仰卧位,用右手的食、中、无名指指腹在腹部按顺时针方向环旋约10 min。

(3)足底按摩:以手掌的小鱼际肌反复摩擦足底涌泉穴,以感觉足底皮肤微热为度。

(四)用药管理

1.不随意调药或停药

病人使用慢性疾病药物,经常出现随意停药或自行调整药物用量的情况。因此,高血压病人及其家人首先要认识到坚持长期正规药物治疗的重要性,使用降压药物使血压降至理想水平后,应继续按医嘱服用维持量,以保持血压相对稳定,对无症状者更应重视这一点。不能擅自突然停药,经治疗血压得到满意控制后,可以按照医嘱逐渐减少剂量,但如果突然停药,会有导致血压突然升高的风险。

2.掌握药物基本信息

病人及其照护者应当了解病人使用的降压药物名称、剂量、用法、作用及不良反应,并保留书面记录,方便忘记时查看。病人必须遵医嘱按时按量服药,如果增减药物、忘记服药或在下次吃药时补服上次忘记的药量,均可导致血压波动。

3.谨慎用药

高血压合并冠心病的病人如果突然停用β受体阻滞剂可能诱发心绞痛、心肌梗死等。

(五)自我观察

高血压病人可从血压变化、药物疗效和不良反应、身心状态、伴随的其他症状等方面进行健康管理自我观察。健康管理自我观察由病人或照护者完成。

1.血压观察

高血压治疗的主要目标是收缩压达标,患有多种慢性疾病和衰弱症的病人,应由医生综合评估后,个体化确定血压的治疗达标值。病人如果收缩压<130 mmHg且自我感觉良好,可继续坚持治疗。65~79岁的老年人,目标血压值<140 /90 mmHg。超过80岁的老年人,目标血压值<150/90 mmHg。对于高龄老年病人,照护者需注意帮助病人监测血压,血压过高、过低或两次测量收缩压下降大于50 mmHg,就需要引起重视,并及时就医。

(1)日常血压监测:病人或照护者需学习正确使用血压计的方法,以完成日常血压监测并记录,及时掌握病人血压的动态变化。推荐病人居家使用电子血压计测量血压。建议病人准备血压监测记录本,记录项目包括:测量血压的时间、血压值,是否服用降压药物,特别的活动状态和家庭生活事件等。病人出现血压波动较大时,应合理安排生活方式,并及时到医院复诊,调整治疗方案。

(2)动态血压监测:动态血压监测是通过在不同的时间监测血压,以了解血压变异性和血压昼夜节律,可用于诊断高血压病,判断高血压严重程度,指导降压治疗和评价降压药物疗效。此项检查中的主要事项:①开始测量时,病人尽量处于静止状态,放下手臂直至测量完成,测量血压的过程中不要对手臂施以任何压力。②如果测量开始时病人正在活动,应马上停止活动并放松,直至测量完成。③病人睡眠时尽量保证空气管无缠绕或挤压,避免取下袖带。④若取下袖带或袖带位置偏移时,应及时重新佩戴。

2.药物使用和反应观察

病人或照护者应通过医务人员的指导，了解药物的治疗效果、副作用等，安全保管药物，不使用过期变质药品，遵医嘱用药。出现相关药物不良反应时，应及时就医，不随意自行调药或停药。

3.观察自身血压变化的相关因素

避免过度活动、情绪波动等诱发血压升高的因素。突发血压升高时，应全身放松，就近静卧休息，并立即含服硝苯地平 10 mg 或其他降压药物，稍觉缓解后，及时到医院就诊。如出现心前区疼痛或一侧肢体麻木、无力、口角歪斜以及夜尿增多、少尿等，均应及时就医。

(六)情绪管理

如果病人认知正常，有一定的自我情绪表达和控制能力，可以自我表达情绪、调节情绪，可以采用自我暗示的疗法，放松身心状态。根据病人身体情况采取站、坐、躺等不同姿势，保持心境平静，想象生活中安静美好的情境，注意力转移到感受"有规律地呼吸气"的过程中。适当地采用中医穴位按摩疗法，也可以达到情绪疏导、增进身心舒适感、降低血压的作用，如坚持每晚温热水泡足 15~20 min，面带微笑，双足摩擦按揉涌泉穴。如果高血压病人合并有认知症，建议照护者参加医院举行的"认知症照护者"培训项目，学习更多专业的照护知识和技能，以应对认知症病人情绪问题和精神行为症状。

(七)门诊随访

1.随访目的

患有高血压的病人坚持定期门诊随访，便于医生了解病人血压控制效果、降压药物使用有无不良反应及用药疗效，有无心、肾等重要脏器并发症发生。

2.随访内容

随访内容包括病人近期的主要症状、血压监测结果、尿常规检查和尿微量白蛋白监测以及对肾功能的评估。根据病人个体情况，必要时进行心电图、血糖等指标的监测。

3.随访频次

高血压病人每月常规随访一次,如有头痛、头晕、呕吐、晕倒等不适或情况时需及时就医。每次随访时,可与医生约定下一次随访时间。

4.随访准备

为便于进行相关检查,建议空腹就诊,随身携带食物。同时,带好医保卡、以前就诊的病历及检查结果、检验报告、血压监测记录等资料。

参考文献

1.中国高血压防治指南修订委员会,高血压联盟(中国),中华医学会心血管病学分会,等.中国高血压防治指南(2018年修订版)[J].中国心血管杂志,2019,24(01):24-56.

2.《中国心血管健康与疾病报告2019》编写组.《中国心血管健康与疾病报告2019》节选:高血压部分[J].中华高血压杂志,2021,29(03):203-214.

3.Whelton,P.K.,Carey,R.M.,Aronow,W.S.,et al.2017 ACC/AHA/AAPA/ABC/ACPM/AGS/APhA/ASH/ASPC/NMA/PCNA Guideline for the Prevention, Detection, Evaluation, and Management of High Blood Pressure in Adults: A Report of the American College of Cardiology/American Heart Association Task Force on Clinical Practice Guidelines.[J].Circulation.2018,138(17):e484-e594.

4.中国心血管健康与疾病报告2020编写组.中国心血管健康与疾病报告2020概要[J].中国循环杂志,2021,36(06):521-545.

5.Unger,T.,Borghi,C.,Charchar,F.,et al.2020 International Society of Hypertension Global Hypertension Practice Guidelines. [J]. Hypertension. 2020, 75(6): 1334-1357.

6.孙英贤,赵连友,田刚,等.高血压急症的问题中国专家共识[J].中华高血压杂志,2022,30(03):207-218.

7.中国高血压联盟《动态血压监测指南》委员会.2020中国动态血压监测指

南[J].中国循环杂志,2021,36(04):313-328.

8.杨玲娜,彭思涵,梁小利,等.中国社区老年高血压患者自我管理现状及影响因素[J].中国老年学杂志,2018,38(10):2536-2538.

9.刘雪亚,杨静,高兴娜,等.膳食营养素与高血压的关系研究进展[J].中国循证心血管医学杂志,2022,14(03):379-381.

10.吕金林,李慧慧,单雨薇,等.高血压患者自我管理干预模式的研究进展[J].中国慢性病预防与控制,2020,28(01):64-66.

（黄萍　童立纺）

第四章　糖尿病

糖尿病(diabetes mellitus,DM)是由遗传和环境因素共同作用而引起的一种以慢性高血糖为特征的代谢性疾病。老年糖尿病是指65岁及以上诊断的糖尿病。糖尿病病人会因胰岛素分泌和(或)作用缺陷导致碳水化合物、蛋白质、脂肪、水和电解质等代谢紊乱。随着病程延长可出现多系统损害,导致心脏、眼、神经、血管等组织的慢性进行性病变,引起功能缺陷及衰竭。

胰岛素是胰岛 β 细胞分泌的一种唯一降血糖的肽类激素,主要作用在肝脏、肌肉及脂肪组织上,控制着蛋白质、糖、脂肪三大营养物质的代谢和贮存。葡萄糖在肝、肌肉和脂肪组织中的利用减少以及肝糖输出增多是引发高血糖的主要原因。脂肪代谢方面,由于胰岛素分泌不足,导致脂肪组织摄取葡萄糖以及从血浆移除甘油三酯减少,脂肪合成减少。另外,脂蛋白脂酶活性降低,血游离脂肪酸和甘油三酯浓度就会升高。

一、流行病学

2021年,全球人口中糖尿病患病率约占10.53%,预测到2030年和2045年分别上升至11.3%和12.2%,城市地区的患病率(12.1%)高于农村地区(8.3%),男性(10.8%)略高于女性(10.2%),糖尿病患病率随着年龄增长呈上升趋势。研究显示,65~79岁年龄段的糖尿病发病率最高,80岁以后趋缓。2019年,全球65~99岁的人群中有19.3%的人患有糖尿病,到2030年,65岁以上的糖尿病病人人数将达到1.952亿,到2045年将达到2.762亿。2021年,在20~79岁的人群中,糖尿病病人数量最多的国家依次是中国、印度和巴基斯坦。

2011~2021年,我国糖尿病病人人数由9000万增加至1.3亿,增幅达56%,预测到2045年,我国糖尿病病人人数将达到1.744亿。2019年,我国65岁及以上的糖尿病病人人数约3550万,约占全球糖尿病老年病人的25%,且呈上升趋势。2019年统计显示,60~69岁糖尿病患病率为28.8%,70岁及以上人群中糖尿病患病率为31.8%。流行病学调查显示,我国50%及以上的糖尿病病人调查前未予确诊。

2021年国际糖尿病联盟数据显示,全球糖尿病导致670万人死亡,造成了至少9660亿美元的卫生支出。

糖尿病与缺血性心脏病、脑卒中、肿瘤等疾病的死亡风险呈相关性,年龄是糖尿病慢性并发症的危险因素。因此,科学防治显得尤为重要,糖尿病防治已纳入《"健康中国2030"规划纲要》,是促进全民健康的重要举措之一,不仅可以延长病人生存期,还可大大减少其失明、残疾、智能障碍等并发症,提高病人生活质量。

二、病因和发病机制

糖尿病老年病人以2型糖尿病为主,包含少数1型糖尿病(type 1 diabetes mellitus,T1DM)和其他类型糖尿病(如单基因糖尿病、胰腺外分泌疾病、药物或化学品所致的糖尿病)等。糖尿病的病因和发病机制极为复杂,至今尚未完全阐明,不同类型的糖尿病其病因不同。

(一)1型糖尿病

1.病因
遗传、环境和免疫因素协同作用导致疾病的发生。

2.发病机制
某些外界因素(病毒感染、化学毒物和饮食等)作用于有遗传易感性的个体,激活T淋巴细胞介导的一系列自身免疫反应,引起胰岛β细胞破坏和衰竭,体内胰岛素分泌不足,最终导致糖尿病。

(二)2型糖尿病

1.病因
2型糖尿病是由遗传因素和环境因素共同作用而发生的。常见的环境因素包括年龄增长、不良生活方式、营养过剩、体力活动不足、化学毒物等。

2.发病机制

(1)胰岛素抵抗和β细胞功能缺陷:胰岛素抵抗是指胰岛素作用的靶器官(主要是肝脏、肌肉和脂肪组织)对胰岛素作用的敏感性降低,属于2型糖尿病的重要特性,也是多数2型糖尿病发病的始发因素。β细胞功能缺陷主要表现为胰岛素分泌量缺陷、胰岛素分泌模式异常等。

(2)糖耐量减低和空腹血糖调节受损:当疾病进一步恶化时,β细胞功能缺陷加重,对胰岛素抵抗无法代偿,或疾病进展至糖耐量减低(inpaired glucose tolerance,IGT)和空腹血糖调节受损(impaired fasting glycaemia,IFG),引起血糖升高(低于糖尿病诊断值)时,病人可通过生活方式干预使血糖得到控制。

(3)临床糖尿病:β细胞分泌胰岛素功能进行性下降,血糖增高至糖尿病诊断标准。胰岛α细胞功能异常和胰高血糖素样肽-1(glucagon-like peptide1,GLP-1)分泌缺陷在2型糖尿病发病中也起着重要作用。

三、危险因素

(1)年龄≥40岁。

(2)有糖尿病前期史。

(3)一级亲属有糖尿病史。

(4)有巨大儿分娩史或妊娠期糖尿病病史的女性。

(5)存在相关疾病:胰腺炎病史、多囊卵巢综合征、人类免疫缺陷病毒感染、黑棘皮病、高尿酸血症或痛风、非酒精性脂肪性肝炎、精神障碍性疾病、阻塞性睡眠呼吸暂停、囊性纤维化变性等。

(6)存在血管危险因素:有高血压史或正在接受降压治疗者、吸烟史、缺乏体力活动者、高密度脂蛋白胆固醇<0.9 mmol/L和(或)甘油三酯>2.22 mmol/L或正在接受调脂药治疗者、BMI≥24 kg/m^{2}和(或)中心型肥胖(男性腰围≥90 cm,女性腰围≥85 cm)者。

(7)使用与糖尿病相关的药物:抗排斥药物(如他克莫司、环孢素)、非典型抗精神病药物、糖皮质激素等。

(8)存在与糖尿病相关的终末器官损伤:微血管(视网膜病变、神经病变、肾病)和心血管疾病(冠状动脉、脑血管、外周血管)。

四、临床表现

(一)代谢紊乱症状群

1.多尿、多饮、多食和体重减少("三多一少")

由于血糖升高引起渗透性利尿,因此病人一日尿量常在2~3 L以上,同时伴有烦渴、多饮等症状。病人由于机体无法充分利用葡萄糖,因此对蛋白质、脂肪的消耗会相应增加,由此引起消瘦、疲乏。为补充糖分,维持机体活动,病人常易饥多食。上述情况常见于1型糖尿病病人。

2.皮肤瘙痒

由于高血糖及末梢神经病变导致皮肤干燥和感觉异常,病人常有皮肤瘙痒症状,如尿糖刺激局部皮肤,出现外阴瘙痒。

3.其他症状

表现为四肢酸痛、麻木、腰疼、便秘、视力模糊等。

(二)感染

糖尿病病人代谢紊乱,导致机体各种防御功能缺陷,对入侵微生物的反应能力减弱,因而极易感染。

1.泌尿系统感染

最常见的感染有肾盂肾炎和膀胱炎,以女性多见,且常合并真菌性阴道炎。

2.呼吸系统感染

如肺炎、肺结核、慢性支气管炎、肺脓肿等。肺结核发病率高,进展快,易形成空洞。

3.消化系统感染

如胃肠炎、胰腺炎等。

4.口腔感染

如龋齿、口腔干燥症、牙周炎等。

5.皮肤化脓性感染

多表现为疖、痈,可致败血症或脓毒血症,或皮肤真菌感染,如足癣、甲癣、体癣等。

(三)糖尿病急性并发症

糖尿病酮症酸中毒(diabetic ketoacidosis,DKA)、高血糖高渗状态(hyperglycemic hyperosmolar state,HHS)、乳酸酸中毒、低血糖是糖尿病的严重急性并发症,需要迅速识别、及时诊断并积极治疗。DKA 和 HHS 的特征是胰岛素缺乏,属于严重性高血糖,临床上,这两种情况仅在脱水程度和代谢性酸中毒的严重程度上有所不同。

1.糖尿病酮症酸中毒

糖尿病代谢紊乱加重时,脂肪动员和分解加速,大量的脂肪酸在肝脏经 β-氧化产生大量乙酰乙酸、β-羟丁酸和丙酮,三者统称为酮体。血酮升高为酮血症,尿酮排出增多为酮尿,临床上统称为酮症。这些酮体均为较强的有机酸,大量消耗体内的储备碱,超过机体的处理能力,若代谢紊乱进一步加剧,血酮进一步升高,则会发生代谢性酸中毒,称为酮症酸中毒。一旦出现酮症酸中毒,糖尿病老年病人较非糖尿病老年病人更可能出现各种并发症、伴发病,导致多系统器官功能损害。

(1)诱因:常见的诱因有感染、胰岛素治疗中断或不适当减量、饮食不当、创伤、手术、脑卒中、心肌梗死、精神刺激等,有时也可无明显诱因。

(2)临床表现:早期主要表现为乏力和"三多一少"症状加重。失代偿性酸中毒可引起以下表现。

1)消化系统:厌食、恶心、呕吐、食欲减退。

2)呼吸系统:呼吸深快,烂苹果味。

3)循环系统:严重失水(皮肤弹性差、眼球凹陷、脉细速、血压下降、尿量减少)、酸中毒、休克、神志淡漠,甚至昏迷。

4)少数病人表现为腹痛,酷似急腹症,易误诊。

(3)实验室检查

1)血糖升高至 16.7~33.3 mmol/L,尿糖通常表现为"++"至"++++"。

2)血酮＞4.8 mmol/L,尿酮体呈强阳性。

3)血 pH＜7.35。

4)白细胞计数升高,以中性粒细胞增高为主。

5)随着治疗进程,补液、胰岛素使用以及纠正酸中毒等,可能出现严重的低血钾,血清钾＜3 mmol/L,血钠正常或升高。

2.高血糖高渗状态

临床以严重高血糖、高血浆渗透压、脱水为特点,无明显酮症酸中毒,常有不同程度的意识障碍和昏迷,多见于2型糖尿病老年病人,起病比较隐匿,超过2/3的病人发病前无糖尿病病史或仅为轻症。

(1)诱因:感染、急性胃肠炎、手术、胰腺炎、脑血管意外以及使用某些药物,如使用糖皮质激素、免疫抑制剂、噻嗪类利尿药、甘露醇等。

(2)临床表现:起病缓慢,最初表现为多尿、多饮,但多食不明显或反而食欲减退。随病程进展逐渐出现严重脱水,常伴恶心、呕吐、失水,甚至休克。表现为皮肤干燥,弹性下降,眼球凹陷等,同时出现反应迟钝、烦躁或淡漠、嗜睡、定向力障碍、偏瘫等症状。晚期病人逐渐陷入昏迷、抽搐、尿少甚至尿闭,和DKA相比,失水更为严重,神经精神症状更为突出。

(3)实验室检查

1)血糖一般为33.3~66.6 mmol/L,尿糖呈强阳性。

2)血酮正常或轻微升高,尿酮呈阴性或弱阳性。

3)血 pH 正常或偏低。

4)因感染或脱水等原因,白细胞计数升高,血细胞比容积增高。

5)血钾正常或降低,钠＞150 mmol/L。

3.乳酸性酸中毒

葡萄糖无氧酵解的产物——乳酸在体内大量堆积,导致高乳酸血症,进一步出现血 pH 降低和乳酸性酸中毒。该病的发病率较低,但病死率很高,大多发生在伴有肝肾不全或慢性心肺功能不全等缺氧性疾病的病人上。

4.低血糖

糖尿病病人血糖≤3.9 mmol/L 界定为低血糖,常因糖调节异常、胰岛素释放异常和降糖治疗不适引发,可导致心律不齐、心肌梗死、跌倒,甚至昏迷、死亡等事件发生。反复发生低血糖可加快认知障碍和阿尔茨海默病的进展。

(1)诱因:使用外源性胰岛素或胰岛素促泌剂、未按时进食或进食较少、运动量增加、酒精摄入、胰岛素瘤、胃肠外营养治疗等。

(2)临床表现:典型低血糖症状包括出汗、心慌、手抖和脑功能受损等。但糖尿病老年病人低血糖临床表现有极大的异质性,出现低血糖时常不表现为交感兴奋症状,而表现为头晕、视物模糊、意识障碍等脑功能受损症状,另外夜间低血糖可表现为睡眠质量下降、做噩梦等。反复发生低血糖可进一步减弱神经反应性,病人甚至在不出现交感兴奋症状的情况下直接昏迷。

(3)低血糖分级:根据低血糖严重程度和对人体的损害可分为三级(1级:血糖3~3.9 mmol/L;2级:血糖<3 mmol/L;3级:无特定血糖界限)。其中2、3级对中枢神经系统有不同程度损伤,3级持续时间超过6 h(有脑缺血病变者时间更短)未纠正,可导致脑组织不可逆损伤(植物人)或致死亡。

(四)糖尿病慢性并发症

与遗传、年龄、性别、血糖控制水平、病程以及其他心血管危险因素等相关,常累及全身各重要器官,如动脉粥样硬化性心脏病、脑血管、糖尿病性肾病、眼部病变、神经病变等,较非老年病人而言,其慢性并发症的风险更高,病变程度更严重,致残率、致死率也更高。

1.糖尿病大血管病变

糖尿病大血管病变是糖尿病最严重和突出的并发症,表现为大、中动脉的粥样硬化,主要侵犯主动脉、冠状动脉、脑动脉、下肢动脉等,引起冠心病、缺血性脑血管病、高血压、下肢动脉硬化闭塞症等。

2.微血管病变

微血管指微小动脉和微小静脉之间的毛细血管及微血管网。微血管病变表现为微循环障碍,微血管瘤形成以及微血管基底膜增厚,是糖尿病的特征性表现。以糖尿病肾病和糖尿病视网膜病变(diabetic retinopathy,DR)为常见。

(1)糖尿病肾病:糖尿病病人中有40%~60%会发生糖尿病肾病,是1型糖尿病的主要死因,在2型糖尿病中严重性仅次于心、脑血管疾病,是我国居民患慢性肾脏病的主要原因。毛细血管间肾小球硬化症是主要的糖尿病微血管病变,与糖尿病病程有关,10年以上的糖尿病病人常有糖尿病肾病。糖尿病肾病可分4期。

1)高滤过期:肾小球滤过率轻度增高,尿微量白蛋白为阴性。

2)微量白蛋白尿期:主要以持续性微量白蛋白尿为特征,尿白蛋白排泄率为20~200 μg/min。病人肾小球滤过率正常或轻度下降,部分病人可逆转。

3)大量白蛋白尿期:主要以临床显性蛋白尿为特征,尿常规或尿沉渣蛋白尿阳性,尿白蛋白/肌酐比值>300 mg/g,尿白蛋白排泄率>200 μg/min。部分可表现为"糖尿病肾脏疾病三联征",即大量蛋白尿、高血压、水肿。肾小球滤过率呈较明显下降趋势,此期多不可逆转。

4)肾衰竭期:预估肾小球滤过率<15 mL·min^{-1}·(1.73 m^2)$^{-1}$,常伴有终末期肾病相关临床表现。

(2)糖尿病相关眼病

1)糖尿病视网膜病变:是糖尿病高度特异性的微血管并发症,多见于10年以上糖尿病病人,是糖尿病病人失明的主要原因之一。依据病情阶段分为六期两大类。Ⅰ期:微血管瘤和小出血点;Ⅱ期:黄白色硬性渗出和出血斑;Ⅲ期:白色棉絮状软性渗出和出血斑;Ⅳ期:眼底出现新生血管或有玻璃体积血;Ⅴ期:眼底出现纤维血管增殖、玻璃体机化;Ⅵ期:出现牵拉性视网膜脱落和失明。以上Ⅰ~Ⅲ期为非增殖期,Ⅳ~Ⅵ期为增殖期。

2)糖尿病黄斑水肿(diabetic macular edema,DME)是一种视网膜黄斑中心凹液体积聚的疾病,是血-视网膜屏障失效,导致广泛的毛细血管渗漏,从而引起的弥漫性水肿。糖尿病黄斑水肿在糖尿病老年病人中常见,可以与糖尿病视网膜病变伴发,也可以单独发生。

3.糖尿病神经病变

糖尿病神经病变是一组具有多种临床表现的异质性疾病,病变可累及中枢神经和周围神经。可能与大血管和微血管病变、免疫机制及生长因子不足等相关。

(1)周围神经病变:常见症状通常为对称性,下肢比上肢严重,分布呈袜子或手套状。临床上先出现肢端感觉异常,如麻木、针刺样、灼热或踏棉花感,有时伴痛觉过敏,随后可有刺痛及烧灼样疼痛。晚期可有运动神经受累,肌力减弱以至肌萎缩和瘫痪。

(2)自主神经病变:可累及心血管、消化、呼吸、泌尿生殖系统,临床表现为直立性低血压、晕厥、无痛性心肌梗死、心脏骤停或猝死、呼吸困难、呃逆、上腹饱胀、腹泻或便秘,以及尿潴留、尿失禁等。

4.糖尿病足

糖尿病足(diabetic foot,DF)是指与下肢远端神经异常和不同程度的周围血管病变相关的足部(踝关节或踝关节以下的部位)感染、溃疡和(或)深层组织破坏。糖尿病足是糖尿病最严重和治疗费用最高的慢性并发症之一,重者可导致截肢。常用的分级方法为Wagner分级法:0级为有发生足溃疡的危险因素,目前无溃疡;1级为表面溃疡,临床上无感染;2级为较深的溃疡,常有软组织炎、无脓肿或骨感染;3级为深度感染,伴有骨组织病变或脓肿;4级为局限性坏疽;5级为全足坏疽。

(1)诱因:搔抓趾间或足部皮肤而致皮肤破溃、水泡破裂、烫伤、碰撞伤、修脚损伤及新鞋磨损伤等。

(2)临床表现:依据足部溃疡的病因分为以下几类。

1)神经性溃疡:足溃疡多位于足部压力增高处,伤口表浅,伴感觉缺失,皮肤温暖,局部血液循环尚好,足背和(或)胫后动脉搏动可触及。

2)缺血性溃疡:溃疡多见于足缘、趾端、踝部和易反复受力摩擦的部位,伤口较深,严重时色泽暗且伴静息痛,温度偏低,足背和(或)胫后动脉搏动极弱或不可触及。

3)神经-缺血性溃疡:最常见,以足部远端发生较多。同时有神经性溃疡和缺血性溃疡的特点,常伴有深度组织坏死,有麻木感但痛觉不明显,另外可能出现下肢皮肤干燥、发凉等,足背动脉搏动减弱。

五、辅助检查

1.尿糖测定

空腹和餐后 2 h 尿糖阳性有助于糖尿病的诊断,尿糖阳性提示血糖超过肾糖阈(大约 10 mmol/L),尿糖阴性能排除糖尿病可能。

2.血糖测定

血糖升高是诊断糖尿病的主要依据,测定方法有静脉血浆葡萄糖测定、毛细血管血葡萄糖测定和 24 h 动脉血糖测定。第一种用于诊断糖尿病,后两种用于糖尿病监测。

3.口服葡萄糖耐量试验

血糖高于正常范围,但不足以诊断糖尿病时,需做口服葡萄糖耐量试验(oral glucose tolerance test,OGTT)。口服葡萄糖耐量试验是指将 75 g 无水葡萄糖溶于 250~300 mL 水中,并在 5 min 内饮完,然后在之后的 0 min、30 min、60 min 及 120 min 时分别抽血检测血浆葡萄糖。试验前三天饮食普通碳水化合物,试验前禁食至少 10 h,以保证试验在清晨空腹状态下进行。

4.糖化血红蛋白测定

HbA1c 是诊断糖尿病的"金标准",是葡萄糖与血红蛋白的氨基发生非酶催化反应的产物,是不可逆反应,其浓度与平均血糖呈正相关,可反映采血前 8~12 周血糖的平均水平,但 HbA1c 也存在一定的局限性,如难以反映出低血糖症状,无法准确捕捉低血糖事件。

5.胰岛素 β 细胞功能检查

主要包括胰岛素释放试验和 C 肽释放试验,用于评价基础和葡萄糖介导的胰岛素释放功能。其中 C 肽不受外源性胰岛素的影响,是反映胰岛 β 细胞功能的准确指标。

6.动态血糖监测

动态血糖监测(continuous glucose monitoring,CGM)是通过植入皮下的葡萄糖探测器,探测、收集组织间液的葡萄糖浓度,进而反映出血糖水平的一种监测技术,每 5 min 记录一次,可以提供连续、全面、可靠的全天血糖信息,了解血糖波动趋势,发现不易被传统监测方法所探测的高血糖和低血糖。

7.其他检查

包括甘油三酯、胆固醇、低密度脂蛋白、血酮、尿酮、电解质、血 pH 值、白细胞计数等。

六、诊断方法

采用世界卫生组织 1999 年的糖尿病诊断标准,即根据空腹血浆葡萄糖(fasting plasma glucose,FPG)、随机血糖或口服葡萄糖耐量试验后 2 h 血浆葡萄糖(2hour plasma glucose,2hPG)作为糖尿病诊断的主要依据,无糖尿病典型临床症状时必须重复检测,以确认诊断。

老年糖尿病诊断标准(表4-1):典型糖尿病症状("三多一少")加上随机静脉血浆葡萄糖≥11.1 mmol/L,或加上空腹静脉血浆葡萄糖≥7 mmol/L,或加上葡萄糖负荷后2 h 静脉血浆葡萄糖≥11.1 mmol/L。无糖尿病典型症状者,需要改日复查确认。世界卫生组织建议在条件具备的国家和地区采用HbA1c ≥6.5%作为糖尿病的诊断切点。国内符合要求的实验室检测的 HbA1c 也可以作为糖尿病的诊断指标。

表 4-1 老年糖尿病诊断标准

诊断标准	静脉血浆葡萄糖或HbA1c
有典型糖尿病症状(烦渴多饮、多尿、多食、不明原因体重下降)	
随机血糖	≥11.1 mmol/L
或加上FPG	≥7 mmol/L
或加上2hPG	≥11.1 mmol/L
或加上HbA1c	≥6.5 %
无糖尿病典型症状者,需要改日复查确认	

注:随机血糖指不考虑上次用餐时间,一天中任意时间的血糖,不能用来诊断空腹血糖受损或糖耐量异常;空腹状态指至少8 h 没有进食热量;HbA1c 需在符合标准化测定要求的实验室进行检测。

七、治疗方案

糖尿病老年病人常合并一个或多个代谢综合征,如高血压、血脂异常、肥胖等,使2型糖尿病并发症的发生风险、进展速度及危害显著增加。因此,科学合理的糖尿病治疗策略应该是综合性的,包括血糖、血压、血脂和体重的控制,并在有适应证时给予抗血小板治疗。血糖、血压、血脂和体重的控制应以改善生活方式为基础,并根据病人的具体情况给予合理的药物治疗。

糖尿病综合治疗包括:糖尿病教育、医学营养治疗、运动疗法、药物治疗、血糖监测和心理疏导六个方面,以及降糖、降压、调脂和改变不良生活习惯四项措施。近年来,糖尿病的控制已经从传统意义上的治疗转变为以病人为中心的团队式管理,团队主要成员包括医师、糖尿病教育者、营养师、运动康复师、心理治疗师、病人及其家属等。

(一)糖尿病教育

糖尿病的健康教育是糖尿病治疗的一种基本的特殊形式,是糖尿病治疗的基石。健康教育包括社会广泛的宣传教育、医务人员的再培训、病人及其家属的糖尿病知识培训等。重视老年病人糖尿病防治知识教育,实施具有老年人群特色的管理,是提高糖尿病治疗水平的重要举措。国家应提高不同分级诊疗机构进行糖尿病防治知识宣传和教育的能力,鼓励和促进病人及其家属主动参与自我管理。

对糖尿病老年病人,应详细告知病人糖尿病的性质、危害和自我管理的重要性,使病人能理解长期管理(治疗)的必要性,并能主动参与日常自我管理和定期到医疗机构进行检查评估。根据三级防治原则,应该有针对性地讲解治疗糖尿病基本措施(饮食、运动、血糖监测、健康行为)的要点和实施方法,并为应用降糖药治疗的糖尿病老年病人介绍药物使用方法及注意事项,尤其是应用胰岛素促泌剂和(或)胰岛素治疗时,防止低血糖发生的知识,这有益于提高药物疗效和病人依从性。同时,还要循序渐进地开展糖尿病知识再教育,为病人制定并落实相应的随访和医患沟通计划,督促和帮助病人实施有效的管理策略。

(二)医学营养治疗

医学营养治疗(medical nutrition therapy,MNT)又称饮食治疗,是糖尿病治疗的基础,是预防和控制糖尿病不可缺少的措施。不论糖尿病的类型、病情的轻重,有无并发症以及采用何种治疗手段,都应严格长期执行饮食治疗。医学营养治疗贯穿病人的全程管理,包括进行个体化营养评估、营养诊断、制定相应营养干预计划,并在一定时期内实施及监测。

1.目标

(1)促进并维持健康的饮食习惯,选择合适的食物,改善整体健康。

(2)达到并维持合理体重,获得良好的血糖、血压、血脂的控制效果以及延缓糖尿病并发症的发生。

(3)提供营养均衡的膳食,满足个人理念、文化等需求,选择更多类型的营养丰富的食物。

2.基本原则

(1)总量控制,每日摄入的总热量要有一定的限度,摄入量以达到或维持理想体重为宜。

(2)平衡膳食,各种营养物质摄入均衡。

(3)三大营养素要有合适的比例。

(4)放宽对主食种类的限制,减少或禁食含单糖及双糖的食物。

(5)无机盐、维生素、膳食纤维要合理充足。

(6)合理安排饮食,一日至少安排三餐,定时定量规律进餐。

(7)多饮水,戒烟限酒。

(三)运动疗法

运动锻炼在糖尿病病人的综合管理中占重要地位。"生命在于运动",运动疗法和饮食治疗并称为糖尿病治疗的两大基石,只有基础牢固,药物才会发挥最好的效果。部分病情较轻的病人,饮食控制和适度运动就可以使病情得到有效控制。

1.目标

(1)运动可以促进体重减少并维持适当体重,使胰岛素受体数上升,对胰岛素的敏感性提高。

(2)促进葡萄糖进入肌肉利用脂肪酸,降低血清甘油三酯、极低密度脂蛋白,提高高密度脂蛋白,从而减少和降低胆固醇。

(3)降低血压,有利于预防冠心病、动脉硬化等并发症。

(4)改善血液循环与肌肉张力,预防骨质疏松。

(5)减轻病人的压力,使人心情舒畅。

2.基本原则

运动疗法应因人而异、循序渐进、量力而行、及时调整、持之以恒。

3.运动禁忌

有严重低血糖、DKA等急性代谢并发症、合并急性感染、增殖性视网膜病变、严重心脑血管疾病(不稳定性心绞痛、严重心律失常、一过性脑缺血发作)等情况禁止运动,病情控制稳定后方可逐步恢复运动。

(四)药物治疗

高血糖的药物治疗包括:口服降糖药物、胰岛素治疗、GLP-1受体激动剂。高血糖的药物治疗多基于纠正导致人体血糖升高的两个主要病理生理改变,即胰岛素抵抗和胰岛素分泌受损。首次降糖药物治疗之前,需对糖尿病病人进行整体评估,治疗前评估胰岛功能,同时根据病人治疗时HbA1c检测值为参考依据,制定治疗方案。选择降糖药物需关注心脑血管病变、肾脏功能、低血糖风险、对体重的影响、成本、副作用风险和病人医保承受能力,并依此制定个性化的降糖治疗方案。选择简化、易操作、低血糖风险小的用药模式以提高病人依从性。

老年期前已罹患糖尿病较老年期后起病的老年病人,合并大血管、微血管病变的比例高,胰岛β细胞功能差,血糖波动幅度大。若长期管理和治疗不佳,则会存在不同程度的脏器功能损害,因此在治疗选择上应充分考虑应用降糖药可能的不良影响,特别是要防止严重低血糖的发生。对发生严重低血糖的老年病人,需调整胰岛素或胰岛素促泌剂的剂型或用量,若无法消除危险因素,则需放宽血糖控制,以不发生低血糖且无严重高血糖为目标。

1.口服降糖药物

根据作用效果的不同,口服降糖药可分为以促进胰岛素分泌为主要作用的药物和通过其他机制降低血糖的药物。前者主要包括磺脲类、格列奈类、二肽基肽酶Ⅳ(dipeptidyl peptidase Ⅳ,DPP-4)抑制剂,后者主要包括双胍类、噻唑烷二酮类(thiazolidinedione,TZD)、α-糖苷酶抑制剂和钠-葡萄糖协同转运蛋白2(sodium-dependent glucose transporters 2,SGLT-2)抑制剂。

(1)磺脲类

1)作用机理:作用于胰岛β细胞表面的受体,促进胰岛素的释放。降糖作用有赖于尚存相当数量(30%以上)有功能的胰岛β细胞组织。

2)代表药物:格列本脲、格列齐特、格列吡嗪、格列喹酮、格列美脲。

3)适应证:轻、中度非肥胖的2型糖尿病病人,单纯饮食控制不能达到目的者。

4)禁忌证:①1型糖尿病病人。②有酮症倾向或已发生酮症者。③合并严重感染者。④肝、肾功能不全者。⑤进行了手术及妊娠病人。

5)不良反应:磺脲类药物如果使用不当可能导致低血糖,特别是老年病人和肝、肾功能不全者。磺脲类药物还可能导致体重增加。有肾功能轻度不全的病人如需使用磺脲类药物宜选择格列喹酮。

(2)格列奈类

1)作用机制:直接刺激胰岛β细胞分泌胰岛素,可改善胰岛素第一时相分泌,降糖作用快而短、半衰期较短,主要控制餐后高血糖。

2)代表药物:常用的有瑞格列奈和那格列奈。

3)适应证:2型糖尿病早期餐后高血糖阶段和以餐后高血糖为主的老年病人。格列奈类药物可以在肾功能不全的病人中使用。

4)禁忌证:同磺脲类降糖药。

5)不良反应:主要是进餐后或下次餐前低血糖,体重增加。低血糖的风险和程度较磺脲类药物轻。

(3)DPP-4抑制剂

1)作用机制:抑制DPP-4而减少GLP-1在体内失活,使内源性GLP-1升高,GLP-1以葡萄糖浓度依赖的方式增强胰岛素分泌,抑制胰高糖素分泌。

2)代表药物：西格列汀、沙格列汀、维格列汀、利格列汀和阿格列汀。

3)适应证：单独应用不增加低血糖风险，对体重影响小，耐受性和安全性较好，用于老年病人，伴有轻度认知障碍的老年病人也可使用，与胰岛素联合治疗能进一步稳定血糖并减少胰岛素用量。

4)禁忌证：禁用于1型糖尿病病人、DKA病人以及对药物任一成分过敏者，慎用于孕妇、儿童和有胰腺炎病史的病人。

5)不良反应：可能出现头痛、肝酶升高、上呼吸道感染等。

(4)双胍类

1)作用机理：抑制肠道对葡萄糖的吸收，减少肝糖原异生，促进糖的无氧酵解，增加周围组织对葡萄糖的摄取和利用，提高肌肉细胞胰岛素受体的敏感性；促进葡萄糖的摄取和利用，抑制肝糖异生及糖原分解，改善胰岛素敏感性。

2)代表药物：二甲双胍。

3)适应证：2型糖尿病病人的首选或一线用药，也是糖尿病老年病人首选且可长期应用(肾功能不全者除外)的降糖药。

4)禁忌证：①禁用于肝、肾功能不全、严重感染、缺氧、高热、外伤或接受大手术的病人。②1型糖尿病病人不宜单独使用。③80岁以上病人慎用。④酗酒者、慢性胃肠疾病和营养不良病人不宜使用。⑤使用造影剂前后应暂停服用至少48 h。

5)不良反应：胃肠道反应，如口苦、厌食、恶心、呕吐、腹泻等；若用于轻、中度肝功能不全和心力衰竭的老年病人(缺氧或接受大手术病人禁用)，应避免发生乳酸性酸中毒。长期服用二甲双胍可能引起维生素B12水平下降。

(5)噻唑烷二酮类

1)作用机制：增强靶组织对胰岛素的敏感性，减轻胰岛素抵抗。

2)代表药物：罗格列酮、吡格列酮。

3)适应证：可单独或与其他降糖药物合用治疗2型糖尿病病人，尤其是肥胖、胰岛素抵抗明显者；适用于新诊断、胰岛素抵抗为主要特征的糖尿病老年病人，单用不引发低血糖，有益于降低心脑血管粥样硬化性病变的进程。

4)禁忌证:禁用于有心力衰竭、肝病、严重骨质疏松和骨折病史病人,慎用于1型糖尿病病人、孕妇和儿童。

5)不良反应:水肿、体重增加等。

(6)α-糖苷酶抑制剂

1)作用机理:抑制α-糖苷酶,延缓碳水化合物的吸收,降低餐后高血糖。

2)代表药物:阿卡波糖、伏格列波糖。

3)适应证:适合于以碳水化合物为主要食物和餐后血糖升高的病人。可作为2型糖尿病病人的一线药物,尤其适用于空腹血糖正常(或偏高)而餐后血糖明显升高者。

4)禁忌证:禁用于严重胃肠功能紊乱者、妊娠及哺乳期妇女,慎用于肝肾功能不全者。

5)不良反应:消化道反应,腹胀突出,恶心呕吐;低血糖反应,特别是与胰岛素或磺脲类联合治疗时。

(7) SGLT-2抑制剂

1)作用机制:抑制肾脏对葡萄糖的重吸收,使过量的葡萄糖从尿液中排出,降低血糖。

2)常用药物:恩格列净、达格列净、卡格列净和艾托格列净。

3)适应证:用于通过饮食及运动锻炼不能进行控制的2型糖尿病病人。

4)禁忌证:禁用于1型糖尿病病人、青少年及儿童。

5)不良反应:常见的不良反应有低血糖、多尿、背部疼痛、生殖器感染、尿路感染、血脂异常和血细胞比容增加等。

2.胰岛素治疗

胰岛素治疗是控制高血糖的重要手段,是严重高血糖病人挽救生命的必需品。老年病人应用胰岛素治疗前应评估低血糖发生风险。胰岛素治疗不仅可以在急性代谢紊乱时短期有效地控制代谢紊乱,降低病死率,而且可以长期较好地控制血糖,阻止或延缓糖尿病并发症的发生和发展,降低并发症的致死率、致残率。

（1）适应证：①1型糖尿病病人。②各种严重的糖尿病伴急、慢性并发症或处于应激状态（如急性感染、创伤、手术前后等）者。③2型糖尿病病人经饮食、运动和口服降糖药物治疗后血糖控制不满意者，β细胞功能明显减退者，新诊断并伴有明显高血糖者，无明显诱因出现体重显著下降者。④新发病且与1型糖尿病鉴别困难的消瘦糖尿病病人。

（2）胰岛素制剂：一般为皮下或静脉注射。注射胰岛素的工具包括胰岛素专用注射器、胰岛素笔、胰岛素泵。

1）根据来源不同分：①动物胰岛素（猪胰岛素、牛胰岛素）。②人胰岛素，基因工程DNA重组技术合成的人胰岛素吸收好，免疫原性小，疗效优于动物胰岛素。③人胰岛素类似物，比人胰岛素更符合生理胰岛素分泌及作用模式。

2）根据作用时间分：胰岛素又可分为超短效胰岛素类似物、常规（短效）胰岛素、中效胰岛素、长效胰岛素、长效胰岛素类似物、预混胰岛素、预混胰岛素类似物以及双胰岛素类似物。（见4-2）

表4-2　部分常用胰岛素注射类降糖药

药品通用名	起效时间(h)	峰值时间(h)	持续时间(h)
短效人胰岛素	0.25~1.00	2~4	5~8
门冬胰岛素	0.17~0.25	1~2	4~6
赖脯胰岛素	0.17~0.25	1~1.5	4~5
谷赖胰岛素	0.17~0.25	1~2	4~6
中效人胰岛素	2.5~3	5~7	13~16
长效胰岛素	3~4	8~10	20
甘精胰岛素 U100	2~3	无峰	30
甘精胰岛素 U300	6	无峰	30
地特胰岛素	3~4	3~14	24
德谷胰岛素	1	无峰	42
预混人胰岛素（30R，70/30）	0.5	2~12	14~24
预混人胰岛素（40R）	0.5	2~8	24
预混人胰岛素（50R）	0.5	2~3	10~24
预混门冬胰岛素 30	0.17~0.33	1~4	14~24
预混门冬胰岛素 50	0.25	0.5~1.17	16~24
预混赖脯胰岛素 25	0.25	0.5~1.17	16~24
预混赖脯胰岛素 50	0.25	0.5~1.17	16~24
德谷门冬双胰岛素 70/30	0.17~0.25	1.2	>24

（3）使用原则和方法：胰岛素治疗应在综合治疗基础上进行。胰岛素剂量取决于血糖水平、β细胞功能缺陷程度、胰岛素抵抗程度、饮食和运动状况等。一般从小剂量开始，根据血糖水平逐渐调整，力求模拟生理性胰岛素分泌模式。

1）基础胰岛素治疗：继续原有口服降糖药治疗，不必停用胰岛素促泌剂，联合中效或长效胰岛素睡前注射。作为二线用药，对两种以上口服降糖药治疗血糖未达标的老年病人，加用基础胰岛素（推荐首选甘精胰岛素、德谷胰岛素、地特胰岛素、德谷门冬双胰岛素）控制血糖，低血糖风险相对较低。

2）强化治疗：对于 HbA1c＞9% 或空腹血糖＞11.1 mmo/L 的新诊断 2 型糖尿病病人提倡早期使用胰岛素强化治疗，在短时间内把血糖控制在正常范围，这样可以改善高糖毒性，保护胰岛 β 细胞功能，待血糖得到良好控制和症状得到显著改善后，再根据病情确定后续的治疗方案。但已有晚期严重并发症者慎用。常用的强化治疗方案有以下三种。

①每天多次注射胰岛素：基础+餐时胰岛素每天注射 1~3 次。

②预混胰岛素：预混人胰岛素每天注射 2 次，预混胰岛素类似物每天注射 2~3 次，一般为早餐和晚餐前各注射 1 次。

③持续皮下胰岛素输注（continuous subcutaneous isulin infusion，CSII）：也称胰岛素泵，是一种更为完善的强化胰岛素治疗方式，以基础量和餐前追加量的形式，模拟生理胰岛素的分泌，保持体内胰岛素维持在一个基本水平，保证病人正常的生理需求。半智能的胰岛素泵可模拟全天不同生理活动和多餐进食对胰岛素的需求，更有利于全天血糖的平稳控制和减少低血糖风险，泵中只能使用短效胰岛素或速效胰岛素类似物。

（4）注意事项

1）胰岛素制剂类型、种类，注射技术和部位、病人反应差异性、胰岛素抗体形成等均可影响胰岛素起效时间、作用强度和维持时间。

2）采用强化治疗方案后，可能出现早晨空腹血糖高，其原因可能是"黎明现象"或"Somogyi 反应"。"黎明现象"是指夜间血糖控制良好，仅黎明短时间内出现高血糖，可能由于清晨皮质醇、生长激素等胰岛素拮抗激素增多所致，出现"黎明现象"的病人应该增加睡前胰岛素的用量。"Somogyi 反应"是指夜间低血糖未发现，导致体内胰岛素拮抗激素分泌增加，进而出现反跳性高血糖，出现"Somogyi 反应"的病人应该减少睡前胰岛素的用量或改变剂型,睡前适量加餐,夜间多次血糖测定有助于鉴别晨起高血糖的原因。

3)采用强化治疗时,低血糖发生率增加,应注意避免诱因,及早识别和处理。

3.GLP-1 受体激动剂

(1)作用机制:GLP-1 受体激动剂通过激活 GLP-1 受体以葡萄糖浓度依赖的方式刺激胰岛素分泌和抑制胰高糖素分泌,同时增加肌肉和脂肪组织的葡萄糖摄取,抑制肝脏葡萄糖的生成而发挥降糖作用,并可抑制胃排空,抑制食欲。

(2)代表药物:短效制剂(贝那鲁肽、艾塞那肽、利司那肽)和长效制剂(利拉鲁肽、艾塞那肽周制剂、度拉糖肽和洛塞那肽)。

(3)适应证:GLP-1 受体激动剂可有效降低血糖,能部分恢复胰岛 β 细胞功能,降低体重,改善血脂谱及降低血压。更适用于胰岛素抵抗、腹型肥胖的病人,应用于相同状态的老年病人也有较好的疗效和安全性。

(4)禁忌证:禁用于有胰腺炎病史者和甲状腺 C 细胞肿瘤病人,慎用于 1 型糖尿病、DKA 的治疗以及较瘦弱、胃肠功能异常的老年病人。

(5)不良反应:轻、中度的胃肠道反应,包括腹泻、恶心、腹胀、呕吐等。多见于治疗初期,随着治疗时间推移,不良反应逐渐减轻。

(五)血糖监测

所有糖尿病病人,尤其是老年病人更应该加强血糖监测,监测原则见表4-3。根据病情有计划地进行血糖监测,有助于病人加强自我管理、调整降糖方案,最终实现血糖的理想控制。病情变化时进行多次或动态血糖监测可为更好地调整降糖治疗方案提供信息,老年 2 型糖尿病病人血糖控制标准见表4-4。

表4-3 不同治疗方案人群血糖的监测原则

不同治疗方案人群	监测原则
生活方式干预者	可根据需求,有目的地通过血糖监测了解饮食控制和运动对血糖的影响,从而调整饮食和运动方案
使用口服降糖药者	可每周监测 2~4 次空腹血糖或餐后 2 h 血糖
基础胰岛素治疗者	应监测空腹血糖
预混胰岛素治疗者	应监测空腹和晚餐前血糖
特殊人群	个体化的监测方案

表4-4　老年2型糖尿病病人血糖控制标准

项目	良好控制标准	中间过渡阶段	可接受标准
HbA1c(%)	≤7	7~8	8~8.5
FPG(mmol/L)	4.4~7	5~7.5	5~8.5
2 hPG(mmol/L)	<10	<11.1	<13.9
治疗目标	预防并发症发生	减缓并发症进展	避免高血糖的急性损害
适用条件	适用于新诊断、病程短、应用非胰岛素促泌剂类降糖药物治疗为主、自理能力好或有良好辅助生活条件的糖尿病老年病人	适用于预期生存期＞5年、中等程度并发症及伴发疾病、有低血糖风险,应用胰岛素促泌剂类降糖药物或以多次胰岛素注射治疗为主、自我管理能力欠佳的糖尿病老年病人	适用于预期寿命<5年、伴有影响寿命的疾病、从严格控制血糖获益有限、有严重低血糖发生史、反复合并感染、急性心脑血管病变、急性病人院治疗期间、完全丧失自我管理能力、缺少良好护理的病人

(六)心理疏导

与普通人群相比,糖尿病病人抑郁、焦虑的风险较正常人群高,糖尿病老年病人抑郁症的发生率明显增加,女性病人高于男性病人。抑郁、焦虑等负性情绪可加重糖尿病的病情。糖尿病病人合并抑郁症使生活质量降低,自我护理能力降低,血糖水平控制不佳,大血管及微血管并发症增加,甚至增加病人死亡率。

心理健康是糖尿病管理中的一部分,尽早发现和缓解糖尿病病人的抑郁、焦虑情绪,可帮助病人及早摆脱不良心理、恢复自信,这不但有助于提高病人的生活质量,也有助于糖尿病的控制,降低糖尿病并发症的风险。

(七)糖尿病急性并发症的治疗

1.糖尿病酮症酸中毒

DKA治疗原则为尽快纠正酮症酸中毒和水电解质失衡,同时积极寻找和消除诱因,防治并发症,降低病死率。

(1)纠正容量缺失:补液是抢救DKA的首要和关键措施。静脉补液有助于改善肾脏灌注,减轻胰岛素抵抗。心、肾功能正常病人初始补液推荐使用生理盐水,最初2~4 h补液速度为500~1000 mL/h,之后补液速度取决于脱水程度、电解质水平、尿量等。老年病人,特别是有心、肾功能不全病人应经常评估心、肾及神经系统状况,以防止补液过多。一旦血糖降至13.9 mmol/L,可考虑更换含有5%~10%的葡萄糖(避免低血糖),同时持续给予胰岛素,直到纠正酮症。

(2)小剂量胰岛素治疗:多数DKA病人需接受静脉输注胰岛素,直到DKA纠正,恢复正常饮食后,可改为皮下注射胰岛素治疗。血糖较高病人起始静脉持续胰岛素输注量为0.1 U/(kg·h),若第1小时内血糖下降不足10%,则增至0.14 U/(kg·h)。当DKA病人血糖降至13.9 mmol/L时,应减少胰岛素输注量至0.05~0.10 U/(kg·h),并开始给予5%葡萄糖液,根据血糖水平调整胰岛素给药速度,持续进行胰岛素输注直至DKA缓解。

(3)纠正水电解质紊乱:几乎所有DKA病人有严重低钾,需补钾治疗。但在就诊时,因酸中毒,血钾可正常或稍高。随着起始胰岛素治疗,血钾离子随葡萄糖转入细胞内,抑制酮体生成,酸中毒逐渐缓解,血钾明显下降。在开始胰岛素及补液治疗后,如果血钾<5.2 mmol/L,则需静脉补钾,一般在每升输入溶液中加氯化钾1.5~3 g,以保证血钾处于正常水平。若治疗前已有低钾血症,且尿量≥40 mL/h,则应在补液和胰岛素治疗的同时补钾。严重低钾血症可危及生命,若血钾<3.3 mmol/L,应优先进行补钾治疗,当血钾升至3.5 mmol/L时,再开始胰岛素治疗,以免发生心律失常、心脏骤停和呼吸肌麻痹。合并肾功能不全的病人补钾需慎重。

(4)纠正酸中毒:补充胰岛素终止酮体再生成是DKA纠正酸中毒的主要措施,静脉输注碳酸氢盐并非DKA常规治疗方式,仅在pH<7的病人中考虑适当补碱治疗。同时,补碱后需监测动脉血气情况。严重代谢性酸中毒可能引起心肌受损、脑血管扩张、胃肠道出血及昏迷等严重并发症。

(5)去除诱因和治疗并发症:如休克、感染、心力衰竭和心律失常、脑水肿和肾衰竭等。

2.高渗性高血糖状态

治疗基本同DKA。积极补液,纠正脱水;小剂量胰岛素静脉输注以控制血糖;纠正水电解质和酸碱失衡;去除诱因、治疗并发症和伴发疾病。

3.糖尿病乳酸性酸中毒

去除诱因,积极治疗原发病;补碱、纠正酸中毒,维持水电解质平衡;补液、扩容、纠正脱水和预防休克。

4.低血糖的治疗

一旦确定病人发生低血糖,应尽快按低血糖处理流程(图4-1)急救。同时了解低血糖发生的诱因,予以健康指导,以避免再次发生。

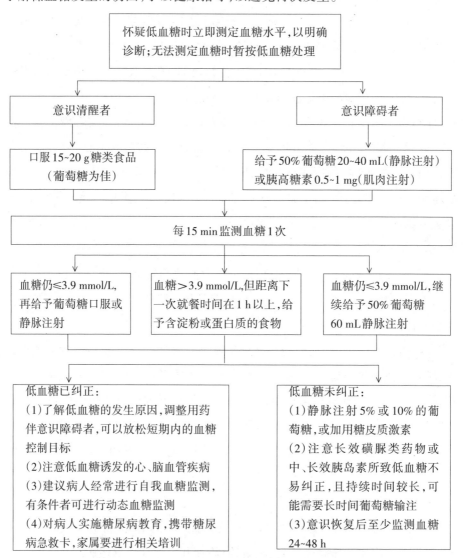

图4-1 低血糖处理流程

(八)糖尿病慢性并发症的治疗

1.糖尿病合并高血压、血脂紊乱和大血管病变的治疗

(1)筛查:糖尿病确诊时及以后,至少应每年评估心血管疾病的风险因素,评估内容包括心血管病史、年龄、吸烟、高血压、血脂紊乱、肥胖特别是腹型肥胖、早发心血管疾病的家族史、肾脏损害(尿白蛋白排泄率增高等)、心房颤动(可导致脑卒中)。

(2)合并高血压的管理:一般情况下,糖尿病合并高血压的病人血压控制目标为<140/85 mmHg。已有糖尿病肾脏疾病或合并肾损伤的病人血压控制标准调整为<130/80 mmHg,但不宜<110/60 mmHg。有脑梗死、长期血压控制不良的老年病人血压<150/80 mmHg 即可。ARB 或 ACEI 类降压药是糖尿病老年病人的首选和基础用降压药。

(3)血脂异常的管理:重点关注低密度脂蛋白,有明确心血管疾病且低密度脂蛋白≥1.8 mmol/L 的病人,除去肾脏病和甲状腺功能减退症的影响后,应长期服用他汀类药物。同时,常规使用阿司匹林作为心血管疾病的预防措施。

(4)控制高尿酸血症:糖尿病老年病人的重要管理目标之一是控制高尿酸血症。糖尿病合并单纯高尿酸血症,血尿酸控制在<420 μmol/L 即可,若合并高尿酸相关肾病,血尿酸需降为<360 μmol/L(对于有痛风发作的病人<300 μmol/L),通过改善生活方式(低嘌呤饮食、戒烟酒、多饮水)而血尿酸仍未达标的病人,应服用降尿酸药物。老年人推荐服用抑制嘌呤合成类药物(别嘌呤醇、非布司他),小剂量起始,逐步降低血尿酸水平至目标值。

(5)控制心血管危险因素:需注意阻塞性睡眠呼吸暂停综合征、体重管理、纠正高同型半胱氨酸血症、安全应用抗血小板聚集药物。糖尿病老年病人面临多疾病药物治疗,需关注药物间相互作用,降低多重用药风险。

2.其他糖尿病慢性并发症的治疗

(1)糖尿病肾病:早期筛查微量白蛋白尿及评估肾小球滤过率(glomerular filtration rate,GFR)。尽早应用血管紧张素转化酶抑制药或血管紧张素Ⅱ受体阻断药,以减少蛋白质摄入量。同时应尽早给予促红细胞生成素以纠正贫血。需要透析的病人,应尽早治疗,以保存残余肾功能。

（2）糖尿病视网膜病变：定期检查，必要时使用激光光凝治疗，还可使用抗血管内皮生长因子和非洛贝特等治疗。

3.糖尿病周围神经病变

尚缺乏有效治疗方法，通常在综合治疗的基础上，采用神经修复、抗氧化、改善微循环等对症治疗，常用药有甲钴胺、硫辛酸、前列腺素E等。对于痛性神经病变还可使用抗惊厥药（卡马西平）、抗抑郁药物（阿米替林）、阿片类药物（曲马多）等止痛治疗。

4.糖尿病足的治疗

需要在全身治疗的基础上，进行彻底清创、引流等创面处理。

（1）全身治疗：包括改善营养状态、控制血糖、有效抗感染、神经营养、改善血循环等综合治疗。

（2）局部处理：缺血性溃疡、神经性溃疡、复合性溃疡和坏疽，需根据损伤情况分级处置。局部处置主要是患肢减压、局部有效地清创引流，对有骨髓炎和深部脓肿者，必须早期切开排脓减压，彻底引流，切除坏死组织、不良肉芽、死骨等，根据创面的性质和渗出物的量，选用合适的敷料以及有效的抗生素治疗。

（3）多学科联合处理：对于严重感染的糖尿病老年病人，多学科会诊和转诊、外科医生的及时介入，有利于溃疡早日愈合和降低截肢风险。

八、住院期间护理

（一）营养失调

其与胰岛素分泌或作用缺陷有关。

1.评估

人体代谢水平随着年龄增长而下降，同时运动机能减弱，导致肌肉衰减。部分老年病人存在长期能量摄入超标的现象，表现为内脏脂肪增加、肌肉衰减型肥胖。也有老年病人因多种原因合并食欲减退、味觉或嗅觉异常、吞咽困难、口腔或牙齿等问题影响食物消化过程，导致体重过低、肌肉衰减症的发生。饮食结构单一、精制碳水化合物比例过大、进食方式欠合理的饮食习惯是造成血糖波动大、餐后血糖高的重要影响因素,而不恰当地限制饮食也给糖尿病老年病人带来额外风险。

2.计算标准体重

标准体重参考世界卫生组织(1999年)计算方法:男性标准体重=[身高(cm)-100]×0.9(kg);女性标准体重=[身高(cm)-100]×0.9(kg)-2.5(kg)。BMI的计算公式是用体重(kg)除以身高(m)的平方。根据我国BMI的评判标准,BMI≤18.5 kg/m²为体重过低,18.5 kg/m²<BMI≤23.9 kg/m²为正常体重,23.9 kg/m²<BMI<28 kg/m²为超重,BMI≥28 kg/m²为肥胖。

3.计算总热量

建议糖尿病病人能量摄入参考通用系数方法,按照(25~30)kcal·kg⁻¹(标准体重)·d⁻¹计算能量摄入。再根据病人BMI、活动量、应激状况等调整每日能量供给,见表4-5。

表4-5 不同身体活动水平的成人糖尿病病人每日能量供给量[kcal/kg]

身体活动水平	体重过低	正常体重	超重或肥胖
重(如搬运工)	45~50	40	35
中(如电工安装)	40	30~35	30
轻(如坐式工作)	35	25~30	20~25
休息状态(如卧床)	25~30	20~25	15~20

4.糖、蛋白质、脂比例

(1)糖类:一般碳水化合物类(糖类)食物供能比为50%~60%,宜多选择高能量密度且富含膳食纤维、低升糖指数的食物,增加蔬菜和适当比例的低糖水果。

(2)蛋白质:肾功能正常的糖尿病病人,推荐蛋白质的供能比为10%~15%。蛋白质摄入建议为1~1.5 g/(kg·d)(标准体重,后同),以优质蛋白质为主,可改善胰岛素抵抗、降低年龄相关的肌肉衰减等。推荐健康老年人蛋白质摄入量为1~1.3 g/(kg·d),患有急性或慢性疾病的病人为1.2~1.5 g/(kg·d)。对于尚未透析的老年慢性肾病病人,建议为0.6~0.8 g/(kg·d)。有严重疾病或显著营养不良的老年人可能需要2 g/(kg·d)蛋白质,具体配置因人而异。病人应以鱼类、禽类、豆类、豆制品以及坚果类和植物种子来代替畜肉,少吃烟熏、烘烤、腌制等加工肉类制品,每天进食不超过1个鸡蛋。

(3)脂肪:占总热量的20%~30%,推荐摄入0.6~1 g/(kg·d)。尽量限制饱和脂肪酸、反式脂肪酸的摄入量。单不饱和脂肪酸和ω-3多不饱和脂肪酸(如鱼油、部分坚果及种子)有助于改善血糖和血脂,可适当增加其摄入。老年糖尿病合并肥胖病人低脂和低碳水化合物饮食可以有效改善病人的身体成分和能量消耗。

5.饮酒

不推荐糖尿病病人饮酒,若饮酒应计算酒精中所含的总能量。总体健康状态尚好的糖尿病老年病人,在控制饮食的基础上可适度饮酒。酒精可能诱发低血糖,因此服用磺脲类药物或注射胰岛素及胰岛素类似物的病人应避免空腹饮酒并严格监测血糖。

6.盐

食盐摄入量限制在每天5 g以内,合并高血压的病人可进一步限制摄入量。

7.微量营养素

糖尿病病人容易缺乏维生素B、维生素C、维生素D以及铬、锌、硒、镁、铁、锰等多种微量营养素,可根据营养评估结果适量补充。长期服用二甲双胍者应防止维生素B12缺乏,无微量营养素缺乏的糖尿病病人,无须长期大量补充维生素、微量元素以及植物提取物等制剂。微量营养素长期摄入的安全性和改善临床结局的作用有待验证。

8.膳食模式

对糖尿病病人来说,不推荐特定的膳食模式。因地中海膳食、素食、低碳水化合物膳食、低脂肪低能量膳食均在短期有助于体重控制,但要求在专业人员的指导下完成,并结合病人的代谢目标和个人喜好(如风俗、文化、宗教、健康理念、经济状况等),同时监测血脂、肾功能以及内脏的蛋白质变化。老年吞咽障碍病人可采用"菜肉饭混合匀浆膳",以保证营养均衡,必要时可辅用糖尿病特殊配方肠内营养制剂,在增加能量摄入的同时维持血糖正常。

(二)胰岛素注射不良反应

1.低血糖反应

老年病人肝糖原储存和释放功能减弱,自身调节低血糖的能力下降,肝肾功能减退且服用多种药物,因此在糖尿病治疗过程中更易出现低血糖。病情不稳定的1型糖尿病病人,低血糖反应是因病人在胰岛素注射后作用最强的时间内没有及时和定量进餐,或增加活动量所致。应用长效胰岛素者往往在夜间发生低血糖反应。低血糖典型表现:强烈饥饿感、心慌、手抖、出汗、头晕和无力等,严重者不及时处理易发生昏迷,甚至死亡。

(1)加强预防:护理人员应充分了解病人使用的降糖药物,并告知病人和家属不能随意更改降糖药物及其剂量。病人活动量增加时,要减少胰岛素的用量并及时加餐。容易在后半夜及清晨发生低血糖的病人,晚餐适当增加主食或含蛋白质较高的食物。速效或短效胰岛素注射后应及时进餐,病情较重者可先进餐再注射胰岛素。病人初用各种胰岛素时要从小剂量开始,然后根据血糖水平逐步调整药物剂量。

(2)症状观察和血糖监测:护理人员应观察病人有无低血糖的临床表现,尤其是服用胰岛素促泌剂和注射胰岛素的病人。老年病人常因自主神经功能紊乱而导致低血糖症状不明显,因此除应加强血糖监测外,对老年病人的血糖不宜控制过严。病人强化治疗时应做好血糖监测及记录,以便及时调整胰岛素或降糖药用量。

(3)低血糖的处理:怀疑低血糖时应立即监测血糖水平,以明确诊断,无法测定血糖时暂按低血糖处理。

2.过敏反应

胰岛素是一种蛋白质,当制剂不纯时可发生过敏反应,在注射部位出现发红、发痒、硬结或皮疹。每次注射时应更换注射部位,将胰岛素注射于皮下脂肪组织的深层,注射后热敷,可促进吸收,减少反应。全身过敏反应较少见,可出现恶心、呕吐、荨麻疹、面部浮肿或呼吸困难等症状。

3.注射部位皮下组织萎缩或增生

选择提纯工艺好的胰岛素产品,轮换注射部位,每次注射点间隔1 cm以上,尤其注意切勿重复使用针头。

4.水肿

胰岛素治疗初期可因水钠潴留而发生轻度水肿。

5.视力模糊

晶状体屈光改变,数周自然恢复。

(三)感染危险

1.评估

病情监测时,注意观察病人神志、体温、脉搏、呼吸、血压等变化。糖尿病病人容易并发各种感染,细菌感染最为常见,真菌及病毒感染也易发生。评估内容包括以下几个方面。

(1)有无尿频、尿急、尿痛、外阴瘙痒等泌尿生殖系统感染表现。

(2)有无咳嗽、咳痰、胸闷、气促等呼吸系统感染表现。

(3)有无上腹不适、食欲不振、反酸嗳气、腹痛腹泻等消化系统感染表现。

(4)有无牙痛、口臭、口腔黏膜病变等口腔感染表现。

(5)有无疖、痈、皮肤瘙痒等皮肤感染表现。

2.预防泌尿、生殖系统感染

泌尿系统感染常见,有时可导致严重并发症,如肾盂肾炎、肾及肾周脓肿、肾乳头坏死和败血症。因此病人应注意个人卫生,勤用温水清洗外阴并擦干,以防止和减少瘙痒以及湿疹的发生。另外,病人还需多饮水,1500~2000 mL/d为宜,保持每1~2 h排尿一次,保持尿路通畅,以防止细菌滋生和繁殖。

3.预防呼吸道感染

糖尿病病人是肺炎球菌感染的高风险人群,且糖尿病病人结核的发病率显著高于非糖尿病病人。因此,糖尿病病人应注意保暖,避免与上呼吸道感染、肺炎、肺结核等病人接触。另外,糖尿病病人还应调整饮食,在满足总热量恒定的条件下,以粗粮、豆类、水果、蔬菜为主。

4.预防消化系统感染

糖尿病病人感染幽门螺杆菌、肝炎病毒的风险更高。糖尿病也是肝脓肿发病的重要危险因素。因此,病人应定期体检,筛查幽门螺杆菌,接种肝炎疫苗。

5.预防口腔感染

糖尿病病人牙周炎发生率增加,需勤漱口勤刷牙,维持好口腔清洁,定期到医院进行口腔检查,及时发现问题并治疗。

6.预防皮肤感染

病人应保持皮肤清洁,勤换衣,内衣以棉质,宽松,透气为好。病人在洗澡时要注意使用性质温和的香皂或沐浴露。另外,病人不要吃辛辣等刺激性食物,避免皮肤抓伤引起感染。

(四)潜在并发症:糖尿病足

1.评估

(1)有无足溃疡史。

(2)有无神经病变、缺血性血管病变症状(如运动引起的腓肠肌疼痛、足部发凉)。

(3)有无神经病变体征(足发热、皮肤不出汗、肌肉萎缩、鹰爪样趾、压力点的皮肤增厚或胼胝形成,但足背动脉搏动和血液充盈良好)。

(4)有无周围血管病变体征(足发凉、皮肤发亮变薄、足背动脉搏动减弱或消失、皮下组织萎缩)。

(5)有无足畸形。

(6)有无个人因素影响,如经济条件差、老年人、独居生活、拒绝治疗和护理等。

(7)有无其他危险因素影响,如视力下降、膝、髋或脊柱关节炎,鞋袜不合适等。

2.足部观察与检查

(1)每天1次。

(2)了解足部有无感觉减退、麻木、刺痛,观察皮肤颜色、温度及足背动脉搏动情况。

(3)注意检查指甲、趾间、足底部有无胼胝、鸡眼、甲沟炎、甲癣,是否发生红肿、青紫、水疱、溃疡、坏死等损伤。

(4)定期做足部感觉的测试,主要测试关节位置觉、振动觉、痛觉、温度觉、触觉和压力觉。

3.促进肢体血液循环

指导和协助病人采用多种方法促进肢体血液循环,如步行锻炼可以提高足部皮肤完整的缺血型或神经缺血型病人的运动耐受性,改善运动功能;避免因盘腿坐或跷二郎腿,而加重肢体缺血;鼓励卧床的老年病人在床上多做踝泵运动,以增加肌肉的收缩力量,防止肌肉萎缩,改善关节活动度。

4. 维持血糖稳定

足部溃疡的发生与发展均与血糖密切相关,严格控制血糖有助于减少糖尿病病人微血管并发症的发生,足溃疡的预防教育应从早期指导病人控制和监测血糖开始。

5. 严格戒烟

香烟当中含大量的有害物质,尤其是尼古丁会破坏血管内皮的完整性,降低血管弹性,促进脂类物质在血管壁沉积,引起血管的狭窄及闭塞。病症轻、中度时,可引起下肢发凉、麻木、疼痛或间歇性跛行;严重时,可能会引起肢体缺血、坏死。

九、居家护理

(一)饮食管理

1. 食物分量评估

以"手掌法则"示例,见图4-2。

主食、水果(250 g):每天主食的量约2个拳头,水果的量约1个拳头

蛋白质(50~100 g):每天蛋白质的量约1个手掌心

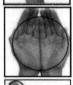
蔬菜(约500~1000 g):每天蔬菜的量约1捧

脂肪(约20 g):每天脂肪的量约1个指尖(大拇指第一指节)

注:手掌法则(用病人自己的手掌计算,以上单位为每日摄入量)。

图4-2 "手掌法则"评估食物分量

2.食物种类

(1)谷薯类:主食中大米应与粗杂粮搭配加工,如黑米、玉米、燕麦、小米、糙米、红小豆、绿豆、花豆等占1/3以上,尽量避免摄入较多的精制谷物。

(2)肉蛋类:选择优质的蛋白质,动物蛋白推荐鱼、虾、禽、精瘦肉、奶制品、鸡蛋等,植物蛋白推荐黄豆类食物。其中白肉(鸡、鸭、鱼、虾)优于红肉(猪、牛、羊等家畜),少吃烟熏、烘烤、腌制等加工肉类制品。

(3)蔬菜类:多吃蔬菜,每天保证至少500 g蔬菜摄入,蔬菜的种类越多越好,其中深色蔬菜占一半以上。尽量选择低碳水化合物的蔬菜,比如菠菜、黄瓜、白菜、黑木耳、香菇等。含糖量高的蔬菜(比如南瓜、胡萝卜)不要摄入过多,淀粉含量较高的蔬菜(比如土豆、藕、山药等)不宜多吃,食用这类蔬菜应适当减少主食,烹饪方法以煮、拌为宜,少煎炒。

(4)水果类:血糖控制稳定时可选择含糖量相对较低的水果,如苹果、梨、橘子等。而香蕉、红枣、荔枝、柿子等含糖量较高的水果应适量,进食水果最好在两餐之间。

(5)油脂类:烹调油每日25~30 g为宜,限制动物油、肥肉摄入。坚果适量,如2~3个核桃、15~20粒花生米、35 g带壳瓜子。

3.优化烹饪方式及进餐顺序

(1)烹饪方式:以蒸、煮、拌、卤、炖为宜。

(2)进餐顺序:按照汤、蔬菜、鱼虾肉蛋类、主食的顺序,也就是先吃热量低、膳食纤维含量高的食物,这样可以避免饱餐时摄入热量过多。

4.每日热量计算及食谱举例

案例:男性,70岁,身高170 cm,体重85 kg,退休职员。患糖尿病4年,采用口服药及饮食治疗,未出现明显并发症。

(1)计算标准体重:(170-100)×0.9=63 kg,病人实际体重85 kg,BMI=85÷(1.7)^2=29.4 kg/m^2,属肥胖体型。

(2)计算每日所需要总热量:标准体重(63)×轻体力活动热量(20~25)=1260~1575 kcal,全日烹调油20 g,盐5 g。

(3)以每日摄入1500 kcal举例

1)早餐:牛奶250 g、花卷2个(面粉约50 g)、鸡蛋1个。

2)中餐:米饭1碗、牛肉50 g、凉拌蔬菜250 g、菜汤1碗、烹调油约10 g。

3)晚餐:米饭1碗、清蒸鲈鱼(净重鱼肉160 g)、清炒大白菜250 g、烹调油10 g。

5.避免饮食误区

(1)误区一:饥饿疗法。糖尿病饮食疗法不是片面的饥饿疗法,饥饿疗法达不到饮食治疗的目的。血糖过高时实施饥饿疗法,只会使升糖激素更加活跃,糖尿病更难控制。

(2)误区二:主食严格限制、副食随意。控制饮食不是仅限于主食,任何一种食物无法含有所有营养素,只有通过多种食物混合才能达到营养平衡,食物选择应多样化,做到粗细搭配、荤素搭配,勿挑食,勿偏食。

(3)误区三:蛋白质摄入越多越好。虽然蛋白质的摄入对维持机体的正常生理活动、增加抵抗力起着非常重要的作用,但过量摄入对人体是有许多危害的,易诱发心脏病,加重肾病。

(4)误区四:甜的东西都不能吃。严格限制各种甜食,包括各种食用糖、糖果、甜点心、饼干及各种含糖饮料等。喜好甜食的糖尿病病人可适当摄入糖醇和非营养性甜味剂。有资料显示,有些甜味剂如糖精可致癌,故应少吃或不吃。另外无糖食物并不代表无热量,不能随便多吃。

6.其他注意事项

(1)超重者忌吃油炸、油煎食物,炒菜宜用植物油,少食动物内脏、蟹黄、虾子、鱼子等高胆固醇食物。

(2)不推荐糖尿病病人饮酒。女性一天饮酒的酒精量不超过15 g,男性不超过25 g(15 g酒精相当于350 mL啤酒、150 mL葡萄酒或45 mL蒸馏酒)。每周饮酒不超过2次,尤其注意避免空腹饮酒。

(3)限盐的同时应限制摄入含盐高的食物。

(4)每周定期测量体重1次,如果体重增加>2 kg,应进一步减少饮食总热量,如消瘦病人体重有所恢复,也应适当调整饮食方案,避免体重继续增加。

(二)日常活动

1.运动前准备

运动前进行必要的健康评测和运动能力评估,有助于保证运动疗法的安全性和科学性。老年人重点关注心脑血管和运动机能指标,排除运动禁忌证。运动前后应对鞋袜及足部进行常规检查,避免在高温、高湿环境中运动。

2.运动方式

运动方式和项目要与病人的年龄、病情、喜好及身体承受能力相适应,并定期评估,适时调整运动计划,最好的运动方式是喜欢并能坚持下去。

体能和智能水平正常的老年病人,选择能进行、容易坚持的全身或肢体运动方式,如饭后步行、瑜伽、八段锦、太极拳等,也可酌情选择快走、游泳、乒乓球、羽毛球、门球、广播操、运动器械等。结合有计划的抗阻运动,如对掌、举重物、抬腿保持等可帮助老年病人延缓肌肉萎缩。

肥胖病人可通过适当增加有氧运动减少脂肪堆积,处于疾病恢复期、慢性残障状态等的老年病人,鼓励在可耐受时间段、相对固定体位(卧位、坐位或立位)进行四肢关节活动,有助于预防肌肉萎缩及促进疾病康复。

3.运动时间、频率

运动时间从短到长,频率从低到高。糖尿病老年病人,建议每日三餐后适量地近距离活动,避免空腹运动和在胰岛素或口服降糖药作用最强时运动,如在短效胰岛素注射后的1 h左右不宜运动。每周3~5次,结合每天30~45 min的体能和素质锻炼,以增强体质并保持身体灵活性。另外,八大关节(颈部关节、肩关节、肘关节、腕指多关节、脊柱多关节、髋关节、膝关节、踝趾多关节)的适度活动,有助于预防跌倒、防骨折。

4.运动强度

原则上先有氧运动,后抗阻运动,强度从弱到强,最大安全运动心率=220-年龄。一般情况下,建议运动时的心率达到最大安全运动心率的60%~70%。为安全起见,开始阶段保持最大心率的50%,若情况良好,可逐渐增加,以身体能耐受、无不良反应、达到锻炼目的为度。

举例:某病人的年龄是60岁,那么他运动的最大安全心率是每分钟160

(220-60)次,而开始运动时的心率应维持在每分钟80次。也可根据自我感觉估计运动强度,如运动后稍有轻微出汗和乏力,休息后感到轻松愉快,同时次日感到体力充沛,则表示运动量适宜。

5.运动注意事项

(1)监测血糖:因为血糖在运动时降低,容易产生低血糖,有血糖仪的病人,应在运动前后各测血糖1次。

(2)随身携带含糖食物:如低血糖急救食物(15 g含糖食物,如:4片葡萄糖片、4茶勺白糖、150 mL可乐、一个120 g苹果、3~5颗硬糖等)。当血糖较低时及时服下食物以避免低血糖发生。

(3)随身携带糖尿病病人卡片:卡片上应包含病人姓名、家庭地址、联系人和联系方式等信息,以便病人不舒服或需要帮助时,能及时联系病人家属。

(4)选择舒适的鞋袜、每天检查双脚

1)运动时穿舒适合脚的运动鞋,最好是糖尿病病人专用运动鞋。

2)选择适宜的运动场地和环境,避免在酷暑或严寒等恶劣气候环境中运动。

3)避免单独运动,运动中如果出现腿疼、胸疼或胸闷,应立即停止运动,并原地休息,必要时可到附近的医院就诊。

4)糖尿病病人的双脚是最易受伤的部位,每天洗脚时应仔细检查,以便及时发现异常并及时处理。

(三)安全用药

1.及时准确用药

(1)按医嘱整理全天的服药单,按时准确服用。

(2)为避免多服、漏服等现象,可使用口服药分药盒分开摆放。

(3)使用胰岛素笔时,要注意笔与笔芯相互匹配,每次注射前确认笔内是否有足够剂量,药液是否变质等。

(4)关注和学习所用药物疗效和副作用,服药时间与起居、进餐的关系。

2.预防不良反应

(1)磺脲类药物宜早餐前半小时服用,以防低血糖反应。

(2)双胍类药物应餐中或餐后服用,以减轻胃肠道不良反应。

（3）α-糖苷酶抑制剂药物宜与第一口淀粉类食物同时嚼服，同时应避免与胰岛素促泌剂或胰岛素合用，以防出现低血糖。

（4）噻唑烷二酮类药物应遵医嘱服用，密切观察有无水肿、体重增加等不良反应，一旦出现应立即停药就医。

（5）胰岛素制剂根据各剂型起效时间特点给药，注意与进餐时间的关系，预防低血糖。

3.定期检查药品的有效期和质量

建议每3个月清理一次药品，如已开封的胰岛素在正确的贮存条件下有效期为1个月，因此建议胰岛素打开后立即用便利贴写上开封日期和失效日期。除了定期检查有效期之外，在使用前还要检查药品的质量是否有变化，如片剂是否有受潮、变色，胶囊是否粘连、软化，液体制剂是否有结块、发霉、异味等。药品出现质量问题，即使在有效期内也不能使用。

4.药物贮存

不要更换原来的药物包装，药品贮存应严格遵循说明书的要求，放置于防潮、防热、防虫的位置，不可暴晒于阳光下，除另有规定外。未规定贮存温度的一般指常温（室温）10~30 ℃。要求"阴凉处保存"的药品，是指20 ℃以下保存。内服药与外用药应分开放置，所有药品都要放置在小孩不易取拿的地方。

（四）自我管理

1.血糖监测

（1）监测频率：血糖监测以三餐前、餐后2 h及睡前为标准模式，根据个体情况，按照医生建议选择恰当的监测频率。监测血糖的同时，应记录每餐摄入食物和餐后运动情况，以便分析影响血糖变化的因素，从而调整生活习惯。

（2）血糖结果对比：日常所用快速血糖测定仪是采取外周毛细血管血测定血糖，与静脉采血测定的血糖值存在误差，因此首次使用血糖仪时，应与静脉测定血糖值比较，并建议每3个月定期对比。同时，每3~6个月到医院测定HbA1c，以便了解一段时间的总体血糖控制情况，从而合理调整降糖治疗方案。

2.胰岛素注射

（1）胰岛素的贮存：未开封的胰岛素放于2~8 ℃冰箱内冷藏贮存，使用前应提前30 min取出未开封的瓶装胰岛素或胰岛素笔芯,在室温下回暖。正在使用中的胰岛素置于常温下(不超过25~30 ℃)可使用28~30天,同时避免过冷、过热、阳光直射等。

(2)注射部位的选择与轮换:胰岛素皮下注射的常用部位有上臂、腹部、臀部及大腿前外侧。通常腹部注射吸收最快,其次分别为上臂、大腿和臀部。计划使用注射部位,并进行有效轮换,在同一区域注射,须与上一次注射部位间隔1 cm以上。

(3)胰岛素笔的使用

1)核对胰岛素:核对胰岛素名称、剂型、性状,检查笔芯有无破损或漏液,并确认在有效期内。确保有足量的胰岛素,若不足应及时更换新胰岛素。

2)安装笔芯:取下笔帽,旋开笔体与笔芯架,推回活塞杆,将笔芯装入笔芯架后再连接笔体与笔芯架。

3)选部位、消毒:取舒适体位,选择注射部位,75%酒精常规消毒皮肤,消毒范围直径≥5 cm,消毒待干。

4)安装针头:在使用云雾状胰岛素(如中效胰岛素和预混胰岛素)之前,应将胰岛素充分混匀。将胰岛素笔平放在手心中,水平滚动10次,然后用双手夹住胰岛素笔,来回搓动10次,使瓶内药液充分混匀,直至胰岛素转变成均匀的云雾状白色液体。

5)排气、调节剂量:切记使用前及更换笔芯后均应排尽笔芯内空气。排气步骤为注射前,将剂量调节旋钮拨至1~2 IU,针尖向上直立,手指轻弹笔芯架数次,使空气聚集在上部后,按压注射键,可见一滴胰岛素从针头溢出,即表示笔芯内的气泡已排尽,然后再将旋钮调至所需注射的剂量刻度。

6)正确注射:注射前再次核对是否选择了正确的胰岛素(避免把白天使用的短效胰岛素和夜间使用的长效胰岛素混淆)。腹部注射时,用左手拇指、食指和中指捏起皮肤,右手持注射笔,握笔式90°垂直进针。根据注射部位皮下脂肪的厚度选择合适的胰岛素注射针头。对于消瘦的老年人,使用6 mm的注射针头时需要捏起皮肤,正常及肥胖体型老年人不必捏起皮肤。

7)推药、拔针:右手固定笔体,拇指缓慢按压推杆推药,直至读数归零后,继续保持10 s以上再拔出。如捏起皮肤注射,注射完毕应先拔出针头,再松开捏起的皮肤。

8)规范处理针头:注射后的针头,采用单手套上针帽,然后放入不易刺破的硬质容器中集中丢弃,以避免伤及他人。胰岛素笔的注射针头应按规范一次性使用,以防发生污染、倒钩、断针等不良事件。

9)注意事项:根据胰岛素类型及时进餐,如速效胰岛素注射后10 min之内必须进餐,短效胰岛素注射后15~30 min开始进食,以免发生低血糖反应。

3.足部护理

(1)检查足部:每天晚上检查足部,可借助镜子或让家人帮助检查。检查是否有伤口、老茧、红肿和足趾感染。

(2)正确洗脚:由于神经病变,患肢感觉迟钝,洗脚时应选择温水,避免水温过高或发凉,也不要泡脚以免浸渍。洗脚后擦干皮肤和脚趾间的缝隙,以防感染。

(3)足部皮肤护理:干性皮肤可在脚背和脚底涂擦保湿润肤霜,但是不要在脚趾间擦涂乳液或霜液,以防潮湿引发感染。处理鸡眼和老茧前需软化皮肤,避免损伤后引起感染。

(4)勤修脚趾甲

1)在洗净并擦干脚后,用指甲刀平着修剪趾甲,切忌向两侧甲沟深剪,以免引起甲沟炎。

2)修剪趾甲后,用金刚砂板或指甲锉打磨趾甲上的棱角直至光滑,防止趾甲长入皮肤形成嵌甲。

3)如自己处理不便,或者趾甲太厚、泛黄、趾甲弯曲、嵌甲,应到医院进行处理。

(5)穿好鞋袜

1)避免光脚走路和穿鞋,以防损伤皮肤。

2)选择透气性好的浅色棉袜和宽松舒适的鞋子。

3)穿鞋之前注意检查鞋子里有无遗留异物。

（6）避免冷热刺激

1）足部忌冷敷，以防冻伤。

2）忌用热水袋或暖壶取暖，以防烫伤。

3）天气寒冷时，可通过调高房间温度、穿着保暖棉裤、鞋袜等方法御寒。

（7）保持足部血流通畅

1）坐位时抬高下肢，不要长时间保持交叉腿状态。

2）每天2~3次扭动脚趾和脚踝，以帮助血液流动到脚和腿部。

3）不要穿紧身衣裤、弹性过强的袜子，不用橡胶条带绑扎腿部。

4）不要抽烟，烟碱会导致血管收缩，影响脚部的血液供应。

（8）确保医务人员能够完成工作

1）每次就诊时主动提醒医生检查足部。

2）每年至少检查一次足部的感觉和血管情况。

3）主动要求医务人员指导如何去照顾自己的脚。

4）有足部关节病变和溃疡时，建议选用糖尿病足专用鞋。

（9）关注血糖

1）与医务人员共同制定药物治疗计划，共同管理好血糖。

2）在医务人员指导下选择安全合适的运动方式和可耐受的运动量。

3）和医务人员一起讨论和制定饮食方案。

（10）选择鞋子的技巧

1）选鞋子时，要让脚趾有足够的空间（图4-3）。

2）橡胶或塑料鞋，不能拉伸或透气，不适合糖尿病病人使用。

3）不要穿带有尖头或高跟的鞋子，以免脚趾压力太大。

4）建议下午买鞋，此时脚最大，容易选到合适的鞋。

5）糖尿病足病人，若脚部畸形或截趾，则需要特殊的鞋子。

6）购买塑形鞋垫，帮助足底减压。

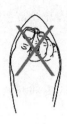
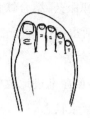

错误鞋类　　　　　　　正确鞋类

图4-3　糖尿病病人鞋子的选择

4.糖尿病日记

糖尿病病人可在糖尿病专科护士的指导下记录糖尿病日记,包括自己的饮食、运动、胰岛素注射的动态变化及不良反应等情况,有计划地进行血糖、血压的自我监测并记录,学会分析影响血糖变化的因素,并与医务人员讨论解决方法。示例见表4-6。

表4-6　糖尿病日记

日期　　　时间 项目		早		中		晚		睡前
		空腹	餐后2 h	餐前	餐后2 h	餐前	餐后2 h	
血糖								
用药	药名							
	剂量							
饮食								
血压								
运动								
备注								

(五)情绪管理

1.认识疾病

糖尿病并不可怕,它是一种十分常见的慢性疾病,已有非常成熟的治疗方案。只要控制得当,每个糖尿病病人都能很好地带病生活,维持较好的生活质量。

2.关注现在和未来

已经生病是无法回避的事实,只有正确面对,相信科学,配合医务人员做好糖尿病管理,规律服药,结合饮食和运动治疗,并经常与病友交流经验,放宽心态,才能让自己活得更快乐。

3.自我调适的方法

(1)放松情绪:循序渐进地放松全身肌肉,从头部开始直至全身,目的是放松情绪,改变精神紧张状态。

1)选择一处清静的环境,采用轻松自然的姿势,使全身肌肉放松。

2)闭目,做深呼吸。

3)脑子里想象自己去过或者想要去的宁静、秀美的大自然环境。

(2)转移注意力:心情不好时,不闷在家里做事或埋头工作,应走出去,换个环境,看看花草树木,唱歌跳舞,听音乐,或者与朋友聊天,让自己放松和平静下来。

(3)宣泄情绪:进行一项适宜的运动,比如慢跑、拍皮球、打沙包。在无人的空间大声喊出来。点一餐美食、买一束花。必要时也可咨询心理医生。

(六)门诊随访

1.随访目的

了解近期血糖总体水平、鉴别是否存在应激性高血糖、及时发现和治疗并发症。

2.随访内容

每1~3个月监测体重1次,每3~6个月复查HbA1c(无须空腹),每6~12个月监测肝肾功能、血脂。随访时携带居家时空腹血糖、餐后2 h血糖和随机血糖监测值,让医务人员更全面地了解血糖动态变化。如有异常不适,应及时就诊。

参考文献

1.国家老年医学中心,中华医学会老年医学分会,中国老年保健协会糖尿病专业委员会.中国老年糖尿病诊疗指南(2021年版)[J].中华糖尿病杂志,2021,13(1):14-46.

2.LeRoith D.,Biessels G.J.,Braithwaite S.S.,et al. Treatment of Diabetes in Older Adults: An Endocrine Society Clinical Practice Guideline[J]. J Clin Endocrinol Metab,2019,104(5):1520-1574.

3.Bornstein S.R.,Rubino F.,Khunti K.,et al. Practical Recommendations for the Management of Diabetes in Patients with COVID-19[J].Lancet Diabetes Endocrinol,2020,8(6):546-550.

4.中华医学会糖尿病学分会.中国2型糖尿病防治指南(2020年版)[J].中华糖尿病杂志,2021,13(04):315-409.

5.《中国老年2型糖尿病防治临床指南》编写组.中国老年2型糖尿病防治临床指南(2022年版)[J].中国糖尿病杂志,2022,30(01):2-51.

6.中华医学会肾脏病学分会专家组.糖尿病肾脏疾病临床诊疗中国指南[J].中华肾脏病杂志,2021,37(03):255-304.

7.尤黎明,吴瑛.内科护理学[M].北京:人民卫生出版社,2022.

8.曹亚男,朱燕妮,钟赛琼,等.2型糖尿病患者饮食管理的最佳证据总结[J].护理学杂志,2021,36(18):86-90.

9.杨冰,马国斌.低脂饮食和低碳水化合物饮食对糖尿病肥胖老年患者能量消耗和身体成分的影响比较[J].中国老年学杂志,2021,41(20):4372-4375.

10.中华医学会糖尿病学分会,中华医学会感染病学分会,中华医学会组织修复与再生分会.中国糖尿病足防治指南(2019版)(Ⅰ)[J].中华糖尿病杂志,2019(02):92-108.

11.中华护理学会.胰岛素皮下注射:中华护理学会团体标准(T/CNAS 21-2021)[S].2021.

12.Schaper, N.C., Van Netten, J.J., Apelqvist, J., et al. Practical Guidelines on the Prevention and Management of Diabetic Foot Disease (IWGDF 2019 update)[J]. Diabetes Metab Res Rev. 2020,36(S1):e3266.

13.王俊思,白姣姣,孙皎,等.老年糖尿病患者嵌甲矫正护理技术的应用研究[J].护士进修杂志,2019,34(12):1124-1126.

（李凯平　昝利萍）

第五章　动脉硬化闭塞症

动脉硬化闭塞症(arteriosclerosis obliterans,ASO)是一种全身性疾患,可发生在大、中动脉,涉及腹主动脉及其远侧主干动脉时,会引起下肢慢性缺血。男性多见,发病年龄多在45岁以上,发病率有增高趋势。下肢动脉硬化闭塞症(lower extremity arteriosclerosis obliterans,LEASO)是一种由于动脉硬化造成下肢供血动脉内膜增厚、管腔狭窄或闭塞,进而导致肢体血液供应不足,从而引起下肢间歇性跛行、皮温降低、疼痛甚至发生溃疡或坏死等临床表现的慢性进展性疾病,常为全身性动脉硬化血管病变在下肢动脉的表现。外周动脉疾病(peripheral arterial disease,PAD)泛指除冠状动脉和颅内动脉之外的动脉狭窄与扩张性疾病,且该病下肢疾病病变多于上肢,因此,外周动脉疾病通常指下肢动脉硬化闭塞症。

一、流行病学

2010年,全球范围内约有2.02亿人患有下肢动脉硬化闭塞症,比2000年增长23.5%,2015年的患病人数增加了22%,约2.46亿人,下肢动脉硬化闭塞症成为仅次于冠心病和脑卒中的第三大动脉粥样硬化性疾病。高收入国家的患病率高于中等收入和低收入国家,但从人口规模来看,在中等收入和低收入国家中,患外周动脉疾病的比例更高。

从2000年到2015年,全球外周动脉疾病的患病率大约增加了45%。患外周动脉疾病的年龄段在各大地区中构成比最高分别为:美洲地区55~64岁、欧洲地区65~74岁、非洲地区25~34岁、东南亚地区和西太平洋地区45~54岁。据统计,在全球233个国家或地区中,中国、印度和美国的外周动脉疾病病例最多。

外周动脉疾病病人的心血管事件和死亡率通常与冠状动脉疾病和脑动脉疾病有关。据统计,39%的外周动脉疾病病人同时患有冠状动脉疾病,10%的外周动脉疾病病人同时患有脑动脉疾病,13%的外周动脉疾病病人同时患有冠状动脉疾病和脑动脉疾病。在早期外周动脉疾病病人的研究中,40%~60%的病人死亡是由冠状动脉疾病引起的,10%~20%是由脑动脉疾病引起的,约10%是由于其他心血管原因引起的(如主动脉瘤破裂),约40%的死亡与非心血管类疾病相关。

随着疾病的进展,外周动脉疾病病人可能会出现间歇性跛行和严重肢体缺血,包括缺血性静息痛、溃疡或坏疽。症状出现后1年内截肢的风险高达25%。2015年,美国因外周动脉疾病而截肢的人数达50.4万,预计2050年数值将增加一倍。与非外周动脉疾病病人相比,外周动脉疾病病人的死亡风险高3~5倍,根据美国心脏协会和疾病控制中心的统计数据,每天大约有2400名美国人死于外周动脉疾病。美国外周动脉疾病病人每年消耗医疗费为100亿~200亿美元,预计2030年数值将翻倍。外周动脉疾病病人的人均年支出为11553.63美元,需要截肢的严重外周动脉疾病病人手术后的人均年平均医疗费用为55700美元。

2012~2015年,中国下肢动脉硬化闭塞症(年龄≥35岁)的患病人数约4530万,这些病人常合并其他慢性疾病。2002~2007年,中国外周动脉疾病病人的平均截肢率为8.83%,每年因外周动脉疾病截肢的为120~150/百万人,且其中15%再次行膝上截肢,15%则需行对侧截肢。另外,有医疗机构报道,外周动脉疾病病人的人均住院费用(2008~2018年)为76469.40元人民币。

二、病因和发病机制

1.内膜损伤

血管内皮细胞具有自我修复功能,但在血管内膜损伤广泛时,愈合过程可能会伴随有平滑肌细胞增殖、迁移和内膜增厚等一系列反应。机械力(管壁的剪切力升高)、高血压、代谢性中间产物、免疫反应和血管活性物质,均可引起内膜损伤和剥脱。内膜剥脱使内膜下组织暴露于血液循环中,刺激血小板聚集、释放血小板获得性生长因子,使平滑肌细胞由收缩型向增殖型转变,细胞外基质聚集,甚至脂质沉积、纤维帽和斑块形成。

2.脂质浸润

动脉粥样硬化病变中的脂质主要是由血浆脂蛋白浸润而来,血浆脂蛋白是脂质和蛋白质的复合体。根据脂肪密度不同,分为高密度脂蛋白、低密度脂蛋白、极低密度脂蛋白和乳糜微粒四种。与动脉粥样硬化有关的主要是低密度脂蛋白。

3.平滑肌细胞增生

动脉管壁的中膜由平滑肌细胞、弹性纤维和胶原纤维为主组成。当血管内膜损伤或脂质代谢紊乱,平滑肌细胞由收缩型向增殖型转变。动脉粥样硬化时,平滑肌细胞可从动脉管壁中层移行和增殖到内膜。

4.血流冲击

血流冲击在动脉分叉部位,或某些特殊的解剖部位,如股动脉的内收肌管裂口处造成的剪切力,可能对动脉管壁造成慢性机械性损伤。

三、危险因素

1.年龄

外周动脉疾病与年龄有关,随着年龄的增长,其患病率显著增加。在大多数种族和族裔群体中,在40~49岁中某个年龄开始,外周动脉疾病的患病率在随后的每10年增加一倍。因此,美国心脏协会和美国心脏病学会建议,对65岁及以上的成年人进行外周动脉疾病筛查。

2.性别

外周动脉疾病患病率在男性和女性中是相同的(3.7%),但ABI的临界值在女性中要高得多。女性表现为某些类型的非典型疼痛,而男性以低ABI或较严重的症状性疾病为主要临床表现。

3.种族

据调查显示,美国40岁以上的成人的外周动脉疾病患病率在非洲裔美国人中最高,其次是美国原住民和非西班牙裔白人,西班牙裔美国人和亚裔美国人最低。外周动脉疾病在东亚的患病率较低。

4.肥胖

据研究发现,BMI与外周动脉疾病呈正相关。

5.吸烟

吸烟可使患外周动脉疾病的风险增加2~3倍,吸烟对外周动脉疾病的影响持续长达30年,疾病的严重程度和吸烟量呈正相关。吸烟可增加外周动脉缺血、心肌梗死、脑卒中和死亡的危险,增加慢性下肢缺血和截肢的危险。

6.糖尿病

糖尿病被认为是外周动脉疾病最强的危险因素之一。糖尿病使外周动脉疾病发生率增加2~4倍,糖尿病病人HbA1c每增加1%,患动脉硬化闭塞症的风险增加26%。糖尿病病人发生慢性下肢缺血的风险高于非糖尿病病人,且截肢率高7~15倍。

7.高血压

作为主要危险因素之一,高血压的相对危险度弱于吸烟和糖尿病。一项长达25年的长期随访研究表明,收缩压与外周动脉疾病存在剂量反应关系,只有当舒张压≥90 mmHg时,才能观察到外周动脉疾病的额外风险,血压(特别是收缩压)与下肢慢性缺血密切相关。

8.高脂血症

高脂血症使下肢动脉硬化闭塞症的患病率增高,出现间歇性跛行的危险增加。总胆固醇、低密度脂蛋白胆固醇、甘油三酯和脂蛋白a水平升高是外周动脉疾病的独立危险因素。另外,低密度脂蛋白增高是独立危险因素,与动脉粥样硬化发病率呈正相关,而高密度脂蛋白与动脉粥样硬化发病率呈负相关。空腹胆固醇水平>7 mmol/L的人群,间歇性跛行的发病率成倍增加。总血脂浓度与高密度脂蛋白的比值是反映下肢动脉硬化发生的最佳预测指标之一。

9.炎症指标

炎症已成为全身性动脉粥样硬化的重要风险标志,炎症指标(C反应蛋白)增高的人群与同龄无症状人群相比,5年后发展为下肢动脉硬化闭塞症的概率明显增高。

10.高同型半胱氨酸血症

同型半胱氨酸是动脉粥样硬化的独立危险因素,约 30% 的动脉硬化闭塞症病人存在高同型半胱氨酸血症。相对于普通人群,动脉硬化闭塞症病人中高同型半胱氨酸的合并概率明显增高。

11.血栓形成

血栓形成已成为外周动脉疾病的重要治疗靶点,大量研究表明,凝血级联激活与外周动脉疾病有关。D-二聚体是血液中纤溶过程中释放的纤维蛋白降解产物,是血栓形成的常见生物标志物。纤溶受损的标志物,包括纤溶酶原激活物抑制剂和组织纤溶酶原激活物的抗原水平的升高也与外周动脉疾病相关。

12.血小板激活

血小板活化增强可能促进外周动脉疾病的发展,与健康对照者相比,间歇性跛行和慢性下肢缺血病人均表现出更高的血小板聚集,这与疾病的严重程度成正比。

13.微血管疾病

外周动脉疾病历来被认为是一种大动脉疾病。然而,多项研究表明,微血管疾病可能在外周动脉疾病的发生、发展中发挥重要作用,微血管疾病与截肢的相关性强于主要不良心血管事件。

14.慢性肾脏疾病

多项研究表明,根据肌酐水平定义的慢性肾脏疾病与外周动脉疾病存在关联,尤其是在需要透析的肾脏疾病的终末期。

15. 工业化

长期暴露在空气污染中已被证明对动脉粥样硬化疾病的发展有影响。有研究表明,在德国,道路交通造成的污染与暴露在环境中的个体 ABI 降低有关。我国的一项研究表明,与生活在农村地区的人相比,生活在城市的人患外周动脉疾病的风险增加了 2~3 倍,独立于传统的心血管危险因素。工业副产品,包括铅和镉等有毒金属会增加患外周动脉疾病的风险。

四、临床表现

1.间歇性跛行

间歇性跛行是一种由运动诱发的症状,常发生在小腿后方,会导致行走受限,主要临床表现为下肢运动后产生疲乏、疼痛或痉挛,短时间休息后(常少于10 min),疼痛和不适感可缓解,再次运动后症状又出现。

跛行距离可以提示缺血的程度。下肢动脉供血不足通常会导致下肢肌群缺血性疼痛,症状在运动过程中尤为明显,一般表现为小腿疼痛。当血管病变位于近心端时(如主髂动脉闭塞、髂内或股深动脉病变),间歇性跛行也可发生于大腿或臀部,即臀肌跛行。症状的严重程度从轻度到重度不等,可严重影响病人的生活质量,部分病人因其他病变导致日常活动受限时症状可不典型。除下肢动脉硬化闭塞症外,动脉纤维肌发育不良、主动脉缩窄、腘动脉瘤、腘动脉窘迫综合征、多发性大动脉炎、血栓闭塞性脉管炎等多种非动脉粥样硬化性血管病变,均可引起下肢间歇性跛行。此外,多种神经源性疾病、肌肉关节性疾病和静脉疾病也可能产生小腿疼痛症状,因此间歇性跛行的病因需要鉴别诊断(表5-1)。

表5-1 间歇性跛行的鉴别诊断

疾病	症状部位	症状性质	症状与运动的关系	休息的影响	体位的影响	其他特点
间歇性跛行(小腿)	小腿肌群	痉挛性疼痛	一定程度的运动后发生	很快缓解	无	重复性
间歇性跛行(髋部、大腿、臀部)	髋部、大腿、臀部	疼痛及无力感	相同程度的运动后发生	很快缓解	无	重复性
间歇性跛行(足)	足、脚弓	严重的深部疼痛和麻木感	相同程度的运动后发生	很快缓解	无	重复性
慢性骨筋膜室综合征	小腿肌群	突发紧痛	一定程度运动后(如慢跑)发生	缓解很慢	抬高肢体可快速缓解	常见于肌肉发达的运动员

续表

疾病	症状部位	症状性质	症状与运动的关系	休息的影响	体位的影响	其他特点
静脉性跛行	全下肢，但大腿及腹股沟的症状通常更重	突发紧痛	步行后发生	缓解很慢	抬高肢体可快速缓解	髂股深静脉血栓形成史，静脉淤血及水肿征象
神经根的压迫（如椎间盘突出）	沿患肢向下的放射性疼痛，常见于后方	针刺样疼痛	立即或很短时间内发生	不能很快缓解	调整后背位置可能有助于缓解	有背部疾病史
症状性腘窝囊肿	膝关节后方沿小腿向下的疼痛	肿胀、酸痛、压痛	运动时发生	不能缓解	无	无间歇性跛行
髋关节炎	髋部、大腿、臀部	疼痛	不同程度的运动后发生	不能很快缓解	下肢获支撑的坐姿可缓解	多变，可能与活动量和天气变化有关
脊髓压迫症	髋部、大腿、臀部（相应皮节）	无力感多于疼痛感	行走或站立相同时间后发生	不能缓解	坐或前屈改变腰椎屈曲压力可缓解	频繁发作，背部疾病史，腹内压增高可诱发症状
关节炎、炎症反应	足、脚弓	酸痛	不同程度的运动后发生	不能很快缓解	症状部位不承重可缓解	多变，可能与运动量有关

2. 严重下肢缺血

严重下肢缺血是指患有下肢动脉硬化闭塞症的病人的肢体处于严重缺血阶段。典型的临床表现包括静息痛（持续2周以上）、溃疡、坏疽，踝收缩压<50 mmHg（1 mmHg=0.133 kPa）或趾收缩压<30 mmHg 等。其严重程度取决于下肢缺血程度、起病时间以及有无诱发加重的因素。

静息痛是指休息时仍然持续存在的肢体缺血性疼痛。疼痛部位多位于肢端，往往发生于前足或足趾。静息痛在夜间或平卧时明显，病人常常需将患足置于特定位置以改善症状，如屈膝位或者将患足垂于床侧。静息痛应与周围神经病变产生的疼痛相鉴别，后者常见于椎管狭窄和糖尿病病人。椎管狭窄压迫神经根引起的疼痛，在直立或后伸等体位变化时会进一步加重。存在糖尿病周围神经病变的病人,振动觉和位置觉会受损,导致反射减弱。

患肢缺血持续加重可出现肢端溃疡,严重者发生肢体坏疽,合并感染可加速坏疽。缺血性溃疡多见于足外侧或足趾,所有足趾都可能受累,常伴有疼痛。少数病例的溃疡可发生在足背。足部缺血并受到损伤时(例如不合脚的鞋子导致的摩擦或热水袋导致的烫伤),可使溃疡发生在不典型的部位。由于足部溃疡形成原因较多,需进行鉴别:①静脉性溃疡,多发生于下肢内踝上方(足靴区),是静脉血流淤滞引起的溃疡,典型表现是溃疡周围湿疹和皮肤色素沉着。②周围神经病变性溃疡,由于代谢性疾病(如糖尿病)、肾功能衰竭、手术或创伤等因素导致外周神经受损,患肢保护性感觉丧失,局部压力负荷过大,反复受到机械压力的部位可发生溃疡。③神经性溃疡,通常发生于身体承重部位,有鸟眼状外观和较厚的胼胝,溃疡周围皮肤感觉丧失,无痛感,触诊足部温暖,肢体远端动脉搏动存在。

3.急性下肢缺血

下肢动脉硬化闭塞症的起病过程一般较缓慢,但当其合并急性血栓形成或动脉栓塞时,肢体动脉灌注突然迅速减少,可出现急性下肢缺血。该病既可发生在已有动脉硬化闭塞症临床表现的病人,也可发生在既往无典型症状的病人。急性下肢缺血的典型表现为"6P"症状,即疼痛(pain)、麻木(paralysis)、感觉异常(paresthesia)、苍白(pallor)、皮温降低(poikilothermia)、无脉(pulselessness)。

症状严重程度常常取决于血管闭塞的位置和侧支代偿的情况。典型的动脉栓子多位于动脉分叉处,腹主动脉分叉处栓塞可导致双侧肢体缺血,股总动脉栓塞累及股深、股浅动脉,腘动脉栓塞累及胫前、胫后和腓动脉。疼痛是病人急诊就医的最常见症状。病人通常主诉足部及小腿疼痛感。

4.分期

下肢动脉硬化闭塞症的严重程度可根据其临床症状的严重程度分为不同等级,Fontaine分期有四期,Rutherford分级有六级(表5-2)。

(1)Fontaine Ⅰ期(Rutherford 0级):轻微症状或无症状期。病人无明显临床症状,或仅有麻木、发凉自觉症状。经检查发现患肢皮肤温度较低,色泽较苍白,足部和(或)胫后动脉搏动减弱,ABI<0.9。此时,患肢已有局限性动脉狭窄病变。

（2）Fontaine Ⅱ期（Rutherford 1~3级）：间歇性跛行期。根据最大间歇性跛行距离分为：Ⅱa期＞200 m；Ⅱb期≤200 m。患肢皮温降低、苍白更明显，可伴有皮肤干燥、脱屑、趾（指）甲变形、小腿肌萎缩。足部和（或）胫后动脉搏动消失。下肢动脉狭窄的程度与范围较Ⅰ期严重，肢体依靠侧支代偿而保持存活。

（3）Fontaine Ⅲ期（Rutherford 4级）：静息痛期。其疼痛剧烈且呈持续性，夜间更明显，会迫使病人屈膝护足而坐，或辗转不安，或借助肢体下垂以求减轻疼痛。除Ⅱ期所有症状加重外，趾（指）腹色泽暗红，可伴有肢体远侧浮肿。动脉已有广泛、严重的狭窄，侧支循环已不能代偿静息时的血供，组织濒临坏死。

（4）Fontaine Ⅳ期（Rutherford 5、6级）：组织坏死期。患肢除静息痛外，还会出现趾（指）端发黑、干瘪、坏疽或缺血性溃疡。如果继发感染，干性坏疽将转为湿性坏疽，并出现发热、烦躁等全身毒性症状。病变动脉完全闭塞，ABI＜0.4。侧支循环所提供的血流，已不能维持组织存活。

表5-2　下肢 ASO 的 Fontaine 分期和 Rutherford 分级

Fontaine 分期		Rutherford 分级	
期数	临床表现	级数	临床表现
Ⅰ期	轻微症状或无症状	0级	轻微症状或无症状
Ⅱa期	轻度间歇性跛行	1级	轻度间歇性跛行
Ⅱb期	中、重度间歇性跛行	2级	中度间歇性跛行
		3级	重度间歇性跛行
Ⅲ期	静息痛	4级	静息痛
Ⅳ期	组织坏死（溃疡、坏疽）	5级	轻微组织缺损
		6级	组织溃疡、坏疽

五、诊断方法

（一）辅助检查

1.踝肱指数

踝肱指数是指踝部动脉收缩压与上臂（肱动脉）收缩压的比值，是通过肢体的节段性压力测量获得，是客观评估缺血严重程度方法中最简便、可重复的无创检查方法。计算方法：踝部动脉（胫后动脉或足背动脉）收缩压与上臂收缩压(取左右手臂数值高的一侧)的比值。正常值为 1~1.4,ABI<0.9 可诊断为下肢缺血,ABI<0.4 提示严重肢体缺血。

当高度怀疑下肢缺血但静息 ABI 正常时,测量运动后(平板运动试验)的 ABI 对其确诊有帮助,具体方法:先测定病人静息状态下的 ABI,随后病人以 3.5 km/h 的速度在坡度为 12°的平板检查仪上行走,出现间歇性跛行症状时测量运动后的 ABI,ABI 明显降低提示下肢缺血。正常人运动后踝部血压的变化是轻度升高或较静息血压减低不超过 10%,如果踝部血压降低超过 20 mmHg,在 5 min 之内恢复,则提示运动试验阳性。这种方法对于主髂动脉狭窄以及鉴别诊断神经性和血管性跛行有帮助。

长期糖尿病病人、长期透析病人和老年病人由于血管动脉壁中膜钙化会导致假性高压,ABI 不能有效评估血管病变程度,因此,可通过趾肱指数(toe-brachial index,TBI)来评估血管供血状态,因为其趾端动脉通常钙化不严重。TBI<0.7 即可诊断为下肢缺血。

2.超声检查

超声检查是筛查动脉硬化闭塞症的首选检查方法,通过二维超声图像可以测量内中膜厚度、斑块大小,明确斑块性质,同时结合彩色多普勒成像及频谱多普勒可以诊断动脉狭窄或闭塞的部位和阻塞程度,并提供收缩期峰值流速、病变部分与病变近心端的峰值流速比值、搏动指数等血流动力学参数。超声检查还可评价腔内治疗及开放手术的疗效。随着设备性能不断提高,超声图像清晰度随之改善,从而提高了诊断准确性,但其准确性依赖仪器及操作者的水平,因此尚有一定的局限性。

3.计算机断层血管造影

计算机断层血管造影是术前常用的无创伤性诊断方式,可准确评估下肢动脉包括肾动脉分叉部位以下的腹主动脉、髂动脉、股动脉、腘动脉以及胫腓动脉节段性狭窄和闭塞情况。其优点为:①图像清晰。②三维空间关系明确。③图像可任意角度旋转,可以从各个方向和角度显示腔内状态。④原始图像可以反复处理。⑤创伤小。由于动脉壁的钙化影响动脉的有效显影,CTA 图像对远端小动脉的显影有时不理想,这时可通过观察横断面原始图像,提高诊断准确性。

4.磁共振血管造影

磁共振血管造影是术前常用的无创性诊断方法，可显示动脉硬化闭塞症病人的解剖部位和动脉狭窄程度。MRA是一种接受原子核在磁场内共振所产生的信号并将其重建成像的技术。对于肾功能不全、造影剂过敏和动脉造影有困难者可选择MRA，但MRA图像有时会夸大动脉狭窄程度，另外，体内有铁磁性金属植入物时不宜采用MRA。此外，MRA还有扫描时间长、老年或幼儿病人耐受性差等缺点。

5.数字减影血管造影

数字减影血管造影（digital subtraction angiography，DSA）可以准确显示动脉狭窄或闭塞的部位和侧支循环，能够了解病变近、远侧血管流入道和流出道的情况，目前仍然是诊断动脉硬化闭塞症的"金标准"。随着CTA和MRA成像技术的提高，DSA作为一种有创检查，有一定的并发症发生率，较少单独用于诊断。

6.血管内超声

血管内超声（intravascular ultrasound，IVUS）的原理是利用导管将高频微型的超声探头导入血管腔内进行检测，然后再通过数字电子成像系统来显示目标血管壁的组织结构和斑块形态的细微解剖信息。不同于常规超声的无创操作，血管内超声需要在导管室进行操作，根据需要处理的病变不同选择合适的穿刺入路，利用导丝导管到达需要观察的病变部位后，在透视引导下将带有超声探头的导管引入远端，调整需要观察的范围，去除伪影，将导管置于管腔中心后缓慢回撤至导管近端，同时记录回撤过程中的影像，根据所得超声图像进一步分析血管腔内情况。

IVUS除了显示管腔信息如管腔直径、横截面积之外，还能清晰实时显示斑块大小、类型（硬斑块和软斑块）、位置（向心斑块和偏心斑块）、病变长度、管壁结构以及夹层、血栓、溃疡等血管的全层环行结构。因此，严格意义上讲，IVUS才是诊断血管疾病的真正"金标准"。由于其耗时长、价格昂贵，因此在临床实际工作（外周血管介入治疗）中普及率低。

(二)诊断标准

(1)年龄>40岁。

(2)有吸烟、糖尿病、高血压、高脂血症等高危因素。

(3)有下肢动脉硬化闭塞症的临床表现。

(4)缺血肢体远端动脉搏动减弱或消失。

(5)ABI<0.9。

(6)彩色多普勒超声、CTA、MRA和DSA等影像学检查显示相应动脉狭窄或闭塞等。

符合上述诊断标准前4点的就可以作出下肢动脉硬化闭塞症的临床诊断。ABI和彩色多普勒超声可以判断下肢缺血程度。确诊和拟定外科手术或腔内治疗方案时,可根据需要进一步进行CTA、MRA、DSA等检查。

(三)鉴别诊断

下肢动脉硬化闭塞症除需排除非血管疾病,如腰椎间盘突出、腰椎管狭窄、坐骨神经痛、多发性神经炎及下肢骨关节疾病等引起的下肢疼痛或跛行外,还应与下列动脉疾病进行鉴别。

1.急性动脉栓塞

血栓主要来源于左心房、心脏瓣膜置换手术后或大动脉病变等,尤其多见于冠心病伴房颤和二尖瓣狭窄。典型表现为"6P"症状,即疼痛、麻木、感觉异常、苍白、皮温降低和无脉。

2.血栓闭塞性脉管炎

好发于青壮年,多为男性,是一种以中、小动脉节段性、非化脓性炎症和动脉腔内血栓形成为特征的慢性闭塞性疾病,主要侵袭四肢,尤其是下肢的中、小动脉和静脉,引起患肢远侧段缺血性病变。常有吸烟史,往往有反复发作的游走性浅静脉炎病史和肢体溃疡或坏疽同时存在,通常不伴有冠心病、高血压、高脂血症与糖尿病。

3.多发性大动脉炎

多见于青年女性,病变部位可为多发性,主要累及主动脉及其分支起始部,可出现颅脑或上下肢缺血症状。若累及肾动脉,会因肾动脉狭窄出现肾血管性高血压。病变活动期有发热、血沉增快及免疫检验异常。

4.糖尿病足

以糖尿病及其多脏器血管并发症同时存在为特点,除了因糖尿病动脉硬化引起肢体缺血的临床表现外,还存在运动神经病变引起足部肌无力、萎缩及足畸形,感觉神经病变引起肢体疼痛、冷热以及振动感觉异常或丧失,交感神经病变引起足部皮肤潮红,皮温升高与灼热痛。感染后引起糖尿病足溃疡或坏疽,多见于趾腹、足跟及足的负重部位,溃疡向深部组织(肌腱、骨骼)潜行发展。

六、治疗方案

(一)针对心血管危险因素的治疗

1.降脂药物治疗

下肢动脉硬化闭塞症病人都推荐降脂治疗。他汀类药物主要适用于血中总胆固醇及低密度脂蛋白胆固醇增高为主的病人,应控制低密度脂蛋白水平<2.6 mmol/L,对于具有缺血高风险的下肢动脉硬化闭塞症病人建议控制低密度脂蛋白水平<1.8 mmol/L。作为已被公认为外周动脉疾病的一线治疗药物,他汀类药物治疗还可减少跛行、严重肢体缺血、血管重建术或截肢的进展,这是使用非他汀类降脂疗法(如纤维酸酯、胆汁酸隔离剂、烟酸和胆固醇吸收抑制剂)无法观察到的。

2.降压药物治疗

治疗原则:小剂量开始,优先选择长效制剂,联合应用及个体化。常用降压药物包括CCB、ARB、ACEI、利尿剂和β受体阻滞剂五类,以及由上述药物组成的固定配比复方制剂。对于仅合并高血压的下肢动脉硬化闭塞症病人建议控制血压<140/90 mmHg,对于有高血压同时合并糖尿病或慢性肾病的下肢动脉硬化闭塞症病人建议控制血压<130/80 mmHg。

3.降糖药物治疗

对于合并糖尿病的下肢动脉硬化闭塞症病人,必须加强饮食管理。控制血糖目标值:空腹 80~120 mg/dL(4.44~6.7 mmol/L),餐后血糖 120~160 mg/dL(6.7~8.9 mmol/ L),HbA1c<7%。

4.戒烟

戒烟是预防和治疗下肢动脉硬化闭塞症的重要措施之一。应严格要求并督促吸烟者戒烟,如戒烟困难可在替代治疗辅助下完成。药物疗法:首选尼古丁替代治疗(NRT)或非尼古丁药物治疗(盐酸安非他酮)。心理及行为干预:催眠疗法、电话戒烟专线、群体行为治疗。

(二)间歇性跛行的治疗

下肢动脉硬化闭塞症的药物治疗基本原则是抗血小板、扩张血管、抗凝、溶栓和镇痛等。

1.抗血小板药物

抗血小板药物的作用是抑制血小板活化、黏附、聚集和释放,从而预防血栓形成、保护血管内皮细胞、扩张血管和改善血液循环,进而有效延缓动脉硬化闭塞症的发展,预防腔内或手术治疗后动脉的再狭窄。推荐使用的抗血小板药物包括阿司匹林、氯吡格雷等。强烈建议有症状的外周动脉疾病病人使用抗血小板药物,以降低发生重大不良心血管事件如心梗、脑卒中及血管源性死亡的风险。每天服用较低剂量(75~150 mg)阿司匹林与高剂量抗血小板药物相比,一样有效,但出血风险较低。阿司匹林联合氯吡格雷可降低有症状的下肢动脉硬化闭塞症病人心血管事件的发生率,但应警惕出血风险。介入治疗后需进行至少1个月的双联抗血小板治疗,之后改为单药抗血小板治疗。血管转流手术后一般建议单药抗血小板治疗,部分情况可能需要抗凝治疗。

2.扩血管药物

(1)前列腺素类:前列腺素类包括一系列炎症介质,主要是前列腺素 E_1,前列环素和伊洛前列素。该类药物通过抑制血小板和白细胞活化,抑制血小板黏附和聚集,以及通过抗血栓形成和纤维蛋白溶解活性促进血管舒张和血管内皮细胞保护来起作用。

（2）西洛他唑：是磷酸二酯酶抑制剂，有直接扩张血管的作用，并有一定的抑制血小板聚集的作用，可有效缓解下肢缺血引起的间歇性跛行及疼痛等症状，是泛大西洋协作组织（trans-atlantic inter-society consensus，TASC）推荐的治疗间歇跛行的首选药物，但不能应用于有心力衰竭病史的病人。副作用有心悸、头晕、头痛和腹泻等。西洛他唑可使有间歇性跛行症状的外周动脉疾病病人在跑步机上的行走能力提高约25%~40%。

（3）沙格雷酯：是5-羟色胺受体拮抗剂，可拮抗5-羟色胺导致的血管收缩，同时还具有抑制血小板黏附的作用。临床上，沙格雷酯可用于改善微循环，促进侧支形成，减轻外周动脉疾病病人疼痛及冷感等症状。

3. 抗凝药物

抗凝药物多用于人造血管重建术后、血管重建围手术期，以及动脉血栓形成的治疗。

（1）普通肝素：其抗凝机制是通过其独特的戊糖序列与抗凝血酶Ⅲ结合，改变抗凝血酶Ⅲ的构建，加速抗凝血酶Ⅲ对Xa因子和$Ⅰa$因子的抑制作用，从而发挥抗凝作用。普通肝素的生物利用度低，剂量效果的可预测性差。普通肝素抗凝效果受抗凝血酶的影响，个体差异大，且可与血小板因子4结合，可诱发血小板减少症。

（2）低分子量肝素：是由普通肝素经酶解或化学降解方法制得的分子量较小的肝素片段，由于其相对分子质量较小，不易与血浆蛋白相互作用，具有皮下注射吸收迅速、生物利用度高、出血少、体内半衰期长等优点。与普通肝素相比，低分子量肝素的半衰期长，是普通肝素的2~3倍，因不与血浆蛋白结合，所以使用时不需要进行凝血象的监测。低分子量肝素较普通肝素大大降低了与血小板因子4的结合，从而减少了血小板减少症的发生。

（3）直接凝血酶和直接Xa因子抑制剂：如阿加曲班、利伐沙班等。利伐沙班与Xa因子丝氨酸蛋白酶结合，直接抑制Xa因子活性，无须辅助因子，起效迅速。利伐沙班起效快，在服药后2~4 h即达到最大药物浓度，半衰期约为5~9 h，生物利用度约为80%。利伐沙班的药代动力学和药效学参数较少受性别、BMI或年龄影响，较少发生与其他药物的相互作用，不需监测特殊血液指标，是一种理想的口服抗凝新药。

(4)维生素K抑制剂:如华法林。华法林通过与维生素K发生竞争性拮抗作用,使肝脏中依赖维生素K的物质形成凝血酶原和某些凝血因子的合成受阻,从而起到抗凝作用。

4.溶栓药物

如尿激酶、链激酶、重组人组织型纤溶酶原激活剂等,主要用于动脉硬化闭塞症急性动脉血栓形成或栓塞的早期治疗。

(三)血管腔内治疗

1.经皮腔内血管成形术

经皮腔内血管成形术(percutaneous transluminal angioplasty,PTA)指经皮穿刺,插入球囊导管至动脉狭窄段,以适当压力使球囊膨胀,扩大病变管腔,恢复血流。其主要机制在于球囊扩张分离狭窄或闭塞的内膜,同时破坏中膜平滑肌弹力层和胶原纤维,使动脉粥样硬化斑块断裂、中膜伸展,使血管再次开放。球囊分类有多种,具体如下。

(1)按球囊推送系统分为:整体交换型、快速交换型。

(2)按球囊直径大小分为:小球囊(<5 mm)、普通球囊(5~12 mm)和大球囊(>12 mm)。小球囊常用于冠状动脉、腘动脉以下胫腓动脉和内径偏细的肾动脉、椎动脉;普通球囊常用于颈动脉、肾动脉、髂股腘动脉等;大球囊一般用于肾下腹主动脉、髂动脉和腔静脉等。

(3)按球囊功能性质分为:普通非顺应性球囊、切割球囊、载药球囊、冷冻球囊、内照射球囊等。临床上最常用的是普通非顺应性球囊。

(4)按球囊最终直径与额定直径所呈比值分为:非顺应性球囊、半顺应性球囊和顺应性球囊。

2.支架植入术

动脉硬化闭塞症腔内治疗是否置入支架取决于球囊扩张后的血管形态、残余狭窄、血流、近远端压差等因素。外周血管支架的分类标准很多,以支架释放方式可分为:球扩式和自膨式支架;以支架的功能和治疗目标可分为:金属裸支架、药物涂层支架、覆膜支架;根据支架网眼不同可分为:闭环支架和开环支架。支架的金属骨架材料一般为不锈钢丝、钽丝和温控镍钛合金及钴铬合金。随着后支架时代"leaving nothing behind"的到来,生物可降解支架既解决了球囊扩张术后的夹层和弹性回缩问题,又避免了支架的永久存留,这在理论上可降低再狭窄的发生。

3.置管溶栓术

置管溶栓术(catheter-directed thrombolysis,CDT)将溶栓导管置入血栓内,溶栓药物直接作用于血栓。其适用于急性肢体缺血、血栓形成者,包括下肢动脉慢性缺血性疾病近期加重,考虑合并血栓形成;腔内治疗支架内血栓形成或搭桥手术后人工血管血栓形成。不可逆缺血为溶栓禁忌。

绝对禁忌证包括:①溶栓药物过敏。②严重凝血功能障碍。③近期(2~4周内)有活动性出血,包括严重性颅内、胃肠、泌尿道出血。④急性期中央型或混合型深静脉血栓形成,伴有大量游离血栓而未行下腔静脉滤器置入。⑤近3个月颅内创伤或神经外科手术史(颅内、脊柱)、1个月内消化道及其他脏器手术史。⑥近3个月有脑血管事件病史(包含短暂脑缺血发作)。

相对禁忌证包括:①难以控制的高血压(收缩压>180 mmHg或舒张压>110 mmHg)。②75岁以上或妊娠伴发深静脉血栓形成者。③严重的肝肾功能不全。④细菌性心内膜炎。⑤动脉瘤、颅内肿瘤、主动脉夹层、动静脉畸形。⑥10天内有心肺复苏史。⑦10天内有非血管的大手术或创伤史。⑧不能实施压迫性穿刺。

4.减容治疗

通过机械或激光等装置,清除血管内动脉粥样硬化斑块,增加病变动脉的有效管径,为预防管腔的远期再狭窄提供了重要的理论依据。减容技术对于跨关节部位血管病变、支架内再狭窄病变导致的内膜组织严重增生有更好的效果。

(四)外科手术治疗

1.内膜剥脱术

剥除病变段动脉增厚的内膜、粥样斑块及继发血栓,主要适用于短段的主髂动脉闭塞病变者。优点在于不需要放置支架及人工血管等植入物,费用低。当用于主髂动脉时可保证肠系膜下动脉及髂内动脉血流,减少肠管坏死及性功能障碍等并发症,对于股总及腘动脉等跨关节部位可避免关节活动对支架及人工血管的影响。缺点是手术难度及创伤相对较大,对高龄病人手术风险相对较高。

2.旁路转流手术

采用自体静脉或人工血管,于闭塞段近端、远端之间作搭桥转流。施行旁路转流术时,应具备通畅的动脉流入道和流出道,吻合口应有适当的口径,尽可能远离动脉粥样硬化病灶。对于长段病变,内膜剥脱术创伤过大,而且通畅率不满意,可考虑施行动脉旁路转流术。目前对于TASC分级中的C、D级病变,国内外业者均推荐优先考虑动脉旁路转流术。解剖外途径旁路术包括股-股、腋-单股、腋-双股旁路术,5年通畅率分别为75%、51%和71%。因其避免开腹,手术风险低,故适用于合并高危疾病或全身状态差的重症病人。

3.截肢术

当动脉硬化闭塞症病人的患肢远端组织缺血性溃疡、坏疽伴感染时,就不得不采取截肢手段来终止病理发展过程,解除病人痛苦,这是挽救病人生命的有效治疗方法。截肢的目的是消除感染、坏疽和缺血组织等并发症发生率,并为病人尽可能保留最长的功能肢体,保留合适的肢体残端来容纳假体。

(五)治疗性血管新生

1999年,有专家提出了治疗性血管新生的概念,并经动物实验和临床试验证实。治疗性血管新生即运用局部注射促进血管生成因子,或者移植内皮祖细胞或其他能产生多种血管生成因子的多能细胞刺激新血管生成,包括细胞疗法和基因疗法。这些治疗方法能缓解下肢动脉硬化的临床症状,提升血流灌注参数,提高生活质量。

细胞疗法中干细胞是一类具有自我更新、高度增殖以及多向分化潜能的特殊原始细胞。病人可以应用骨髓间充质干细胞、单核细胞、内皮祖细胞、诱导干细胞以及胚胎干细胞。Meta分析结果显示自体细胞移植能使ABI增加0.1~0.2,经皮氧分压(transcutaneous oxygen pressure,$TcPO_2$)增加10~20 mmHg,跛行距离平均增加100~200 m。

基因疗法是通过向细胞内导入遗传物质,从而改变细胞的基因表达,使新血管生成。目前认为与治疗相关的生长和转录因子主要有肝细胞生长因子、缺氧诱导因子、成纤维细胞生长因子等。

治疗性血管新生仍然存在一些问题,包括矢量传递、外源细胞存活、低基因吸收、非靶向转染、免疫排斥、炎症反应和适应不良等。在临床上长期临床疗效和远期安全性目前尚缺乏充分证据,需要更多的优质临床试验来验证。

七、住院期间护理

(一)疼痛

疼痛与肢体缺血、缺氧有关,是下肢动脉硬化闭塞症最常见的护理问题。下肢缺血导致的剧烈疼痛可引起病人体内儿茶酚胺分泌增加,肾素-血管紧张素-醛固酮系统激活,从而增加心血管系统的负担。如长期剧烈疼痛无法控制,交感神经系统持续兴奋,会导致病人处于持续应激状态,容易诱发严重心、脑血管事件的发生,甚至危及生命。除此以外,长期疼痛还会对病人的心理造成极大的影响,包括焦虑、抑郁、自杀倾向等。

1.疼痛评估

(1)评估工具:临床常用的疼痛评估工具有数字分级量表(numerical rating scale,NRS)、口述评定量表(verbal rating scale,VRS)、视觉模拟量表(visual analogue scale,VAS)、面部表情疼痛量表(faces pain scale,FPS)等,可根据病人特点选择适宜的单一量表,或联合使用几种量表动态评估。

(2)评估频次与内容:每日评估一次,疼痛明显者,根据病情增加评估频次。评估内容包括疾病严重程度、年龄、社会支持系统、心理状态及用药史,重点应评估疼痛的部位、性质、强度、出现时间、持续时间、发作频率、加重因素等。

2.镇痛药物使用

(1)常用的镇痛类药物:①非阿片药物,如非甾体抗炎药,包括布洛芬、阿司匹林、非诺洛芬等;乙酰苯胺类止痛药,如对乙酰氨基酚。②阿片类药物,如可待因、吗啡、芬太尼、羟考酮、氢吗啡酮、氢可酮等。

（2）使用原则：需依据病人疼痛程度，遵医嘱使用镇痛药物，给药方式包括：口服、肌内注射、皮下注射、静脉输注等。轻度疼痛者常常无须用药，中度疼痛者宜使用曲马多或弱阿片类药物，重度疼痛者多使用强效阿片类药物。镇痛药物每日用量不宜过多，如布洛芬片每4 h最多2片，24 h内服用不超过6片；肌内注射曲马多注射液100 mg一次，每日最多400 mg。

（3）药效观察：用药后需观察药物效果、病人有无不良反应，给药30 min后，需评价镇痛效果并做好记录。

3.心理护理

下肢动脉硬化闭塞症反复发作，病人疼痛感较明显，心理压力大。因此，病人家属及护理人员需加强与病人的交流、沟通，时常关心、安慰病人；讲解发生疼痛的原因、相应的处理方法，使病人配合治疗；鼓励病人子女及亲属多陪伴病人，给予病人心理上的支持和关怀；讲解疼痛与情绪的内在联系，帮助病人保持情绪稳定、心境平和。

4.体位活动

创造舒适的休息环境，疼痛发作时卧床休息，避免肢体剧烈活动，可使患肢下垂，增加血供，以减轻疼痛。为促进侧支循环的建立和开放，可指导病人进行循序渐进的下肢功能锻炼，要以病人不感到疲劳为宜。避免患肢劳累、碰撞，忌冷、热敷，以免加重肢体缺血或烫伤，加剧疼痛。

（二）潜在并发症

1.远端动脉栓塞

常见于伴有心房纤颤或手术治疗的病人，心脏血栓脱落、术中操作引发的斑块、血栓脱落，可引起肢体远端动脉栓塞。

（1）密切观察患肢远端血供情况，包括皮肤温度、皮肤色泽、感觉、远端动脉（胫后动脉、足背动脉等）搏动、疼痛等情况，做好交班及记录。

（2）若突发下肢麻木、皮温降低甚至冰冷、皮肤苍白、疼痛剧烈、动脉搏动消失，应考虑斑块、血栓脱落导致急性动脉栓塞，上述情况需及时报告医生，并谨遵医嘱使用镇痛药物，保护好肢体，积极配合，为急诊手术做好准备。

2.出血

鉴于治疗药物、手术方式等因素,出血是下肢动脉硬化闭塞症病人常见的并发症。

(1)严格遵医嘱用药:确保药物名称、剂量、用法、途径均正确。使用出血风险评估表,定期监测凝血功能,包括血常规、活化部分凝血酶时间、D-二聚体、纤维蛋白原等。若结果异常,可根据情况调整抗凝、抗板、溶栓药物的用量,必要时停用。

(2)加强出血观察

1)手术部位局部出血:可见敷料渗血、局部血肿或瘀斑。

2)皮肤黏膜出血:表现为全身皮肤、黏膜的出血点、瘀点、瘀斑,以及鼻出血、牙龈出血、球结膜充血等。

3)消化系统出血:病人可出现腹痛、呕吐、黑便等。

4)泌尿系统出血:可见肉眼血尿。

5)呼吸系统出血:表现为痰中带血或咯血。

6)颅内出血:表现为头痛、恶心、呕吐、吐词不清、肢体感觉和运动障碍等神经系统的症状或体征。

(3)出血的处理:一旦发生出血,应密切观察病人病情变化,监测生命体征,注意呼吸、脉搏、血压、意识的变化。另外,还要遵医嘱暂停相关药物、更换敷料、压迫止血、监测凝血功能等,必要时使用止血药物,输注新鲜血浆等。用药过程中,根据药物性质,调节输液速度。大出血时,应立即使用心电监护,建立静脉通道。出现休克时,病人应取中凹卧位,补充血容量,以保护肾功能。

3.假性动脉瘤

下肢动脉介入治疗时,局部穿刺点若未得到有效压迫,会导致动脉局部周围形成血肿,血管腔与血肿腔相通,高压动脉血不断冲击血肿腔而引发瘤样扩张,形成假性动脉瘤,常发生于动脉穿刺术后24 h内,部分可能延迟至术后1周出现。其一旦破裂,可能会危及生命。

(1)局部观察:术后密切关注病人穿刺局部情况,若穿刺点出现疼痛、肿胀、搏动性肿块等,应立即嘱咐病人卧床休息,并进行超声检查。

(2)压迫治疗:手动压迫相关部位至少30 min,确认无血流后继续给予弹力绷带加压包扎24 h左右。若压迫效果不佳时,需做好相应手术治疗准备。

(3)生命体征观察:观察、控制血压及心率,重视病人主诉,一旦出现瘤体破裂,应立即压迫止血,监测生命体征,建立静脉通道,遵医嘱使用止血药物,输注血液制品等补充血容量。同时积极完善急诊术前准备。

4.缺血再灌注损伤

患肢长时间缺血再通后,血管通透性增加,大量的组织液渗透到组织间隙,提高了组织内张力。同时,产生的氧自由基、释放的炎症介质和毒素,会造成局部组织损伤加重,并进入全身血液循环,造成器官损伤,导致其功能恶化,严重可引发多器官功能衰竭而死亡。

(1)观察患肢及全身情况:若患肢出现肿胀、疼痛、皮温升高、下肢感觉异常等,或发生呼吸窘迫、肾功能衰竭、弥散性血管内凝血和严重低血压等全身表现,则提示发生了缺血再灌注损伤。

(2)对症处理:对于轻度肿胀、小腿少量水疱或者轻度疼痛的病人,可适度抬高患肢,膝关节稍屈曲,避免压迫腘窝,以促进下肢血液回流,减轻肿胀。同时,病人患肢的局部用50%硫酸镁湿敷,遵医嘱使用消肿、镇痛药物对症治疗。另外,还要重视病人主诉,维持正常血压,必要时吸氧,以维持较佳的血氧饱和度,并遵医嘱使用去除氧自由基的药物,预防骨筋膜室综合征的发生。

(3)骨筋膜室综合征的处理:若患肢肿胀、疼痛进一步加重,出现小腿或足部感觉及运动异常的倾向时,则提示出现了骨筋膜室综合征,这时应及时配合医生切开骨筋膜减压,恢复肌肉和神经的血运,积极保障肢体的存活。切开后,应密切关注伤口敷料情况,一旦渗湿,应立即更换,以免引发感染。

5.急性血栓形成

术后若未能及时用药,如置管病人管道未及时使用抗凝溶栓药物,或穿刺处压迫太紧、太久,均会导致动脉急性血栓形成,造成下肢缺血加重,甚至坏死。

(1)行置管溶栓的病人应及时、准确遵医嘱使用抗凝溶栓药物,并定时检查管道通畅性,若有异常,应及时汇报医生处理。

（2）加强穿刺处观察，弹力绷带切勿过紧，以能伸入两横指为宜，严格按时间通知医生拆除压迫的弹力绷带。重视病人主诉，若弹力绷带加压包扎时，病人出现加压处疼痛加剧、下肢肿胀明显，应立即通知医生进行适当松解。

（3）一旦出现下肢麻木、皮温降低甚至冰冷、皮肤苍白、疼痛剧烈、动脉搏动消失，则提示急性血栓形成可能，这时需对病人完善相关检查，行溶栓或取栓手术。

6.感染

患肢创面、手术切口都存在感染的可能。

（1）密切观察病人生命体征，定时监测其体温，观察患肢溃疡、手术切口、穿刺点的局部情况，有无红、肿、热、痛、渗血、渗液等。定期监测血常规及相应实验室指标，及时发现感染征象。

（2）保持患肢及伤口周围皮肤清洁、干燥，根据情况定期换药。

（3）一旦发生感染，遵医嘱及时、准确使用抗生素。准确评估局部伤口状况，可根据创面的性质选择适宜的新型敷料，促进创面愈合。

7.幻肢痛

幻肢痛是指因外伤或疾病等病因截除相关肢体后，病人时常主观感知到已被截除的肢体仍然存在，且伴有不同性质和程度的疼痛，是截肢后的常见并发症，严重影响病人残肢康复。幻肢痛的发生率为50%~80%，通常发生在截肢后的1月或1年之内。

（1）有效镇痛：幻肢痛的形成与术前疼痛、术中刺激及术后残肢痛因素有关，加强围术期镇痛护理是预防治疗幻肢痛的关键环节。术前要严格遵医嘱给予病人保护性镇痛，缓解其疼痛不适感。术后要遵医嘱给予病人佩戴镇痛泵，降低残肢痛发生率，可嘱其轻轻拍打截肢残端促进血液循环，以减轻疼痛感。

（2）心理护理：焦虑与幻肢痛密切相关。术前应加强与病人沟通，向病人介绍截肢手术的必要性、截肢手术的基本概况及注意事项，及时了解病人的心理状态，给予针对性的心理疏导，减轻其焦虑不安的情绪。术后帮助病人正确认识截肢手术，鼓励患者面对现实，并向其讲述类似成功病人的案例，帮助他们建立信心。鼓励亲友给予截肢病人更多的社会支持,促进其接受残疾人角色,早日回归社会。

(三)风险管理

1.跌倒

外周动脉疾病病人年龄较大,常常伴有高血压、糖尿病、视力退化等疾病,同时由于患肢长时间缺血引发下肢肌肉萎缩、肌力下降、疼痛、行动不便、步行不稳或需使用助行器,因此易引发跌倒、坠床。

(1)预防:①详细询问病情,及时、动态评估跌倒风险。②做好病人和家属的防跌倒、防坠床安全教育,提高病人及家属的安全意识和应对能力。③留家属陪护,满足日常生活所需。④加强巡视,做好交班工作。

(2)处理:病人发生跌倒或坠床时,护理人员应立即到病人身边,通知医生,迅速查看病人全身状况和局部伤口受伤情况,初步判断有无危及生命的症状,是否有骨折或肌肉、韧带损伤等情况。配合医生对病人进行检查,根据伤情采取必要的急救措施。病情允许时将病人移至抢救室或病床上。向上级领导汇报并详细记录处理过程。针对已发生的案例进行原因分析,提出整改措施,不断完善改进。

2.非计划性拔管

外周动脉疾病病人治疗过程中,涉及多种管道应用,伴随着非计划性拔管的风险。

(1)预防:①正确认识各类管道,做好导管标识。②采用导管固定敷贴对各类导管进行二次固定。③数根管道并存时,应固定好每个接口,理顺每根管道,避免管道之间相互牵扯、交缠,引发管道脱落。④加强病人教育,告知病人及家属管道脱落的危害,叮嘱其变换体位时要避免过度牵拉。⑤加强巡视,护理人员需密切观察管道的固定和连接情况并记录,特殊管道如溶栓导管需每1 h观察并记录。

(2)处理:发生非计划性拔管后,应立即评估病人病情及管道脱落情况。若仅为接口脱落,应按各管道的特性、要求,及时、快速更换相应装置;若为导管脱出,应检查管道的完整性,局部予以擦洗、换药或压迫止血,并评估是否需要再次置管,同时做好护理工作。

3.皮肤完整性受损

外周动脉疾病病人因患肢疼痛、无力,以及置管治疗、截肢等原因,常常采取被迫或被动体位,局部骨突出部位受压明显,易发生压力性损伤。

(1)预防:①运用压力性损伤评估工具,准确评估、定时观察病人全身皮肤状况。②定时协助病人翻身、更换体位。置管溶栓者采用轴线翻身,截肢病人可定时抬起左、右臀部减压。③保持床单整洁、干燥,保持皮肤清洁、干燥并及时清洗,局部适当按摩,促进血液循环,必要时涂抹润肤霜。④骨突出处可用泡沫敷料等减压保护,长时间卧床者,可使用气垫床,亦可在小腿下方垫一软枕,使骨突出悬空,避免长时间受压。⑤管道需采用高举平台法固定,避免医疗器械相关性压力性损伤的发生。

(2)处理:发生压力性损伤后,需积极处理,促进愈合。①加强翻身,避免局部再次受压。②评估压力性损伤创面大小、颜色、渗液、气味等,根据其性质,选择恰当的换药方式进行处理。③指导病人加强营养摄入,增加优质蛋白质摄入,促进创面愈合。

八、居家护理

(一)饮食管理

1.饮食原则

美国心脏协会发布的《2021年改善心血管健康饮食指南》提出,建立并长期保持良好的饮食习惯,有利于心血管系统的保护。同时,该指南给出了较为全面的健康膳食建议。

(1)控制热量:外周动脉疾病病人需控制每日食物的总热量,尽量保持标准体重。有研究表明超过65%的外周动脉疾病病人超重或肥胖,减肥可明显降低病人的心血管疾病危险,但减肥应循序渐进,不提倡快速减重,通常每周减0.5~1 kg,在6个月至1年内减轻原体重的5%~10%为宜。

(2)低脂肪:油脂分为饱和脂肪和不饱和脂肪,分别含饱和脂肪酸和不饱和脂肪酸。不饱和脂肪酸能降低胆固醇,对身体有益。而饱和脂肪酸是有害的,摄入过多会造成肥胖和血脂异常。

1)减少动物油和胆固醇摄入:来自动物性食物的饱和脂肪酸和胆固醇是导致血脂异常的确定性危险因素,需严格限制。饱和脂肪酸主要存在于肥肉和动物内脏中。高胆固醇的食物主要有动物内脏、蟹黄、鱼子、蛋黄、鱿鱼等。

2)减少反式脂肪酸摄入:反式脂肪酸的主要来源为含人造奶油的食品,包括各类西式糕点、巧克力派、咖啡、速食食品等。不饱和脂肪酸高温或反复加热后会形成反式脂肪酸,有害健康。

3)日常选用豆油、玉米油、红花籽油、葵花籽油、核桃油、亚麻籽油、芥花油、橄榄油、花生油以及坚果油。这些植物油中富含磷脂、植物甾醇、维生素E、角鲨烯等多种生物活性物质,对降低血胆固醇、三酰甘油和低密度脂蛋白胆固醇有益。

4)每日烹调油用量<25 g(半两,相当于2.5汤匙),烹调温度在150 ℃以下。油温越高,烹调时间越长,不饱和脂肪酸氧化越快,营养成分流失越多。

(3)低盐:外周动脉疾病病人饮食宜清淡少盐。

1)每日食盐摄入量不宜超过6 g(普通啤酒瓶盖去胶垫后一瓶盖相当于6 g)。特别注意的是伴有高血压的病人食盐摄入量不超过3 g。

2)尽量避免进食高盐食物和调味品,如榨菜、咸菜、黄酱、腌菜、腌肉、辣酱等。早饭尽量不吃咸菜或豆腐乳,一块直径4 cm的腐乳含盐量约5 g。

3)利用蔬菜本身的风味来调味,例如将青椒、番茄、洋葱、香菇等和味道清淡的食物一起烹煮,可起到相互协调的作用。还可以利用醋、柠檬汁、苹果汁、番茄汁等各种酸味调味汁增添食物味道。对非糖尿病的外周动脉疾病病人,可使用糖醋调味,以减少对咸味的需求。

4)采用富钾低钠盐代替普通食盐,但对于伴有肾功能不全的病人应慎用,以防血钾升高。

(4)低糖:过多的糖摄入会影响机体健康,导致超重、心血管疾病、代谢性疾病以及肿瘤的发生。建议减少含糖饮料和食品摄入,包括葡萄糖、蔗糖以及其他甜味剂。诸如红枣、甘蔗、蜂蜜、爆米花、果汁、果酱、加工的水果罐头、冰激凌、烘焙甜食及糖制糕点等,在日常饮食中均应限制摄入。

（5）摄入蛋白质：蛋白质摄入不足，会影响血管细胞的代谢，血管老化加剧，加速动脉硬化的形成，而适量摄取蛋白质有益于血管健康。日常膳食的蛋白质主要分为动物蛋白和植物蛋白。动物蛋白主要来源于鱼、虾、畜肉和禽肉等，优先推荐鱼类、贝壳类海鲜以及低脂乳制品。当摄入畜肉或禽肉时，应当选择瘦肉，并且避免选择经过加工的肉类，如香肠、肉干、罐头及肉酱汁等。植物蛋白主要包括谷类、豆类和坚果类，如小麦、玉米、大米、大豆、豆角、扁豆以及豌豆等，其对心血管系统具有保护作用。因此，需保证足够的植物蛋白摄入。

（6）高膳食纤维：大量摄入膳食纤维，可降低患外周动脉疾病的风险。建议每天饮食中保证有足够的蔬菜、水果，每人每天蔬菜摄入量不少于500 g。在蔬菜水果摄入过程中，应当摄入完整的蔬菜或水果，而不是榨成蔬菜汁或果汁。虽然蔬菜和水果榨成果汁后具有更好的口感，但榨汁的过程中蔬菜水果中的膳食纤维、维生素和类黄酮等营养素会大量丢失。因此，完整地摄入蔬菜和水果才更合理，而不是只摄入蔬菜汁或果汁。

（7）限酒：尽管有研究表明酒精的摄入量处于合适的量会对机体产生保护效果，但是其对心血管系统的影响具有个体差异性，很难确定一个安全的摄入阈值。因此，外周动脉疾病病人最好不饮酒，若饮酒，建议少量，男性饮酒的酒精量不超过25 g，女性不超过15 g。酒精的计算方法大致为：白酒中所含酒精的比例略低于酒的度数，如39°白酒的酒精含量为32.5%；葡萄酒的酒精含量为13%~15%；啤酒的酒精含量在4%左右。按此计算，即白酒＜25~50 mL（半两~1两），葡萄酒＜100~150 mL（相当于2~3两），啤酒＜250~500 mL（半斤~1斤）。

2.食谱推荐

（1）地中海饮食一周食谱推荐（见表5-3）：地中海饮食是近年来较为推崇的饮食方式，可降低外周动脉疾病的发病率，改善跛行症状。其特点是将食用植物油尤其是橄榄油作为主要的摄入脂肪的来源，并以大量的植物性食物（水果、蔬菜、豆类、坚果和种子以及全谷物）为主。地中海饮食可适度搭配红酒，也可以适量搭配海鲜及奶类产品（尤其是酸奶及奶酪，但不要使用全脂牛奶、黄油或奶油）、家禽及蛋类。另外，应严格限制红肉和加工类的甜品的加入。

表5-3 地中海饮食一周食谱推荐

周一	早餐	豆浆1杯(200 mL)、燕麦片5瓷勺(60 g)、鸡蛋1个(50 g)
	午餐	带鱼1块(50 g)、蔬菜1盘(250 g)、五谷饭1碗(150 g)
	晚餐	蔬菜1盘(250 g)、红豆饭半碗(100 g)、半个火龙果(200 g)
	加餐	花生仁20粒(40 g)
周二	早餐	脱脂牛奶1杯(200 mL)、小红薯1个(100 g)、小香蕉1根(70 g)
	午餐	瘦肉(60 g)、蔬菜1盘(250 g)、五谷饭1碗(150 g)
	晚餐	蔬菜1盘(250 g)、杂粮粥1碗(200 g)、苹果1个(160 g)
	加餐	葵花籽仁1把(20 g)
周三	早餐	奶酪1片(10 g)、全麦面包1片(40 g)、雪梨1个(200 g)
	午餐	去皮鸡肉(80 g)、蔬菜1盘(250 g)、杂粮粥1碗(200 g)
	晚餐	蔬菜1盘(250 g)、饺子8个(160 g)
	加餐	榛子仁5颗(20 g)
周四	早餐	豆浆1杯(250 mL)、玉米1根(150 g)、鸡蛋1个(50 g)
	午餐	海鱼2块(100 g)、蔬菜1盘(250 g)、南瓜糙米饭1碗(150 g)
	晚餐	蔬菜1盘(250 g)、苹果1个(160 g)、五谷饭1碗(150 g)
	加餐	杏仁15颗(15 g)
周五	早餐	脱脂牛奶1杯(200 mL)、燕麦片5瓷勺(60 g)、鸡蛋1个(50 g)
	午餐	去皮鸡肉(80 g)、蔬菜1盘(250 g)、杂粮粥1碗(200 g)
	晚餐	瘦肉(50 g)、蔬菜1盘(250 g)、红薯1个(150 g)
	加餐	葡萄1串(200 g)
周六	早餐	豆浆1杯(250 mL)、杂粮馒头1个(60 g)
	午餐	三文鱼2块(100 g)、蔬菜1盘(250 g)、红豆饭半碗(100 g)
	晚餐	瘦肉(50 g)、蔬菜1盘(250 g)、糙米饭1碗(150 g)、葡萄酒1小杯(100 mL)
	加餐	杏仁15颗(15 g)
周日	早餐	酸奶(150 mL)、中等红薯1个(150 g)
	午餐	黄花鱼2块(100 g)、蔬菜1盘(250 g)、杂粮粥1碗(200 g)
	晚餐	去皮鸡肉(50 g)、蔬菜1盘(250 g)、糙米饭1碗(150 g)、葡萄酒1小杯(100 mL)
	加餐	番石榴1个(200 g)

注:重量均为约数。

（2）中餐饮食食谱推荐

1)清炒杏仁鸡丁:清炒杏仁鸡丁非常适合夏季食用,此菜清淡爽口,口感滑爽,老少皆宜。鸡肉的蛋白质质量较高,脂肪含量较低,且肉质细嫩,滋味鲜美,因此适合多种烹调方法。

①功效:杏仁可以润肺清火、排毒养颜,对因肺燥引起的咳嗽有较好疗效。

②做法:鸡胸肉300g、杏仁100g、黄瓜100g。先将鸡胸肉切丁,并加入盐、料酒、蛋清、胡椒粉和少量的淀粉腌制10min。再将黄瓜去皮切成丁,姜切碎。然后杏仁去皮放入炒锅炒香。接着锅中放油烧热,下入腌好的鸡丁,变色后捞出备用。之后锅中留底油爆香姜碎。随后倒入鸡丁、黄瓜丁和杏仁快速翻炒均匀。最后芶入薄芡,出锅点上香油即可。

2)翡翠豆腐羹:对患有贫血、各种出血症、营养不良、食欲不振等病人非常适宜。

①功效:具有补气生血、健脾益肺、润肌护肤、养肝健胃等功效。

②做法:火腿70g、小白菜100g、豆腐100g。先将火腿切成末、小白菜剁碎、豆腐切小丁,并用开水焯一下捞出备用。再在锅中倒油烧热,下葱末炝锅。然后倒入剁碎的小白菜略炒。接着倒入鸡汤烧开并加少量盐、鸡精调味。最后用水淀粉勾芡,待汤汁黏稠,撒入火腿末即可。

3)鸡蛋炒菠菜:鸡蛋炒菠菜是一道清爽美味的家常菜,其色彩漂亮,营养丰富,是一道老少皆宜的美味佳肴。

①功效:适量吃些菠菜可起到很好的养肝保健功效,可以养血滋阴,对因肝阴不足引起的高血压、头痛目眩、糖尿病和贫血,有较好的治疗作用。

②做法:鸡蛋2个、菠菜150g。先将鸡蛋打入碗内,加入盐2g,搅匀待用。再将菠菜切成3cm长。然后锅中加入油,油热后倒入打散的鸡蛋炒熟,熟后捞出备用。接着热余油,放葱碎爆香。之后倒入菠菜段煸炒至变色塌软。随后倒入炒好的鸡蛋和菠菜翻炒均匀。最后加入鸡精调味即可。

4)莲藕瘦肉麦片粥:莲藕瘦肉麦片粥是一道既清淡又营养丰富的养生食品。

①功效:莲藕性寒,有清热凉血作用,另外莲藕含有鞣质,有一定健脾止泻作用。因此,这道菜可增进食欲,促进消化,开胃健脾,还有明显的补益气血、增强人体免疫力的作用。

②做法:大米100g、麦片100g、瘦肉50g、藕1小节、枸杞和玉米粒少量。

先将大米淘洗干净,放在小锅里浸泡30 min后熬煮成米粥。再将藕切薄片、瘦肉切片,枸杞、玉米粒洗净。然后把藕片、玉米粒放入锅中焯熟捞出备用。接着放入肉片同样焯熟捞出备用。之后把焯过水的藕片、玉米粒、肉片,连同枸杞、麦片一起放入米粥中,继续煮上一会儿。最后加少量盐、白胡椒粉调味,撒上香葱末即可。

(二)日常活动

1.活动类型

(1)有氧运动:常见的运动形式有散步、快走、慢跑、骑自行车、游泳、广播体操、有氧健身操等,其中散步和慢跑是外周动脉疾病病人常用方式。

1)普通散步:①轻度缺血病人慢速60~70步/min和中速80~90步/min,每次0.5~1 h。②合并有高脂血症及高血压病人,快速步行100步/min,每次0.5~1 h。

2)定量步行:在有坡度的路上行走2~3 km或缓步行走15 min,可以改善症状,增加跛行距离。

3)跑步:建议采取慢跑的方式,逐渐增加跑步距离,也可以采取慢跑和走路交替的方式。跑步结束时应逐渐减慢速度,不可突然停止。

(2)力量训练:力量训练可以增加肌肉量、增强肌肉力量,增加人体平衡能力,防止跌倒,控制血糖。建议每周进行2~3次力量训练,两次训练时间应间隔48 h以上。力量训练可采用多种运动方式,针对每一个主要肌群进行力量训练,每组力量训练以重复10~15次为宜。生活中的推、拉、拽、举、压等动作都是力量训练的方式。力量训练时应选择中低强度,训练时应保持正常呼吸状态,避免憋气。

(3)柔韧性训练:柔韧性训练可以改善关节活动度,增加人体的协调性和平衡能力,防止摔倒。建议每周进行2~3次柔韧性训练。柔韧性训练时,每次拉伸达到拉紧或轻微不适状态时应保持10~30 s,每一个部位的拉伸可以重复2~4次,累计60 s。

(4)综合运动:综合运动可以改善人体平衡、灵敏、协调和步态等动作技能,可以改善身体功能,防止跌倒,包括太极、瑜伽、太极柔力球、乒乓球、羽毛球等。

(5)生活中的体力活动:适度参与生活中的体力活动,有助于病人自信心恢复,包括扫地、拖地、洗碗、做饭、步行购物等。

2.活动强度

中、低强度运动更安全、有效。可选用以下方法评价中等强度。①主观感觉:运动中心跳加快、微微出汗、自我感觉有点累。②客观表现:运动中呼吸频率加快、微喘,可以与人交谈,但是不能唱歌。③步行速度:每分钟120步左右。④运动中的心率=170－年龄。⑤在休息后约10 min内,锻炼所引起的呼吸频率增加应明显缓解,心率也恢复到正常或接近正常,否则应考虑运动强度过大。

3.活动时间

建议每天活动至少30 min,每周3~5次,最好每天坚持。

4.注意事项

(1)根据自身情况,量力而行,运动中出现心慌、疼痛等不适时应及时停止、休息。

(2)选择合适的鞋袜、衣服,避免受伤。

(3)做各项运动时,做好相关保护措施,如游泳穿防护泳鞋,力量训练时用护腕、护肘等。

(4)对于因剧烈脚痛或者脚已经坏死无法站立的病人,建议卧床休息,在床上进行脚的伸屈、环转运动。

(5)清晨也是心血管事件的高发时段,对伴有高血压、心脏病的病人,建议最好选择下午或傍晚进行锻炼。

(三)功能锻炼

功能锻炼有助于促进外周动脉疾病病人肌肉结构和代谢变化、血液循环改变,减少腿部症状,改善其生活质量。

1.踝泵运动

每次15 min,每日3次,每周运动5~7天。

(1)病人取平卧位或坐位,双下肢伸展并尽可能放松,轻缓勾起脚尖,最大限度下维持10 s。

(2)将脚尖缓慢下压,最大限度后维持10 s。

(3)以脚踝为中心轴,脚最大限度环绕脚踝顺时针旋转1周。

(4)重复第三步动作,将顺时针旋转变为逆时针旋转。

2.Buerger运动

整套动作完成需10 min。每日可练习数次,每次数回。适于Fontaine Ⅰ、Ⅱ期病人,Fontaine Ⅲ、Ⅳ期病人不建议此运动。

(1)病人平卧,下肢抬高45°并保持1~2 min。

(2)双足下垂于床边,同时双足开始进行背伸、跖屈、左右摆动,脚趾上翘、伸开、收拢直至足部完全变成粉红色,整个过程持续4~5 min。

(3)平躺休息2~3 min。

(4)连续抬高脚趾、脚跟10次。

3.步行疗法

每次步行30~45 min或者总运动时间为(包括休息时间)50 min,每周至少3~5次,持续6个月或更长时间。Fontaine Ⅳ期病人不推荐此运动。

(1)运动在一个可耐受的强度上进行,行走到出现轻或中度的缺血性腿痛症状为止。

(2)待疼痛消失后,再次进行强度一样的运动。

(3)重复地进行运动—休息—运动,并逐渐提高到一个较高的强度。

4.踏车运动

本运动适用于缺血性疾病导致的间歇性跛行病人,不适用于伴有全身严重器质性病变、未控制的高血压、恶性病变、患肢严重缺血、近期行下肢动脉重建术、有深静脉血栓形成史或骨科疾病等病人。每次运动时长50 min(包括热身和休息时间)。

(1)初次运动建议以3 km/h的速度进行,采用无坡度或有上升坡度踏车。

(2)出现下肢疼痛后即停止。

(3)疼痛消失后再次运动。

(4)重复地进行运动—休息—运动,并逐渐到一个较高的强度。

5.水上行走

在深水(深度至腰或胸,水温为28~30℃)中进行运动,运动分为三个部分,包括热身(10 min)、主要运动(40 min)和调整(10 min)。

(1)热身包括简单的拉伸运动,如髋关节屈伸,髋关节外展内收和膝关节屈伸。

(2)主要运动为低强度水中行走,包括向前、向后、侧向行走。

(3)调整为水下拉伸,强调下肢肌肉如股四头肌等的水下伸展。

6.残肢功能锻炼

(1)残肢关节活动训练:在不引起不能耐受的疼痛情况下,病人应进行范围尽量接近正常的最大限度的髋关节屈、伸、外展、内收等活动。活动时动作要轻柔,速度要缓慢。每天2~3次,每次10~15 min。

(2)残肢肌力训练:病人采取卧位,家属用手向上、下、左、右按压残肢,病人予相反的方向对抗,这有利于增加肌力,为日后熟练控制假肢做好准备。

(3)残肢承重训练:给予残端多次和均匀的压迫、按摩、拍打,由软到硬逐渐增加残肢的负重。每天2次,每次15~30 min或适当延长时间。

(4)站立平衡训练:病人在助行器的保护下,在垫子上进行站立训练和站立平衡训练。在训练平衡时,病人可与家属互相传递物品,家属可向前、后及两侧方向推病人,破坏其平衡来考验其保持平衡的能力,促使其建立单足站立的平衡和稳定。

(5)步行训练:病人使用腋拐进行步行训练,除了平地行走外还要训练上、下台阶,转换方向。病人还可以在平行杠内进行训练,训练时需面对镜子站立,骨盆保持水平。开始时双手扶杠,然后变为单手扶杠,最后变为双手离杠。

(四)正确用药

外周动脉疾病病人需要长时间规律地口服抗血小板、抗凝、扩张血管等药物,口服时应温水送服药片,勿用浓茶、饮料等。胶囊类药物服用时无须打开胶囊。这几类药物不可私自增减药量或自行停药。

1.抗血小板药物

常用的有阿司匹林、氯吡格雷、西洛他唑等。

(1)服用方法:①阿司匹林、西洛他唑建议空腹服用,一般可以选择在餐前至少半小时或在用餐 2 h 后服用。②氯吡格雷可以在饭前服用,也可以在饭后服用,如果肠胃功能比较好,最好是在饭前服用,如果患有胃部疾病,最好是在饭后服用,这样能够减小药物对胃黏膜的刺激。

(2)注意事项:①服药时间尽量固定,如果是早上服用就一直在早上服用,如果是晚上服用就一直在晚上服用,不要随意变更服药时间。②在服药时间的 12 h 内,如果出现了漏服的情况,应立即补服,按常规服药的剂量服用即可。③服药期间需遵医嘱定期监测凝血功能。④加强自我观察,出现出血等不良情况,需要及时到医院就诊。

2.抗凝药物

伴有血栓形成的外周动脉疾病病人、行支架植入术后的病人或使用抗血小板药物治疗无效时,需要加用抗凝药物。常用的有华法林、利伐沙班、达比加群等。

(1)服用方法:①因食物不影响华法林、达比加群、10 mg 利伐沙班的吸收,所以餐前、餐后均可服用。②与食物同服,可提高 15 mg 利伐沙班或 20 mg 利伐沙班的利用度,因此最好餐时服用。

(2)注意事项:①大蒜、生姜、花椒、胡萝卜、木瓜、西柚、芒果、葡萄柚和鱼油等可增强药效,而菠菜、带皮的黄瓜、木瓜、西芹、水芹、花菜、甘蓝等含大量维生素 K 的食物和绿茶、肠道营养剂、鳄梨、藻类、豆制品等则会减弱药效。②若忘记服用华法林,4 h 内应尽快补服,超过 4 h,次日正常服用,切勿服用双倍剂量。若达比加群距离下次用药时间大于 6 h,应补服漏服药量,如果不足 6 h,不可再补服,更不可以补服两次药量。若利伐沙班漏服,应立即补服,第二日按医嘱正常服用,不应为了弥补漏服的剂量而在一日之内将剂量加倍。③服用华法林者每 3~5 天抽血检测国际标准化比值,并定期复查。④日常生活建议加强自我保护观察。使用软毛牙刷、避免使用牙签。避免碰撞、减少跌倒。规律饮食、均衡膳食。出现出血等不良情况,应及时到医院就诊。

3.扩张血管药物

扩张血管药物常用贝前列素片。

(1)服用方法:餐后半小时服用。

（2）注意事项：①如果漏服的时间是在两次服药间隔的1/2以内，应尽快补服。如果服药时间已经接近下一次服药时间，则不必补服，在下一次服药时按正常剂量用药即可。②少数病人服药后可能会出现头痛、头晕、心慌等不良反应，因此，服药后可适度休息、活动，避免受伤。

（五）自我护理

1.戒烟

吸烟是发生血管疾病的危险因素，戒烟可明显降低下肢动脉硬化闭塞症的风险。烟草依赖是一种慢性成瘾性疾病，自行戒烟率低、复吸率高，合理的戒烟治疗可增加戒烟成功率，降低复吸率。

（1）戒烟技巧：①戒烟从现在开始，下决心、定计划，并写下来随身携带，随时提醒、告诫自己。②丢弃所有烟草、烟灰缸、火柴、打火机，避免一见到这些物品就条件反射地想要吸烟，并且要避开往常习惯吸烟的场所或活动。③坚决拒绝烟草诱惑，时刻提醒自己只要再吸一支就足以令之前所有努力前功尽弃。④烟瘾来时，做深呼吸活动或咀嚼无糖分口香糖，尽量不用零食代替烟草以免引起血糖升高，身体过胖。用餐后可食用水果或散步来代替饭后一支烟的习惯。⑤将戒烟想法告诉家人和朋友，取得他们的鼓励、支持和配合。⑥为自己安排一些体育活动，如游泳、跑步、钓鱼、打球等，一方面可以缓解压力和精神紧张，一方面还有助于把注意力从吸烟上转移开。⑦戒烟咨询由专业的戒烟医务人员在戒烟门诊进行，戒烟咨询和戒烟热线能有效帮助吸烟者按照正确的方法戒烟。

（2）药物治疗：常用戒烟药物包括尼古丁替代类药物、盐酸安非他酮缓释片和伐尼克兰。可单独使用，必要时也可联合用药。戒烟咨询与戒烟药物结合可提高戒烟成功率。使用辅助戒烟药物最好有医生指导。

（3）针灸疗法：在吸烟者特殊穴位处的皮肤里埋针，烟瘾发作时自己按摩穴位可刺激神经，产生戒烟作用，但其效果因人而异。

2.患肢护理

(1)足部护理

1)保持皮肤清洁:每日用温水泡脚,泡脚前应用自己的手感受水温,以防烫伤,泡脚过程中不可用力摩擦、揉搓皮肤,浸泡时间不超过 10 min,最后用柔软的毛巾擦拭干净。

2)保持皮肤干燥、滋润:足部可涂凡士林油以保持滋润(溃疡病人不适用)。

3)避免足部受伤:勤修剪趾甲,选择透气性能良好的棉袜及松软的鞋子,穿着前需检查有无异物,避免活动时受伤。皮肤瘙痒时,可涂止痒药膏,避免手抓,以免造成皮肤破损和继发感染。

4)保持足部温度:温度降低时,注意足部保暖,可使用厚袜,但应避免用暖宝宝、热水袋等,以免烫伤。

5)保持正确体位:避免长时间维持一个姿势不变,以免影响血液循环。睡觉时取头高脚低位,使血液易灌流至下肢。坐时应避免跷二郎腿,不盘腿,防止动、静脉受压阻碍血流。

6)足部溃烂处理:对于足部有坏死溃疡(常常有恶臭、流脓情况),可在医生指导下使用 1∶5000 的高锰酸钾溶液泡足,每次 15 min,每天 2 次。需要注意高浓度高锰酸钾溶液可损伤正常皮肤,应在专业人员指导下使用。

(2)残肢维护

1)保持残肢局部皮肤清洁卫生,清洁时注意用清水清洗并用柔软的毛巾擦干,擦干后可擦少量润肤露,切记不能浸泡残肢。

2)佩戴假肢前应清洗残肢或涂抹润肤露,否则穿上袜套后会粘在皮肤上,行走时容易形成水疱或发生皮肤破损。

3)残肢表面若有擦伤、湿疹、水疱、皮炎及水肿等异常现象时应立即就诊治疗,在治疗期间停止使用假肢。

(3)假肢维护

1)保持假肢接受腔内表面清洁,残肢套应注意经常清洗和更换,注意接受腔是否出现裂纹。若假肢关节松动或出现异响等情况,及时联系厂家维修。

假肢应该定期联系厂家维护。

2)防止假肢受较大外力挤压、碰撞,避免高温、潮湿(防水性假肢除外)的环境。

(六)情绪管理

外周动脉疾病病人常常要忍受肢体缺血带来的疼痛,还需面对可能肢体坏死、截肢的焦虑和恐惧,这不仅会对疾病的预后产生较大的负面影响,也会严重影响病人生活质量。如何缓解、消除这些不良情绪,显得尤为重要。

1.正视自我

(1)正确认识疾病的发生、发展、治疗及预后。关注正规医院专科信息平台,学习、了解正确的基本知识,切勿轻信虚假宣传的保健品、保健仪器。

(2)严格按医嘱用药,坚持长期随访,如有不适,及时就诊。

(3)正视肢体的疼痛或缺失,积极配合治疗、康复。

(4)保持良好的生活习惯及睡眠。

2.情绪调节

(1)及时表达自己的不适,寻求帮助。

(2)做一些自己喜欢的事,遛狗、阅读、晒太阳、与喜欢的人聊天等。

(3)深呼吸,听自己喜欢的舒缓音乐,穿着宽松的衣物,在一个干净舒适、不受干扰的空间冥想放松。

3.自我实现

积极参与日常活动,多做自己力所能及的事,寻找适合自己的工作,乐于交流,积极参与各类社交活动,如慢病交流活动等,帮助自己和他人融入社会,实现自我价值。

4.家庭社会支持

(1)家属或照护者应保持与病人的良好交流与沟通,及时了解病人的生理及心理需求,疏导病人的不良情绪,帮助病人树立战胜疾病的信心,鼓励病人积极参与社交活动,保持良好的兴趣、爱好。

(2)督促病人按时服药,定时锻炼,按计划戒烟。

(3)协助病人做好个人清洁,保持良好的身心状态。

(七)门诊随访

1.随访目的

了解病人症状有无改善、有无药物不良反应以及各项检验检查指标情况等,以便医生及时调整治疗方案。

2.随访内容

包括 ABI、动脉彩超、CTA 等检查项目,以及血常规、凝血象等检验指标。

3.随访准备

病人需带上此前住院治疗的相关资料,如出院记录、CT检查报告、实验室检查报告以及用药记录等。

4.随访频次

(1)出院后1月、3月、半年、一年随访,之后每年随访一次。

(2)合并其他疾病的病人,应按其他疾病相应的要求完成专科随访。

(3)对于服用特殊抗凝、抗血小板药物的病人,应按药物要求,定时随访。

(4)特别注意,出现下肢疼痛加剧、皮温下降、皮色改变、组织坏死、出血、药物不良反应时,应及时就诊。

参考文献

1.中华医学会外科学分会血管外科学组.下肢动脉硬化闭塞症诊治指南[J].中华普通外科学文献(电子版),2016,10(01):1-18.

2.陆信武,蒋米尔.临床血管外科学[M].北京:科学出版社,2018

3.Conte M.S.,Bradbury A.W.,Kolh P.,et al. Global Vascular Guidelines on the Management of Chronic Limb~Threatening Ischemia[J]. European journal of vascular and endovascular surgery: the official journal of the European Society for Vascular Surgery.2019,58(Suppl.1):S1-S109.

4.陈孝平,汪建平,赵继宗.外科学[M].北京:人民卫生出版社,2018.

5. Gerhard ~ Herman M. D., Gornik H. L., Barrett C., et al. 2016 AHA/ACC Guideline on the Management of Patients with Lower Extremity Peripheral Artery Disease: A Report of the American College of Cardiology/American Heart Association Task Force on Clinical Practice Guidelines[J]. Circulation. 2017, 135: e726 – e779.

6. 景在平, 李海燕, 莫伟. 血管疾病临床护理案例分析[M]. 上海: 复旦大学出版社, 2016.

7. Conte M.S., Bradbury A.W., Kolh P., et al. GVG Writing Group. Global Vascular Guidelines on the Management of Chronic Limb ~ threatening Ischemia[J]. J Vasc Surg. 2019, 69(6S):3S~125S.

8. 张雷, 欧鹏, 舒畅, 等. 下肢缺血性疼痛的镇痛治疗及其进展[J]. 中华血管外科杂志, 2020, 5(03): 206–210.

9. 王玉梅, 李凌, 熊莉娟, 等. 老年人跌倒预防临床实践指南的质量评价及内容分析[J]. 中华护理杂志, 2019, 54(11): 1729–1734.

10. 李燕, 郑雯, 葛静萍. 下肢深静脉血栓形成介入治疗护理规范专家共识[J]. 介入放射学杂志, 2020, 29(06): 531–540.

11. Lichtenstein A.H., Appel L.J., Vadiveloo M., et al. 2021 Dietary Guidance to Improve Cardiovascular Health: A Scientific Statement From the American Heart Association [J]. Circulation, 2021, 144(23): e472–e487.

12. McDermott M.M, Spring B., Tian L., et al. Effect of Low–Intensity vs High–Intensity Home–Based Walking Exercise on Walk Distance in Patients With Peripheral Artery Disease: The LITE Randomized Clinical Trial [J]. Jama, 2021. 325(13): 1266–1276.

（卢莎 朱桦）

第六章　脑卒中概述

脑卒中(stroke)是指各种原因引起的脑血管疾病急性发作,造成脑局部组织缺血、缺氧性坏死或非外伤性脑实质出血,从而出现相应的临床症状和体征,症状持续时间超过24 h。

一、脑卒中分类

脑卒中根据脑的病理改变分为缺血性脑卒中和出血性脑卒中。缺血性脑卒中又称为脑梗死,是指各种原因引起的脑部血液供应障碍,使脑局部组织发生不可逆损害,导致脑组织缺血、缺氧性坏死,临床上表现为突发局灶性或弥散性的神经功能缺损。缺血性脑卒中的分类方法有很多,目前临床常用分类方法是根据发病机制分类,将脑梗死分为动脉粥样硬化性血栓性脑梗死、脑栓塞、腔隙性脑梗死和分水岭脑梗死。出血性脑卒中是指由颅内动脉瘤、脑与脊髓血管畸形和烟雾病等颅内血管病变在血流作用下引起的脑出血和蛛网膜下腔出血。

二、脑的血液循环

脑是人体代谢率最高的器官,由于脑的新陈代谢旺盛、生理功能复杂,所以脑的血液供应必须十分稳定、充足。稳定、充足的脑血流量对脑功能的正常发挥和维持脑的高代谢水平具有极其重要的作用。脑血流自主调节功能是维持脑血流量的重要因素之一。脑是人体最重要的器官,占体重的2%~3%,正常成人每分钟全脑血流量约为800~1000 mL,占心输出量的15%~20%,氧和葡萄糖消耗量占全身供给量的20%~25%。脑组织中几乎无氧和葡萄糖储备,当脑血液供应中断时,2 min内脑电活动停止,5 min后脑组织出现不可逆损伤。

脑血液供应来自颈内动脉系统和椎-基底动脉系统,两者在脑底通过脑底动脉环(Willis环)相通。

颈内动脉系统又称为前循环。颈内动脉起于颈总动脉,进入颅内后主要分支有大脑前动脉、眼动脉、脉络膜前动脉、后交通动脉和大脑中动脉。颈内动脉主要供应眼部和大脑半球前3/5部分(额叶、颞叶、顶叶和基底节)的血液。

椎-基底动脉系统又称为后循环。两侧椎动脉起于锁骨下动脉,经枕骨大孔入颅后汇合成为基底动脉。椎-基底动脉的主要分支有小脑后下动脉、小脑前下动脉、脑桥动脉、内听动脉、小脑上动脉和大脑后动脉。其主要供应脑干、小脑和大脑半球后2/5部分的血液。

Willis环由双侧大脑前动脉、前交通动脉、颈内动脉、大脑后动脉和后交通动脉组成。双侧大脑前动脉通过前交通动脉连通,颈内动脉或大脑中动脉通过后交通动脉与大脑后动脉连通。Willis环对双侧大脑半球的血液供应起重要的调节和代偿作用。

三、脑卒中流行病学

根据全球疾病负担研究(global burden of disease study,GBD)报告,2019年脑卒中仍然是全球第二大死亡原因,也是死亡和残疾的第三大原因。2019年全球新发脑卒中病例约1200万例,估计总患病人数为1亿。2019年中国新增脑卒中病例394万例,其中缺血性脑卒中287万例,脑出血85万例,蛛网膜下腔出血22万例。2019年有219万人死于脑卒中,其中103万人死于缺血性脑卒中,107万人死于脑出血,9万人死于蛛网膜下腔出血。

《2019中国卫生健康统计年鉴》显示,2018年中国城市居民脑血管病死亡率为128.88/10万,占城市居民总死亡人数的20.51%,脑血管病死亡率男性高于女性。

根据国家卫生健康委员会脑卒中防治工程委员会(简称"脑防委")发布的数据显示,2019年脑卒中病人出院后1年内病死率为8.64%,在存活的病人中,58.4%的病人存在神经功能障碍,31.69%的病人存在残疾,其中轻度残疾占残疾的46.7%,中、重度残疾占残疾的53.3%。

我国流行病学调查显示,脑卒中发病呈年轻化,北方高于南方,城市高于农村,且发病具有明显的季节性,寒冷季节发病率高。脑卒中具有高发病率、高致残率、高死亡率、高复发率、高经济负担等特点,有效防治脑卒中不仅能减轻家庭和社会负担,同时对促进《健康中国行动(2019~2030年)》具有重要意义。

四、脑卒中的三级预防

根据《全国第三次死因回顾抽样调查报告》显示,脑血管病已成为我国居民死亡的主要原因,其中脑卒中是单病种致残率最高的疾病。根据国内外经验,脑卒中是可以预防和干预的,加强脑卒中的三级预防,可尽可能减少危险因素,减少发病,减轻脑卒中疾病负担,从而提高人们的生活质量和生命质量。脑卒中的危险因素分为不可干预因素和可干预因素。不可干预因素指个体具有的不可改变的,在未来一定时间内可引起特定疾病或症状的健康危险因素,包括性别、年龄、遗传、种族等。可干预因素指个体具有的可改变的,在未来一定时间内可引起特定疾病或症状的健康危险因素,包括高血压、糖代谢异常、血脂异常、心脏病、无症状性颈动脉粥样硬化和生活方式等。

(一)一级预防

一级预防是指对疾病发生的预防,通过对高危致病因素的干预,以减少或延迟疾病的发生。其意义主要是通过规范的生活方式以及高风险疾病风险因素的控制,以降低脑卒中发生率。主要方法是定期体检,提早发现潜在的危险因素如高血压、糖尿病、高脂血症等,同时戒烟、戒酒、改变不健康的生活方式、坚持体育锻炼、减肥等。

1.预防高血压

高血压是脑卒中最重要的危险因素,控制高血压是预防脑卒中发生的重要环节。血压长期处于较高水平会导致动脉粥样硬化,有效控制血压能降低50%的脑梗死发生。防治高血压的措施包括:减少钠盐摄入,减少脂肪摄入,适量补充蛋白质,增加新鲜蔬菜、水果、钙、奶等摄入,适当增加运动,控制体重,戒烟戒酒,保持积极乐观的心态,减轻精神压力,改善睡眠,长期规律服用降压药等。

2.预防糖尿病

糖代谢异常或糖尿病是缺血性脑卒中或短暂性脑缺血发作的重要危险因素。针对高危人群尽早进行糖尿病筛查。防治糖尿病的措施包括:改善生活方式,合理饮食,每周至少进行中等强度体力运动150 min,合理用药等。

3.预防心脏病

约20%的缺血性脑卒中是由心源性栓子造成的,约40%的不明原因脑卒中可能是心源性脑卒中。研究显示,心房颤动的早期诊断对于脑卒中的预防及治疗至关重要。预防措施主要是使用抗血小板聚集药和抗凝药。

4.预防血脂异常

血脂异常包括胆固醇或甘油三酯水平异常升高,以及低密度脂蛋白水平升高或者高密度脂蛋白水平降低。低密度脂蛋白升高是颈动脉粥样硬化的危险因素。治疗血脂异常的基础措施是终生坚持健康的生活方式。此外,还包括使用他汀类调脂药物。

5.加强生活方式管理

(1)戒烟戒酒:吸烟是脑卒中的独立危险因素,被动吸烟同样是脑卒中的重要危险因素。烟草中的尼古丁可使血管收缩、血压升高、加速动脉粥样硬化、降解降压药疗效。戒烟的措施包括:动员全社会参与戒烟活动,加强主动吸烟和被动吸烟危险宣讲,采用心理疏导、烟碱替代疗法、口服戒烟药物等控烟措施进行干预。

大量饮酒(每周酒精摄入量大于300 g)可增加脑卒中发病风险。最新研究显示,少量饮酒不能保护心脑血管。在一项基于中国慢性病16万人的前瞻性随访数据和遗传学数据中发现,随着饮酒量的增加,血压水平和脑卒中的发病风险持续增加。因此提倡戒酒非常有必要。

(2)运动锻炼:个体应选择适合自己的身体活动来降低脑卒中风险。建议脑卒中高危人群应在进行最大运动负荷检测后,制定个性化运动方案进行锻炼。建议健康成年人从事有氧运动,每周3~4次,每次持续约40 min中等或以上强度的有氧运动(如快走、慢跑、骑自行车或其他有氧运动等)。推荐日常工作以静坐为主的人群每静坐 1 h 站起来活动几分钟,包括那些每周已有推荐量的规律运动者。

(3)控制体重:脑卒中、高血压、糖尿病、冠心病都与超重、肥胖有关。超重和肥胖者可通过健康的生活方式、良好的饮食习惯、增加体力活动等措施减轻体重,这有利于控制血压,降低脑卒中发生风险。

(二)二级预防

二级预防是指脑卒中疾病发生后,要进行早期和恢复期康复治疗,以防止病情加重,预防残疾和功能障碍,并对高血压、高血糖、高血脂、缺血性脑卒中、短暂性脑缺血发作等高危因素进行控制。降压治疗可以预防脑卒中的复发。对于缺血性脑卒中病人,建议长期持续控制血压。缺血性脑卒中或短暂性脑缺血发作病人无论是否进行药物调脂治疗,都必须坚持控制饮食和改善生活方式。缺血性脑卒中或短暂性脑缺血发作病人二级预防的药物依从性将影响脑卒中病人的临床预后。医师因素、病人因素以及医疗体系因素均影响病人的二级预防药物依从性。规范的二级预防流程,能提高二级预防药物的实施率。

(三)三级预防

三级预防指对疾病后造成的残疾积极开展功能康复锻炼,同时避免原发病的复发。主要内容包括康复、医疗、训练指导、心理疏导、知识普及等。

参考文献

1.中华医学会神经病学分会,中华医学会神经病学分会脑血管病学组.中国脑血管病一级预防指南2019[J]. 中华神经科杂志,2019,52(9): 684-709.

2. GBD 2019 Stroke Collaborators. Global, regional, and national burden of stroke and its risk factors, 1990-2019: a systematic analysis for the Global Burden of Disease Study 2019[J]. Lancet Neurol, 2021, 20(10):795-820.

3.《中国脑卒中防治报告 2020》编写组.《中国脑卒中防治报告 2020》概要[J]. 中国脑血管病杂志, 2022, 19(2):136-144.

4. 王拥军, 李子孝, 谷鸿秋, 等. 中国卒中报告 2019(中文版)(3)[J]. 中国卒中杂志, 2020, 15(12):1251-1263.

5. 贾建平, 陈生弟. 神经病学[M]. 北京:人民卫生出版社, 2018.

（刘光维　毛永香）

第七章　脑血栓形成

脑血栓形成(cerebral thrombosis,CT)又称为动脉粥样硬化性血栓性脑梗死,是指在脑动脉粥样硬化等原因引起的动脉壁病变的基础上,脑动脉管腔狭窄、闭塞或血栓形成,造成脑局部组织血液供应障碍而发生缺血、缺氧性坏死,从而引起偏瘫、失语、感觉障碍等相应的神经功能症状和体征,是脑梗死最常见的临床类型,约占全部脑梗死的60%。

一、流行病学

2019年GBD报告,全球新增脑卒中人数约1200万,其中62.4%为缺血性脑卒中,约749万人。2019年,我国缺血性脑卒中发病率为201/10万,新增病例287万。根据国家脑血管病大数据平台登记数据,国家卫生健康委脑防委2017~2018年专项调查显示,脑卒中发病3个月内,缺血性脑卒中的复发率为2.81%,发病1年内复发率为5.59%。《2019中国卫生健康统计年鉴》显示人均住院费用为人民币9410元。脑血栓形成的发病率约占缺血性脑卒中的60%,整体发病率呈现出"北高南低,东高西低、中部突出"的特征。

二、病因和发病机制

(一)病因

(1)脑动脉粥样硬化:这是最常见的病因。其次为高血压、糖尿病、高脂血症等,糖尿病和高脂血症可加速脑动脉粥样硬化。

(2)脑动脉炎:系统性红斑狼疮、巨细胞动脉炎、梅毒性动脉炎、获得性免疫缺陷综合征等引起的感染性血管炎。

(3)其他:高同型半胱氨酸血症、药物滥用(可卡因、海洛因等)、烟雾样血管病、细胞性血液高黏度综合征、血浆蛋白浓度增高性血液高黏度综合征、血液高凝状态、偏头痛等。

(二)发病机制

脑动脉粥样硬化是脑梗死发生的病理基础,目前研究显示,颅内动脉狭窄一般由斑块脂质坏死或钙化所致,而颅外动脉狭窄通常由不稳定斑块内出血引起。颈动脉粥样硬化引起脑梗死发病机制包括:①颈动脉粥样硬化形成的不稳定斑块,在血流冲击以及动脉壁应力增加时,容易出现破损、脂质溢出、继发血栓形成以及动脉痉挛,进一步甚至完全闭塞管腔,导致急性供血中断,引起脑梗死。②动脉粥样硬化斑块脱落、动脉内膜炎等因素引起血管内皮损伤,血小板黏附于血管损伤处,释放5-羟色胺、血小板活化因子、血栓素A2等物质,从而使更多的血小板黏附、聚集而形成血栓,闭塞动脉管腔。血流缓慢、血压下降、心排血量减少等因素均可促进血栓形成。③颈动脉粥样硬化导致管腔狭窄或闭塞,动脉供血减少或完全中断,当侧支循环不能有效代偿时,脑动脉出现灌注不足,病变动脉供血区域脑组织发生缺血、水肿、坏死、软化,3~4周后液化坏死的脑组织被清除,小病灶形成胶质瘢痕,大病灶形成中风囊。④颈动脉粥样硬化基础上继发动脉夹层,血流冲击导致血肿脱落形成栓子,引起远端管腔栓塞,或者直接引起真腔血管闭塞,导致脑梗死。

急性脑梗死病灶由缺血中心区及其周围的缺血半暗带两部分组成。缺血中心区的脑组织发生不可逆损害。缺血半暗带相对缺血中心区的缺血程度较轻,仅功能受损,具有可逆性。随着缺血时间的延长和缺血程度的加重,中心坏死区逐渐扩大,缺血半暗带逐渐缩小,故在有限时间内恢复血流,抢救缺血半暗带至关重要。该时间段称为治疗时间窗,包括再灌注时间窗和神经细胞保护时间窗。再灌注时间窗一般是指发病后3~4 h内,最多不超过6 h,进展性卒中可相应延长。神经细胞保护时间窗一般指发病数小时后至数日,在该时间窗内使用神经保护药物,可减轻或防止脑损伤,改善预后。

三、危险因素

可干预因素包括干预后可以明确获益的危险因素,如高血压、糖尿病、心脏病、血脂异常、吸烟、饮酒、超重与肥胖、无症状颈动脉狭窄、缺乏规律运动、饮食和营养等,以及一些干预后可能潜在获益的危险因素,如高同型半胱氨酸血症、阻塞性睡眠呼吸暂停、代谢综合征、炎症与感染、高凝状态、偏头痛、口服避孕药、绝经后激素治疗及药物滥用等。

不可干预因素包括性别、年龄、种族、遗传因素等。

男性脑梗死的发病率高于女性,可能与其吸烟、饮酒、生活不规律、精神压力大等有关。目前有研究显示男性发病具有年轻化倾向。随着年龄增长,血管出现不同程度的动脉硬化,血管管壁增厚、变硬,管腔狭窄,血流缓慢,血液黏稠度升高,易形成血栓。此外,年龄增大通常易伴有高血压、糖尿病、高脂血症等疾病,会加速血管动脉硬化,形成血栓。目前遗传因素在脑梗死发病过程中的作用仍不十分清楚,但普遍认为脑梗死属于多基因遗传病,受环境因素影响较大,同时影响脑梗死的可干预危险因素如高血压、糖尿病等也具有遗传性。此外,具有脑梗死家族史和先天性脑血管畸形者更容易发生脑梗死。

四、临床表现

(一)临床特点

安静或睡眠中发病,多见于中老年人中伴有脑血管疾病危险因素或病因者。部分病人可因劳累、熬夜、寒冷等因素诱发,或发病前有头晕、头痛、肢体麻木、无力等先兆症状。症状多在发病后数小时或数天达到高峰。以偏瘫、失语、偏身感觉障碍和共济失调等局灶性神经功能症状为主,部分病人可有头痛、呕吐、意识障碍等全脑症状。

(二)脑梗死的临床表现

1.颈内动脉系统脑梗死

(1)颈内动脉脑梗死:侧支循环良好者,可无临床症状。侧支循环不良时,可引起短暂性脑缺血发作、大脑前动脉和(或)大脑中动脉缺血症状或分水岭脑梗死症状。主要临床表现为对侧偏瘫、偏身感觉障碍、双眼对侧同向性偏盲、同侧Horner征,优势半球受累可出现失语。眼动脉受累时,可出现单眼一过性失明,偶尔发展成永久性失明。颈部触诊颈内动脉搏动减弱或消失,听诊可闻及血管杂音。

(2)大脑中动脉脑梗死:主干闭塞引起大面积脑梗死,大部分病人有不同程度的意识障碍,脑水肿严重时形成脑疝甚至死亡。主要临床表现为对侧偏瘫、偏身感觉障碍、同向性偏盲,可伴有双眼向病灶侧凝视,优势半球受累可出现失语。

(3)大脑前动脉脑梗死:大脑前动脉近段阻塞时,因前交通动脉的代偿,可无临床症状。远段闭塞时,出现对侧偏瘫(下肢较重)、轻度感觉障碍,主侧半球病变可出现运动性失语,可伴有尿失禁、对侧强握反射等表现。双侧大脑前动脉闭塞时,双下肢瘫痪,尿潴留或尿失禁,可出现精神症状,如欣快、淡漠等。

2.椎-基底动脉系统脑梗死

(1)大脑后动脉脑梗死:主干闭塞表现为对侧偏瘫、偏盲及偏身感觉障碍,丘脑综合征,优势半球受累可伴有失读。

(2)椎动脉脑梗死:两侧椎动脉管径相近时,一侧闭塞可无明显临床症状。小脑后下动脉或椎动脉供应延髓外侧的分支闭塞时,发生延髓背外侧综合征,可表现为眩晕、恶心、呕吐、眼球震颤、声音嘶哑、吞咽困难、饮水呛咳、小脑性共济失调、交叉性感觉障碍等。

(3)基底动脉脑梗死:基底动脉主干闭塞表现为眩晕、恶心、呕吐、眼球震颤、复视、吞咽困难、共济失调等,病情严重时会出现昏迷、四肢瘫痪,甚至死亡。基底动脉分支闭塞引起脑干梗死和小脑梗死,表现为各种临床综合征,如脑桥腹外侧综合征、闭锁综合征、基底动脉尖综合征等。

五、辅助检查

(一)实验室检查

检查血常规、凝血功能、肾功能、血脂、血糖、血流变等,便于进行脑梗死病因鉴别和危险因素筛查。

(二)影像学检查

1.头颅CT

脑梗死发病24 h内一般无影像学改变,24 h后梗死区出现低密度病灶。对于急性脑卒中病人,头颅CT是最常用的影像学检查手段。可在早期用于鉴别脑梗死和脑出血。

2.MRI

MRI用于发现脑干梗死、小脑梗死以及小梗死灶。发病数小时后,脑梗死病人在MRI上可显示T_1低信号、T_2高信号的病变区域。MRI诊断早期脑梗死的敏感性为88%~100%,特异性为95%~100%。但MRI诊断急性脑出血不如CT灵敏。

3.血管造影

DSA、CTA、MRA可以显示颅内大动脉狭窄、闭塞和其他血管病变,如动脉瘤、动脉炎、动静脉畸形等。DSA是脑血管疾病诊断的"金标准",但因有创性且技术条件及费用要求高,故不作为临床常规检查项目。

4.彩色多普勒超声检查

对于评估颅内外血管狭窄、闭塞、痉挛或侧支循环建立的程度有帮助。其用于溶栓治疗监测,对判断预后有参考意义。

六、诊断方法

(一)诊断

中老年人,并伴有大动脉粥样硬化、高血压、糖尿病等脑卒中危险因素,在安静或睡眠中发病,发病前有反复的短暂性脑缺血发作,出现偏瘫、失语、偏身感觉障碍等局灶性神经功能症状和体征,并在数小时或数天内达到高峰,头颅CT或MRI可明确诊断。

(二)鉴别诊断(表7-1)

表7-1 常见脑血管疾病鉴别诊断

	脑梗死	脑栓塞	脑出血	蛛网膜下腔出血
常见病因	动脉粥样硬化	心脏病	高血压伴动脉硬化	动脉瘤、血管畸形
发病年龄	多在50岁以上	任何年龄段	多在50岁以上	任何年龄段
短暂性脑缺血发作病史	常有	少	少	没有
发病时状态	休息或睡觉等静态时	不定	活动、激动等动态时	活动、激动等动态时
发病缓急	较缓	最急	急	急骤
意识障碍	没有或轻度	少,时间短暂	多,时间持续长	少,时间短暂
头痛	一般没有	偶尔有	多数有	剧烈
呕吐	少	少	多	最多
血压	正常或升高	正常	明显升高	正常或升高
偏瘫	多	多	多	没有
CT检查	颅内低密度灶	颅内低密度灶	颅内高密度灶	蛛网膜下腔高密度灶

七、治疗方案

脑梗死的治疗原则包括:监测生命体征,防止导致危及生命的并发症发生、发展,维持主要脏器功能正常及内环境稳定;尽快再通狭窄或梗阻血管,恢复有效的脑血流灌注;防治缺血再灌注损伤和脑水肿;尽早启动二级预防和康复治疗。脑梗死的治疗包括急性期治疗和恢复期治疗。

(一)急性期治疗

1.一般治疗

(1)吸氧与呼吸支持

1)不伴低氧血症:不需要常规吸氧。

2)合并低氧血症:病人血氧饱和度低于92%或血气分析提示缺氧时应给予吸氧,气道功能严重障碍者应给予气道支持(气管插管或切开)及辅助呼吸。

3)重症脑卒中伴舌后坠病人,可使用口咽通气管或改变体位来保持气道通畅。

4)有条件的医疗机构对脑梗死病人进行睡眠呼吸监测。

5)轻度睡眠呼吸障碍病人夜间可采用侧卧位,低流量吸氧改善通气状况;中、重度睡眠呼吸障碍病人夜间可予以气道正压通气改善通气状况。

(2)心脏监测与心脏病变处理:脑梗死后24 h内应进行常规心电图检查,必要时进行心电监护,以便早期发现心脏病变并进行相应处理。避免或慎用增加心脏负担的药物。

(3)体温控制:体温大于38 ℃的病人应给予退热措施,明确发热原因的体温升高病人,如存在感染应给予抗生素治疗。

(4)血压控制

1)高血压:约70%脑梗死急性期病人会出现不同程度的血压升高,血压升高程度与病前是否有高血压以及梗死部位相关。为保证脑灌注,急性期应维持病人血压处于略高于平时水平。多数病人在脑卒中后24 h内血压自发降低。当病人收缩压<180 mmHg或舒张压<100 mmHg,不需要药物降压,可针对疼痛、恶心、呕吐、颅内压增高、紧张、焦虑、脑卒中后应激状态等引起血压升高的因素采取相应措施。当病人血压持续升高,收缩压>220 mmHg或舒张压>110 mmHg,或伴有严重心功能不全、主动脉夹层、高血压脑病,应谨慎予以降压治疗,并严密观察血压变化,必要时静脉微量泵入短效药物(如尼卡地平等),避免血压降得过低,从而加重脑缺血症状。

2)低血压:主动脉夹层、心输出量减少、血容量减少等因素可引起脑梗死病人出现低血压。这时应积极查明原因,给予相应处理,必要时采用多巴胺、间羟胺等扩容升压。

3)既往未进行降压治疗病人,发病数天后,如果收缩压≥140 mmHg或舒张压≥90 mmHg,应启动降压治疗。

4)急性脑梗死病人血管再通后,血压应控制低于基础血压20~30 mmHg,但不应低于90/60 mmHg。

（5）血糖控制

1）高血糖：约40%脑梗死急性期病人会因应激反应或原有糖尿病表现而出现血糖升高。血糖过高会加重脑损害，病人血糖应控制在8.3 mmol/L以下。当病人血糖高于11.1 mmol/L时，应立即予以胰岛素治疗，并严密监测血糖。

2）低血糖：低血糖会导致脑缺血损伤和水肿加重，影响预后。当病人血糖低于2.8 mmol/L时，应给予10%~20%葡萄糖注射液口服或注射治疗。

（6）营养支持：脑梗死病人因呕吐、吞咽困难出现脱水及营养不良，从而导致神经功能恢复缓慢。因此，及早进行脑梗死后营养状况评估非常重要。正常经口进食者无须额外补充营养，不能正常经口进食者可鼻饲，必要时可行经皮内镜下胃造瘘管饲补充营养。

2.特异性治疗

（1）溶栓治疗：发病6 h内通过溶解血栓，使闭塞血管再通，及时恢复梗死区域血液，改善组织代谢，挽救缺血半暗带，防止脑组织发生不可逆损害。溶栓治疗是目前恢复脑血流最重要的措施。临床常用的溶栓药物主要有重组组织型纤维蛋白溶酶原激活剂（recombinant tissue type plasminogen activator, rt-PA）和尿激酶（urokinase, UK）。

1）rt-PA：其活性成分是一种糖蛋白，与纤维蛋白结合后，可直接激活纤溶酶原转化为纤溶酶，导致纤维蛋白降解，血块溶解。当静脉给予rt-PA时，在循环系统中表现出相对非活性状态，因此rt-PA只引起局部溶栓，而不产生全身溶栓状态。rt-PA治疗时间窗为3~4.5 h，剂量为0.9 mg/Kg静脉滴注（最大剂量为90 mg），其中10%在最初1 min内静脉推注，剩余90%加入生理盐水中，配置为100 mL在1 h内滴注。

2）尿激酶：直接作用于内源性纤维蛋白溶解系统，催化裂解纤溶酶原成纤溶酶，降解纤维蛋白凝块和血循环中的纤维蛋白原、凝血因子V和凝血因子VIII等，从而发挥溶栓作用，同时使全身处于溶栓状态。尿激酶治疗时间窗为6 h，剂量为100万~150万IU，溶于生理盐水100~200 mL中，静脉滴注30 min。两种药物使用期间及用药24 h内均应严密监护病人情况。

（2）抗血小板聚集治疗：①对于不符合溶栓适应证且无禁忌证的脑梗死病

人应在发病后尽早给予口服阿司匹林,每天一次,每次150~300 mg,急性期后可改为预防剂量,每天一次,每次50~150 mg。②对于溶栓治疗者,阿司匹林等抗血小板药物应在溶栓24 h后开始使用,以免增加出血风险。③对不能耐受阿司匹林者,可考虑选用氯吡格雷等抗血小板治疗。

(3)抗凝治疗:主要目的是预防脑卒中复发、防止血栓进展病情恶化。对大多数脑梗死急性期病人,不推荐早期进行抗凝治疗。对于少数特殊病人的抗凝治疗,评估风险与效益后应慎重选择。常用药物包括普通肝素、低分子肝素、类肝素、阿加曲班,以及华法林、利伐沙班等口服抗凝剂。

(4)脑保护治疗

1)亚低温治疗:通过头部或者全身亚低温治疗,降低脑的氧代谢,干预缺血引发的细胞毒性机制,起到抑制兴奋性氨基酸释放、减少细胞内钙超载和自由基生成的作用。

2)脑神经保护剂:目前常用药物有胞二磷胆碱、自由基清除剂、钙拮抗剂、兴奋性氨基酸拮抗剂、神经节苷脂等。脑梗死运用脑神经保护剂的疗效与安全性尚需开展临床试验进一步证实。

(5)防治脑水肿:严重脑水肿和颅内压增高是脑梗死常见的死亡原因。脑水肿常在发病后3~5天达到高峰期,大面积脑梗死常伴有明显颅内压升高,这时应立即进行脱水降颅压治疗。常用降颅压药物有甘露醇、呋塞米和甘油果糖等。常用剂量为20%甘露醇125~250 mL,15~30 min内滴注,每4~6 h一次;呋塞米20 mg静脉推注,每6~8 h一次,这有助于维持渗透压梯度。

(6)中医中药治疗:脑梗死病人使用针刺和中药治疗在临床中较常见,但其疗效和安全性需要更多高质量RCT(随机对照试验)证实,建议根据病人具体情况,结合病人意愿再决定是否选用。

(7)外科或介入治疗:大面积脑梗死病人可行开颅减压术或部分脑组织切除术,伴有脑积水病人可行脑室引流。颈动脉狭窄超过70%的病人采用颈动脉内膜切除术治疗。介入治疗包括动脉溶栓、机械取栓、血管成形术(包括球囊扩张术及支架置入术)等。目前介入治疗与溶栓治疗结合越来越紧密。大血管闭塞脑卒中病人应尽早实施血管内介入治疗。前循环闭塞发病6 h内,推荐血管介入治疗;后循环大血管闭塞发病24 h内,可行血管介入治疗。

3.并发症防治

应重点防治脑梗死后出血、焦虑、抑郁或认知功能障碍等神经系统并发症,以及肺部感染、泌尿系统感染、深静脉血栓、压力性损伤、水电解质紊乱等其他系统并发症。

(二)恢复期治疗

根据中国脑卒中康复指导规范,脑梗死病人应遵循三级康复治疗体系原则。具体包括:急性期病人应尽可能在综合医院卒中单元或者神经内科进行多学科治疗,包括急性期的内外科治疗、早期康复介入、综合治疗;病情稳定后,在康复科或康复专科医院针对性地康复治疗,达到生活自理;最后进入家庭或社区康复,巩固疗程,提高运动、交流和日常活动能力,争取最大程度恢复健康,减少并发症发生。

脑梗死病人入院后立即给予全面的身体健康状况评估,在生命体征平稳、症状体征不再进展后24~48 h内即可开展康复治疗,包括进行坐、站、走等床边康复、早期离床训练。早期卧床病人应坚持关节活动度训练,并注意保护患侧肢体,避免出现机械性损伤。康复原则是综合物理疗法、吞咽功能训练、语言训练、认知训练等康复手段,促进病人患侧肢体随意运动,提高日常生活自理能力。康复是一个持续、渐进的过程,康复的目标是减轻脑梗死引起的神经功能缺损,提高病人的生活质量。

八、住院期间护理

(一)躯体活动障碍

躯体活动障碍与运动中枢受损致肢体瘫痪有关。

1.基础护理

根据Barthel指数评分确定病人的自理能力和依赖程度,给予相应生活协助,从而增进病人舒适感和满足基本生活需求。具体包括:①保持病人床单位干净、整洁、无渣屑,减少对皮肤的机械性刺激。②保持病人口腔清洁,每天口腔护理1~2次。③协助病人取舒适卧位,定时翻身、拍背。④瘫痪病人给予气垫床,抬高患肢并协助其被动运动,必要时对易受压、骨突出处给予减压保护。⑤每天全身温水擦拭1~2次,促进血液循环,增进睡眠。⑥鼓励和帮助病人摄取充足水分,均衡饮食,养成定时排便的习惯。⑦协助病人洗漱、进食、如厕、沐浴、穿脱衣服等。

2.专科护理

(1)病情观察:严密观察病人意识、瞳孔、生命体征变化。

(2)用药护理:脑梗死病人常联合应用溶栓、抗凝、脑保护剂等多种药物治疗。临床护士应遵照医嘱正确用药,并掌握药物的作用及副作用,严密观察病人用药后的反应。

1)溶栓和抗凝药物:严格掌握药物剂量,关注凝血象结果,观察病人有无黑便、牙龈出血、皮肤瘀点瘀斑等出血表现。静脉溶栓护理要点:①溶栓病人收入重症监护室或者脑卒中单元进行严密监护。②定时评估神经功能,第1小时内每30 min评估1次,以后每小时评估1次,直至24 h。③密切观察病人症状和体征变化,如病人原有症状和体征加重,或出现严重头痛、高血压、脉搏减慢、恶心呕吐等,应立即停用溶栓药物并行头颅CT检查。④定时检测血压,最初2 h内每15 min测量1次,随后6 h内每30 min测量1次,以后每小时测量1次,直至24 h。⑤病人收缩压≥180 mmHg或舒张压≥100 mmHg时,应增加血压监测次数,必要时遵照医嘱给予降压药物。⑥鼻饲管、导尿管及动脉内测压管应延迟安置,避免出血。⑦给予抗血小板药物、抗凝药之前应复查头颅CT。

2)甘露醇:应选择中心静脉给药,保证药物能快速静滴,用药后注意观察病人尿量及颜色,定时复查尿常规、血生化和肾功能。同时,注意观察有无出现脱水速度过快所致头痛、呕吐、意识障碍等低颅压综合征。

(3)介入围手术期的护理

1)术前护理

①术前准备:包括物品准备和病人准备。病人准备包括术前禁食4~6 h、备皮、建立静脉通道(左侧肢体)、留置导尿、更换病员服、监测生命体征以及双侧足背动脉搏动和皮肤温度情况等。

②完善相关检测:包括输血前检查、血常规、凝血象、血糖、肝功能、电解质

等血液检查以及心电图、CT、CTA、CTP等。

③心理护理：告知病人手术的目的、过程、注意事项、治疗效果等。这能消除病人紧张情绪，使病人积极配合手术。

2）术中护理

①术前准备：协助病人取仰卧位，用生理盐水建立静脉通路，准备手术包，监测病人生命体征并做好记录，备好阿托品、多巴胺等急救药品等。

②术中配合：局麻病人避免病人头部晃动，严密监测病人意识、瞳孔、肢体活动以及生命体征变化，遵照医嘱使用替罗非班、尼卡地平、多巴胺等药物。

③必要时协助医生放置动脉压迫器止血，并护送病人回ICU或脑卒中单元病房。

3）术后护理

①生命体征观察：心电监护，严密监测病人生命体征至少24 h，特别关注术后血压情况。血管再通后，高血压病人应控制血压低于基础血压20~30 mmHg，但不低于90/60 mmHg，收缩压保持在110~140 mmHg。

②穿刺部位护理：术后动脉压迫止血器压迫穿刺点12 h，穿刺侧下肢制动24 h，观察压迫器固定情况，有无移位、出血或皮下血肿，对比观察双下肢的皮肤温度、颜色和动脉搏动情况。

③神经功能监测：密切观察病人意识、瞳孔、肢体运动、语言等情况，重视病人主诉，如出现严重头痛、高血压、恶心或者呕吐，应报告医生并立即行急诊头颅CT检查，以便于及时发现颅内出血、高灌注综合征等发生。

④饮食护理：清醒病人术后清淡饮食，不宜食用油腻、高蛋白、易产气食物。多饮水，一般24 h内饮入量为2000~2500 mL，这有利于造影剂排泄。非清醒病人遵照医嘱静脉补液，留置胃管等。

⑤活动指导：术后动脉压迫器压迫期间，手术侧下肢避免髋关节及膝关节活动。术后24 h内卧床休息，术侧卧位与斜坡位交替（下肢与身体成20°~30°）。3天内尽量避免深蹲、用力解便等动作。

（4）安全护理：脑梗死病人出现运动障碍应预防坠床和跌倒。具体措施包括：①卧床时拉起床栏。②常用物品和呼叫器置于病人触手可及处。③病房、走廊、卫生间等地面保持干燥、防滑,有醒目防滑标识。④病房、病区物品摆放整齐,无障碍物阻挡。⑤走廊、卫生间装扶手,便于坐立、行走。⑥穿大小合适衣服、鞋袜。⑦危险物品放置于远离病人的地方。⑧病人活动时应避免分散其注意力。⑨步态不稳者,选用合适辅助工具,并有家人陪护。

3.心理护理

(1)关心尊重病人,鼓励其表达内心感受。

(2)及时疏导病人因瘫痪、失语等出现的焦虑、抑郁等心理问题。

(3)耐心解答病人和家属提出的问题,介绍疾病相关知识,鼓励病人和家属主动参与治疗和护理。

(4)向病人及家属分享成功案例,或者组织参与病友交流会,增强病人治疗信心。

(5)鼓励病人克服困难,摆脱对照护者的依赖心理,增强自我照顾能力与自信心。

4.康复护理

根据病人的性别、年龄、身体情况、疾病性质和疾病严重程度,制定针对性的康复护理计划,包括运动方式、运动时间、运动频次等。

具体方法包括:①卧床的病人,鼓励患侧卧位,适当健侧卧位,少采用仰卧位,避免半卧位,注意保持患侧肢体功能位。②指导并协助病人尽早开始渐进性体位转移训练,床上坐位时,保持正确的坐姿。③康复训练前协助病人做好相应准备,穿合适衣裤、妥善固定管道等。④瘫痪病人肌力训练包括被动运动、主动运动、抗阻力运动,遵循循序渐进的过程;患侧肢体肌力小于2级时,予以被动运动;患侧肢体肌力达到3级时,指导患侧肢体独立完成全范围关节活动;患侧肢体肌力达到4级时给予渐进抗阻训练。⑤康复训练过程中,注意安全,并密切观察病人有无不适。

(二)语言沟通障碍

语言沟通障碍与语言中枢受损有关。

1.沟通技巧指导

根据病人语言沟通障碍类型做针对性指导。鼓励病人借助手势、图片、写字板、符号等向医务人员或家属勇敢表达自己的需求。

具体方法包括：①与病人沟通时，语速宜慢，给病人留充足的反应时间。②运动性失语病人因不能说话，但能理解别人的语言，所以可以用简单的问题与病人沟通，让病人通过点头、摇头、眨眼等方式回答。③感觉性失语病人因不能理解自己和别人说的话，存在视野缺损，所以沟通时选择安静环境，减少干扰，避免分散病人注意力。④听力障碍病人可借助图片、实物等进行交流。⑤与无书写障碍的病人交流时，可应用文字书写法。

2.心理护理

病人可能因无法准确表达自己的情感和需求而烦躁、焦虑，护理人员应营造一种轻松、和谐、安静的交流环境。说话时有耐心，注意照顾病人情绪，安抚病人，避免大声说话，避免使用刺伤病人的言语；鼓励病人缓慢表达自己的内心想法；叮嘱病人家属多与病人交流，且交流时要有耐心；病人成功表达自己想法后，应给予肯定。

3.语言康复训练

对于存在语言交流障碍的病人，由语言治疗师从听、说、读、写等方面进行系统评估，针对性地对语音和语义障碍进行治疗，由少到多、由简单到复杂，循序渐进，以不产生疲劳感、厌烦等情绪为原则。针对病人特点，制定全面的个体化语言康复训练计划，并组织实施。

（1）肌群训练：进行缩唇、伸舌、卷舌、叩齿、吹气、咳嗽等相关肌群运动训练。

（2）发音训练：逐步训练唇音、唇齿音、舌音、单音节音、简单句。

（3）命名训练：让病人说出家属名字及常用物品名字等。

（4）重复训练：让病人复述已学的单词、词汇等，每次复述3~5遍，巩固效果。

（5）刺激法训练：采用病人常用的、有意义的内容进行语调、语速等方面多次反复的刺激训练，如听声音指文字、听声音指物体、听声音指图片等。

（三）吞咽障碍

吞咽障碍与意识障碍或延髓麻痹有关。

1.病情评估

吞咽困难(dysphagia)是脑卒中后常见的并发症,发病后3天内吞咽困难发生率极高。吞咽困难是指多种原因导致食物从口内转移至胃内过程的功能障碍,表现为食物进入口腔、吞下过程发生障碍或者吞下时发生呛咳、哽噎。脑梗死病人入院24 h内进食或饮水前应常规进行吞咽困难筛查。

(1)吞咽功能评定方法

1)吞唾液测试:病人坐位,护理人员将手指放在病人的喉结处,观察病人在30 s内吞咽的次数和活动度。

2)洼田饮水试验:病人坐位,饮温水30 mL,观察饮水过程并记录饮水时间。

3)视频荧光造影(VFC):当前最可信的吞咽功能评定方法,调制不同黏度的造影剂,病人吞服后,在荧光屏幕下摄录吞咽过程,评定吞咽障碍的程度和部位。

(2)病情评估要点:观察病人经口进食类型、进食速度和进食量,以及是否存在进食障碍、饮水呛咳、营养障碍。

2.饮食护理

(1)体位管理:安全有效的体位能避免食物从口中漏出,有利于食物运送,发生较少逆流和误吸。不能坐起的病人进食时需将床头摇高30°。

(2)食物选择:若无禁忌,应选择病人喜爱的、营养丰富且易消化的食物。理想的食物性状是密度均匀、黏度适当、有一定硬度、不易松散、通过咽部时易于变形且不易残留。食物选择原则是从糊状食物开始,吞咽功能明显改善后逐渐过渡到软饭等食物,最后到液体食物和普通食物。

(3)吞咽方法:偏瘫病人吞咽时头偏向健侧肩部、头前屈、下颌内收,防止食物残留在患侧梨状隐窝内,同时避免食物进入气道。

(4)鼻饲护理:不能经口进食的病人,应尽早遵照医嘱予以鼻饲饮食。长期鼻饲病人定期评估营养状态和吞咽功能。

3.防止误吸、窒息

提供舒适、安静的进餐环境,改善进食体验,如减少干扰、降低噪声、增强照明等。另外,应避免说话而引起呛咳和误吸。

（1）存在吞咽障碍病人不可使用吸管喝水。

（2）留置胃管病人：妥善固定管道，每次鼻饲前确定管道位置正确，避免管道误入气道。每次鼻饲前回抽胃内容物以确定胃残余量。

（3）及时清除口腔内分泌物，避免口腔残留物导致再次误吸或下行感染。

（4）病人出现呛咳、误吸或呕吐时，立即指导病人头偏向一侧，并及时清理病人口鼻腔内分泌物和呕吐物，保持呼吸道通畅。

4.吞咽功能训练

尽早检查病人是否存在吞咽功能障碍。病人存在吞咽障碍，可进行口腔感觉训练（如冷刺激训练、味觉刺激训练、嗅觉刺激训练等）、口腔运动训练、气道保护方法（如声门上吞咽法、用力吞咽法等）、低频电刺激、表面肌电生物反馈训练、球囊扩张术（如经鼻球囊扩张、经口球囊扩张、主动球囊扩张等）、针刺治疗、通气吞咽说话瓣膜的应用等。

九、居家护理

（一）饮食指导

1.饮食原则

饮食种类多样化，能量和营养的摄入合理，增加水果、蔬菜、全谷、豆类、薯类和各种奶制品的摄入，减少饱和脂肪酸和反式脂肪酸的摄入，食用高钾、高镁、高钙、高膳食纤维、富含不饱和脂肪酸、低饱和脂肪酸的食物，保持能量供需平衡。

（1）降低钠摄入量和增加钾摄入量，食盐摄入量每天小于 6 g，钾摄入量每天大于 4.7 g，烹调植物油每天小于 25 g，控制添加糖（如冰糖、白砂糖等）的摄入，每天小于 50 g，最好小于 5 g。

（2）每天提供能量 30~40 kcal，其中碳水化合物总能量大于 55%，且以谷类为主，种类多样，粗细搭配。

（3）每天摄入蛋白质 1.5~2 g/kg，其中动物蛋白质大于 20 g，以家禽、鱼类等为主，每天摄入豆类大于 30 g。

(4)有心脑血管疾病危险因素者,应控制每日胆固醇摄入量。每天脂肪摄入量小于总热能的30%,其中胆固醇摄入量小于300 mg。超重者脂肪摄入量小于总能量的20%,胆固醇摄入量小于200 mg。

(5)新鲜蔬菜每天摄入400~500 g,水果每天摄入200~400 g。

(6)摄入各种奶制品,相当于每天液态奶300 g。

(7)少吃或不吃肥肉、动物油脂、动物内脏等。

2.常用食谱

(1)大枣粳米粥:黄芪15 g、生姜15 g、桂枝10 g、白芍10 g、粳米100 g、红枣10枚。制作方法:首先将黄芪、生姜、桂枝、白芍加水熬成浓汁后去渣,然后将粳米和红枣加水煮成粥,最后将浓汁倒入粥里调匀。每日1次。其适用于脑梗死后遗症病人。

(2)木耳桃仁蜜:蜂蜜125 g、黑木耳125 g、桃仁125 g。制作方法:首先将木耳用温水浸泡后洗净,然后与桃仁、蜂蜜共同捣烂成泥,最后放入锅内蒸熟即可。其适用于肢体麻木、脑缺血发作引起的头晕头疼者。

(3)四味粳米粥:粳米100 g、天麻10 g、枸杞20 g、人参5 g、红枣10枚。制作方法:首先将天麻(用布包好)、枸杞、红枣、人参放入锅中加水烧沸,然后改用文火煎煮约20 min,最后去天麻和枣核,并将洗净的粳米放入锅中熬成粥。每日2次。其适用于脑梗死后偏瘫伴高血压者。

3.鼻饲病人的居家护理

(1)确定胃管位置、长度:可以通过回抽胃液判断是否在胃内。每次鼻饲前观察管道有无打折、滑脱等。

(2)体位:无禁忌证者,鼻饲前抬高床头30°~45°,鼻饲结束后维持床头抬高30~60 min。

(3)营养液准备:鼻饲液温度维持在37℃~40℃,浓稠度适宜,每次剂量为200~400 mL。

(4)鼻饲喂养方法:缓慢匀速推注,边推注边观察病人有无不适。每次喂养前后用20~30 mL温水脉冲式(推—停—推—停)冲洗胃管,以避免堵管。有条件病人可进行营养泵持续喂养。

（5）喂养次数：每天4~6次。

（6）每次鼻饲前，使用50 mL注射器回抽确定胃残留量（未消化的营养液或胃液），当胃残留量大于200 mL时，应观察病人有无恶心、呕吐、腹胀等症状。若有症状，且调整鼻饲量后，症状仍不能改善时应及时就医，必要时遵照医嘱使用促胃肠动力药物。

（二）日常活动

（1）戒烟，避免主动和被动吸烟。对吸烟者进行心理辅导、尼古丁替代疗法、口服戒烟药物等干预。

（2）戒酒，不提倡少量饮酒。男性每日饮酒的酒精含量不应超过25 g，女性不应超过15 g。

（3）选择最佳的身体活动方式。每天进行散步、慢跑、骑自行车等运动，每次30 min以上，每周至少3~4次。

（4）有短暂脑缺血发作病史者，改变体位时应缓慢，避免突然转动颈部。改变体位遵循"三部曲"，做到"3个30 s"，即平躺30 s、坐起30 s、站立30 s：先躺在床上，睁开眼睛，花30 s动动手、动动脚，再慢慢起身；在床沿坐30 s，同样动动手、动动脚，最后慢慢站起来；在床边站30 s，全身动一动，再轻松开步走。

（5）洗澡水水温不宜过高，控制在45 ℃左右为宜，时间不宜过长，控制在15~30 min为宜。

（6）努力提高自我照顾能力。从事力所能及的家务活动，尽量减少日常生活的过度依赖。

（7）注意保暖，避免感冒。

（8）外出时有家人陪同。

（9）规律作息、保证充足的良好睡眠（6 h以上高质量连续睡眠）。

（10）控制体重，BMI小于24 kg/m²，男性腰围小于90 cm，女性腰围小于85 cm。每年至少进行BMI筛查一次，发现超重与肥胖后，可通过改善生活方式、建立良好饮食习惯、增加身体活动等措施进行早期干预，以减轻体重。

(三)功能锻炼

根据身体康复状况,制定相应的居家康复计划,并定期门诊随访,根据康复情况及时调整康复训练方案。制作相应的康复训练计划表,家人每天进行康复训练监督并记录。

1.肢体功能康复训练

肢体功能康复训练包括肢体被动及主动功能训练,重点进行手指关节、腕关节、肘关节及髋关节训练。训练量根据身体具体情况而定,每天练习2~3次,每次20~30 min,以不感到疲劳为原则。

(1)患侧肢体肌力0~1级:家属协助摆放良肢位、变换体位,进行关节被动运动,肌肉按摩,双桥运动。

(2)患侧肢体肌力2~3级:进行手指抓握训练,床上肢体平移、双桥、单桥运动,辅助关节活动度训练,翻身坐起训练,床椅转移训练,关节控制训练等。

(3)患侧肢体肌力4~5级:进行手指精细功能训练,书写训练,握手上举训练,站立训练,重心转移、原地踏步训练,助行器行走训练,扶持步行、抗阻力训练,耐力训练,日常生活自理能力训练(穿脱衣服、进餐、个人修饰、如厕及洗浴等)等。

2.语言功能障碍康复训练

进行唇、舌、齿、咽、喉等肌群的运动训练(如缩唇、叩齿、鼓腮、噘嘴等动作),发声训练(如唇音、唇齿音、舌音、单音等训练,逐渐过渡至单字、词组及对话练习),命名训练,构音器官的运动训练等。每日练习3次,每次20~30 min。

3.吞咽功能障碍康复训练

加强唇、下颌、舌运动、软腭及声带闭合运动控制,进行主动运动和肌力训练,强化肌群的力量及协调性。具体方法包括:软腭冰刺激,训练吞咽肌群的口腔操,练习安全吞咽的吞咽技巧(如咽下食物练习呼气或咳嗽)。

(四)正确用药

遵照医嘱按时、规律、正确服用药物,不可随意调节剂量,在医生的指导下减量或停药。

1.降糖药

(1)磺脲类药物:如格列本脲、格列吡嗪、格列齐特、格林美脲等,早餐前半小时服用。服药后,注意观察有无心慌、出汗、头晕等低血糖情况发生。

(2)双胍类药物:如二甲双胍和格华止,餐中或餐后服药,可减轻胃肠道不良反应。

(3)α-糖苷酶抑制剂:如阿卡波糖、伏格列波糖等,与第一口淀粉类食物同嚼服。

(4)噻唑烷二酮类:服药后,注意观察有无体重增加、水肿、骨折等风险。

2.抗血小板聚集药

如阿司匹林、氯吡格雷、双嘧达莫等,易引起胃溃疡和出血,服用药物期间需要密切观察有无黑便、牙龈出血、皮下淤血等。注意饮酒后不宜服用阿司匹林,其容易增加胃黏膜屏障损害,导致胃出血。

3.调脂药

如阿托伐他汀、瑞舒伐他汀等,可在晚餐时服用,提高药物治疗效果。因为肝脏合成脂肪高峰期在晚上,药物达到最高血药浓度时间需要3 h与脂肪合成时间同步,因此药效会出现相应的昼夜节律,所以降血脂效果比白天更好。此外,调脂药必须坚持服用,胆固醇基本达标后,遵照医嘱逐渐减量,以最低有效剂量长期服用。禁忌血脂达标后立即停药。

(五)自我观察

1.掌握常见病因和主要危险因素

掌握脑梗死的常见病因和主要危险因素,生活中积极避免或治疗危险因素,意识到早期识别脑卒中的重要性。快速识别脑卒中并迅速送至医院救治,为脑卒中院前处理做充足准备,从而争取更多溶栓治疗或血管内治疗时间窗。快速识别脑卒中方法,即掌握BE FAST原则。

(1)B-balance是指平衡,平衡或协调能力丧失,突然出现行走困难。

(2)E-eyes是指眼睛,突发的视力变化,视物困难。

(3)F-face指面部,面部两侧是否对称,是否有口眼歪斜症状。

(4)A-arm指手臂,手臂突然无力或麻木感,双臂平举的情况下是否有无力、垂落的情况。

（5）S-speech 指语言，言语困难、理解困难。

（6）T-time 指时间，如果出现上面任何一个症状，请及时拨打急救电话，尽快救治。

2.血压管理

（1）高血压者进行规范血压监测并登记：使用经过认证的全自动电子血压表，静息 5 min 后测量，以坐位姿势连续 3 次测量，取平均值。高血压者每月测量血压 1 次，便于调药。关注动态血压、家庭血压、清晨血压等，推荐家庭自测血压。家庭血压测量：建议连续测量 5 天，每天早晚各测量 1 次，适用于血压不稳定的高血压者。

（2）生活方式管理：如限制钠摄入、减重、调整饮食结构、补充饮食中钾摄入等。生活方式干预效果不佳时，应及早遵照医嘱使用药物降压治疗。

（3）血压管理目标：脑梗死人群血压控制在 140/90 mmHg 以下，能耐受者控制在 130/80 mmHg 以下。不同类型脑卒中压降目标个体化，对脑卒中病人进行血管评估，查找病因以及危险因素评估，确定降压治疗目标。

1）小血管闭塞型：收缩压＜130 mmHg。

2）颅内大动脉狭窄者，血压控制在 140/90 mmHg 以内。

3）脑梗死合并糖尿病者，血压控制在 130/80 mmHg 以内。

4）严重双侧颈动脉狭窄（大于 70%）者需警惕低血压。

5）脑梗死伴有慢性肾脏病的原发性高血压人群，血压控制在 130/80 mmHg 以下。

6）高血压合并心房颤动者的脑梗死病人管理原则：血压控制在 140/90 mmHg 以内，评估有无脑卒中或栓塞风险，高风险者应遵照医嘱长期口服抗凝药物治疗。

3.血糖管理

（1）有脑卒中危险因素的人群应根据自身血糖情况，遵照医嘱定期检测血糖，包括 HbA1c 测定和行口服葡萄糖耐量试验，尽早识别糖尿病和糖尿病前期。

（2）糖耐量减低（impaired glucose tolerance，IGT）病人应当进行生活方式干预，适当控制体重，每周至少进行中等强度的体力运动（如步行）150 min。

（3）糖尿病病人应定时监测血糖并记录。空腹血糖控制在 4.4~7 mmol/L，餐后血糖控制在 10 mmol/L 以内。无低血糖或其他不良反应情况下，病程较短、无并发症、未合并心血管疾病的 2 型糖尿病者，HbA1c 控制目标小于 6.5%。有严重低血糖史、有显著的微血管或大血管并发症、严重合并症者，建议 HbA1c 目标小于 8%。

（4）血糖控制的方法包括改变生活方式、营养治疗、运动疗法、药物治疗等。首先应改变生活方式、改善饮食、加强锻炼。通过改变生活方式控制血糖不能达标时，可增加单药治疗。单药治疗控制血糖仍未达标时则可进行二联治疗。二联治疗控制血糖仍不达标，则调整为多次胰岛素治疗。采用多次胰岛素治疗时应停用胰岛素促分泌剂。

4.血脂管理

（1）非心源性脑梗死病人：不论是否伴有其他动脉粥样硬化，遵照医嘱长期服用他汀类药物，可以减少脑卒中和心血管事件的发生。

（2）短暂性脑缺血发作或脑梗死病人：同时存在高胆固醇或者冠状动脉硬化性心脏病，应改变生活方式，合理膳食和用药。健康饮食是预防高脂血症的基础。血脂升高不多时，可先进行低脂饮食调整，尽量少食用肥肉、动物内脏等脂肪含量高的食物，适量增加纤维素、新鲜水果和蔬菜摄入。肥胖者选择低热量饮食，控制体重。另外，病人还要戒烟酒，适当增加体力劳动和体育活动。通过 3~6 个月的调整，血脂仍未达到正常水平，可根据脂代谢失常的类型选用调脂药物。

（3）定期监测血脂情况：20~40 岁成年人至少每 5 年检测血脂 1 次，40 岁以上男性和绝经期女性每年监测血脂 1 次，脑血管病高危人群每 3~6 个月监测血脂 1 次。

5.安全管理

（1）预防压力性损伤：偏瘫卧床病人定时翻身，至少每两小时翻身一次，翻身时避免拉拽病人，保持床单和病人干净整洁，减少或避免皮肤摩擦，必要时使用电动充气床垫。避免使用圆形气圈垫。

（2）预防跌倒：偏瘫病人，功能锻炼或者行走时，选用合适的助行器，穿大小适宜的鞋袜和衣服，家属陪同。卫生间使用防滑垫。

（3）预防泌尿系统感染：留置导尿病人，每天温水清洁会阴处2次，保持导尿管密闭通畅，避免折叠，多喝水，每天饮水2500 mL以上。硅胶尿管每月更换一次，一次性抗返流尿袋每周更换一次。

（4）预防烫伤：感觉障碍的病人，避免使用热水袋等，预防烫伤。

(六)情绪管理

情绪激动易导致人体心率增快、血压升高，易诱发颅内血管的粥样硬化斑块破裂形成血栓，堵塞脑血管，导致脑梗死发生。有效的情绪管理能保持身心健康，避免或者减少疾病的发生，同时利于疾病的恢复。

（1）保持情绪稳定、心态平和，避免过分焦虑、恐惧、悲伤、愤怒等负性情绪和惊吓等刺激。保持积极、乐观、向上心态。

（2）增强抵抗心理压力的承受力，培养应对心理压力的能力。

（3）舒缓情绪的方法：①家属、朋友等多陪伴，给予支持。②加强沟通交流，提高沟通的效果，缓解不良情绪。③选择合适的音乐，调节负面情绪，改善心情。④看书、下棋、散步、打乒乓球等方式转移注意力，改善情绪。⑤营造舒适、安静的休息环境，睡前喝杯温牛奶，或按摩、泡脚等，可以促进睡眠，提高睡眠质量，改善心情。⑥借助QQ、微信等平台，学习脑梗死相关知识，提高自我照护能力，增加信心。⑦参加室外活动，提高身体素质，改善心情。

（4）必要时进行科学的心理咨询。

(七)门诊随访

当出现肢体瘫痪、言语不清、吞咽困难等原有的症状体征加重，或出现如头晕、头痛等新的症状体征时，应及时就医。

1.随访目的

提供延续性医疗和护理服务，了解病人身体情况，系统收集病人资料，根据随访结果判断是否需要调整康复计划，从而减少并发症，降低脑卒中复发的风险。

2.随访频率

通常根据病人疾病严重程度和具体需求来确定。常规脑卒中病人出院后需要严格监测血压、血糖,出院12个月后返回医院复查,抽血化验血糖、血脂、同型半胱氨酸和凝血功能等,以及颈部血管超声和心电图检查。脑梗死支架植入术后病人,出院3个月到医院复查,查看血管的通畅情况。

3.随访准备

就诊卡或医保卡、病历本、上次就诊医疗记录、血压和血糖监测记录等。

参考文献

1.中华医学会,中华医学会杂志社,中华医学会全科医学分会,等.缺血性卒中基层诊疗指南(实践版·2021)[J].中华全科医师杂志,2021,20(9):947-958.

2.中华医学会神经病学分会,中华医学会神经病学分会脑血管病学组.中国急性缺血性脑卒中诊治指南2018[J].中华神经科杂志,2018,51(9):666-682.

3.中国吞咽障碍康复评估与治疗专家共识组.中国吞咽障碍评估与治疗专家共识(2017年版)第二部分 治疗与康复管理篇[J].中华物理医学与康复杂志,2018,40(1):1-10.

4.四川大学华西循证护理中心,中华护理学会护理管理专业委员会,中华医学会神经外科学分会.中国卒中肠内营养护理指南[J].中国循证医学杂志,2021,21(6):628-641.

5.贾建平,陈生弟.神经病学[M].北京:人民卫生出版社,2018.

（刘光维　毛永香）

第八章　脑出血

脑出血(intracerebral hemorrhage,ICH)也称自发性脑出血,是指原发性非外伤性脑实质内出血。所有脑出血中,大脑半球出血约占80%,脑干和小脑出血约占20%。

一、流行病学

我国脑出血发病率仅次于脑梗死,位居第二,其发病率为(60~80)/10万人年,患病率为306/10万,占急性脑血管病的20%~30%,急性期病死率约为30%~40%,是急性脑血管病中最高的。根据国家脑血管病大数据平台登记数据,国家卫生健康委脑防委2017~2018年专项调查显示脑出血发病3个月内复发率为5.05%,发病1年内复发率为11.65%。脑出血的致残率、致死率高于脑梗死,发病后28天内的死亡率为47%,6个月末存活病人中仍有80%左右遗留残疾,发病后28天内幸存的病人中,5年后出现脑出血的概率为44%,其死亡率为28%,脑出血后56%会再次发生脑出血。脑出血是我国居民死亡和残疾的主要原因之一。

二、病因和发病机制

(一)病因

最常见病因为高血压合并细、小动脉硬化,其他病因包括颅内动脉瘤、动静脉畸形、脑动脉炎、动脉硬化、血液病(白血病、特发性血小板减少性紫癜、再生障碍性贫血、镰状细胞贫血病、血友病等)、梗死后出血、脑底异常血管网病、脑淀粉样血管病、抗凝及溶栓治疗等。

(二)发病机制

颅内动脉壁薄弱,无外弹力层,中层肌细胞和外膜结缔组织均较少。

(1)长期高血压刺激下,颅内小动脉发生玻璃样变及纤维素性坏死,血管内膜成纤维细胞增生,并伴有大量巨噬细胞聚集,血管平滑肌细胞被替代,促使血管狭窄、顺应性下降,血管壁弹性降低,当过度用力、情绪激动等血压骤然升高时,血管易破裂出血。

(2)部分颅底大动脉直接发出微小穿支动脉,通常承受较大压力的血流冲击,一旦血压突然升高,易导致血管破裂。

(3)血流冲击下,弹性降低的病变血管壁出现坏死及扩张,形成微小动脉瘤,当血压剧烈波动时,微小动脉瘤破裂导致出血。

(4)基底核区是高血压脑出血常见发病部位,因为供应该区域血液的豆纹动脉从大脑中动脉呈直角发出,在原有血管病变基础上,承受较高压力的血流冲击,易导致血管破裂出血,故又称为出血动脉。

三、危险因素

体质指数、吸烟史、高血压病程、高血压分级、总胆固醇、甘油三酯、同型半胱氨酸水平是脑出血的独立危险因素。

(1)超重和肥胖者动脉粥样硬化的发生率较体重正常者明显升高,脑出血发生风险也相应增加。

(2)吸烟诱发血小板聚集,增加纤维蛋白酶活性,增加胆固醇含量,加速动脉粥样硬化进程,损害人体心血管、消化、生殖等多个系统,也是脑卒中的独立危险因素。

(3)病程较长、分级较高的高血压病人脑血管淀粉样变性发生率越高,是脑出血的主要因素。

(4)高血脂状态影响血管内皮细胞功能,增加脑出血风险。同型半胱氨酸水平升高会增加高血压的发生风险,还可诱发血管内皮细胞增生,导致血管壁破坏,诱发脑出血。

四、临床表现

出血量和出血部位决定着临床表现的轻重。出血量小者,可仅表现为单纯某一症状或体征,无全脑症状或全脑症状较轻。出血量大者,发病后立即出现昏迷,全脑症状明显,出现脑水肿或脑疝。脑干出血时,即使出血量小,病情也较凶险。

(一)临床特点

(1)多见于50岁以上有高血压病史者,男性多于女性,冬季发病率较高。

(2)常在活动时或者情绪激动时发病,多无前驱症状,偶可见头晕、头痛、肢体无力等。

(3)起病较急,症状多在数分钟至数小时达到高峰。

(4)血压明显升高,且出现肢体瘫痪、失语等局灶性神经受损症状和剧烈头痛、喷射性呕吐、意识障碍等全脑症状。

(二)不同部位出血的临床表现

1.基底节区出血

(1)壳核出血:主要是豆纹动脉尤其是外侧支破裂所致,是最常见的脑出血,临床表现与血肿的部位和血肿量相关,分为局限型(血肿局限于壳核内)和扩延型(血肿向内扩展波及内囊外侧)。病人常出现病灶对侧偏瘫、偏身感觉障碍和同向性偏盲(三偏征),双眼球不能向病灶对侧同向凝视,优势半球受损可出现失语。出血量小者(出血量小于30 mL),可表现为单纯运动障碍或者单纯感觉障碍;出血量大者(出血量大于30 mL),病人很快出现昏迷,病情迅速恶化,引起脑疝甚至死亡。

(2)丘脑出血:主要是丘脑穿通动脉或丘脑膝状体动脉破裂所致,分为局限型(血肿局限于丘脑)和扩延型(出血侵及内囊内侧)。中等或者大量的丘脑出血时,可出现病灶对侧偏瘫或偏身感觉障碍,通常感觉障碍比运动障碍严重。深、浅感觉同时出现障碍,但深感觉障碍比浅感觉障碍更明显,可伴有偏身自发性疼痛和感觉过敏。优势半球受损可出现失语,非优势半球受损,可出现体像障碍和偏侧忽视等。丘脑出血可出现情感淡漠、情绪低落、视幻觉等精神障碍,还可出现言语缓慢不清、重复语言、发音困难等丘脑性失语和记忆力减退、计算力下降、人格改变等丘脑性痴呆。丘脑出血扩展至下丘脑或者中脑上部时,可出现垂直凝视、双眼分离性斜视、凝视鼻尖、瞳孔对光反射迟钝等。血肿波及丘脑下部或者破入第三脑室时,出现意识障碍加深、瞳孔缩小、中枢性高热等症状。

(3)尾状核出血:较少见,主要表现为头痛、呕吐、对侧中枢性面舌瘫。也可无明显肢体瘫痪症状,仅出现脑膜刺激征,同蛛网膜下腔出血表现相似。

2.脑干出血

主要是基底动脉脑桥支破裂所致。脑桥是脑干出血最常见部位,偶见中脑出血,罕见延髓出血。临床表现为突然头痛、呕吐、眩晕、复视、交叉性瘫痪或偏瘫、四肢瘫痪等。出血量少者,无意识障碍,出现一些典型综合征,如闭锁综合征、Foville综合征,伴有中枢性高热,温度达39~40℃以上,物理降温疗法效果较好,解热镇痛药疗效不理想。大量出血(出血量大于5 mL)者,病人立即出现昏迷、双侧瞳孔呈针尖样缩小(对光反射存在)、呼吸困难、四肢瘫痪、呕吐咖啡色胃内容物、中枢性高热等,病人常在48 h内死亡。

3.脑叶出血

常由高血压、脑动静脉畸形、脑淀粉血管病、血液病等所致,出血部位顶叶最为常见,其次为颞叶、枕叶及额叶。一般血肿体积较大,临床表现为头痛、呕吐等,肢体瘫痪较轻,昏迷少见。顶叶出血偏身感觉障碍明显,优势半球出血可出现混合性失语。颞叶出血表现为上肢瘫痪,对侧中枢性面舌瘫等,优势半球出血可出现感觉性失语。枕叶出血一般无肢体瘫痪,表现为视野缺损,可有一过性黑蒙和视物变形。额叶出血可有前额痛、对侧偏瘫和精神障碍等,优势半球出血可出现运动性失语。

4.小脑出血

多由小脑上动脉分支破裂所致。发病突然,眩晕和共济失调症状明显,可伴频繁呕吐以及枕部疼痛等。小量出血者,主要表现为病变侧共济失调、眼球震颤、构音障碍等小脑症状。大量出血量者,特别是小脑蚓部出血,病人很快出现颅内压迅速增高、昏迷、双侧瞳孔呈针尖样缩小、呼吸节律不规则,最终因枕骨大孔疝形成而死亡。

5.脑室出血

分为原发性脑室出血和继发性脑室出血。原发性脑室出血是脉络丛血管或室管膜下动脉破裂所致。继发性脑室出血是指脑实质出血破入脑室。出血量较少时,一般无意识障碍,仅表现为突然头痛、呕吐、脑膜刺激征阳性,预后良好。出血量大时,病人很快进入昏迷或者昏迷状态逐渐加深,双侧瞳孔呈针尖样缩小,四肢肌张力增高,病理反射阳性,早期出现去脑强直发作;另外,常出现中枢性高热、大汗、上消化道出血、血糖增高、急性肺水肿、尿崩症等丘脑下部受损的症状及体征,预后较差,患者多迅速死亡。

五、辅助检查

(一)头颅CT

脑出血确诊的首选检查方法,可清晰、准确显示出血部位、出血量、血肿形态、脑水肿情况等,表现为圆形或者椭圆形边界清楚的高密度影。

(二)头颅MRI

对脑干和小脑出血灶的检出以及监测脑出血的演进过程明显优于CT,且比CT更易发现脑血管畸形、肿瘤、血管瘤等病变。

(三)脑脊液检查

脑脊液压力增高,血液破入脑室时脑脊液呈血性。重症病人不宜进行此项检查,以免发生脑疝。

(四)脑血管造影

DSA、CTA、MRA等可显示脑血管的位置、形态和分布等。易于发现脑动脉瘤、脑血管畸形等脑出血病因。

六、诊断方法

(一)诊断

50岁以上中老年病人,有长期高血压病史,情绪激动或体力活动时突然发病,血压明显升高,且出现肢体瘫痪、失语等局灶性神经功能受损症状和剧烈头痛、喷射性呕吐、意识障碍等全脑症状。头颅 CT 检查有助于明确诊断。

(二)鉴别诊断(详见表8-1)

表8-1 常见脑血管疾病鉴别诊断

	脑梗死	脑栓塞	脑出血	蛛网膜下腔出血
常见病因	动脉粥样硬化	心脏病	高血压伴动脉硬化	动脉瘤、血管畸形
发病年龄	多在50岁以上	任何年龄段	多在50岁以上	任何年龄段
短暂性脑缺血发作病史	常有	少	少	没有
发病时状态	休息或睡觉等静态时	不定	活动、激动等动态时	活动、激动等动态时
发病缓急	较缓	最急	急	急骤
意识障碍	没有或轻度	少,时间短暂	多,时间持续长	少,时间短暂
头痛	一般没有	偶尔有	多数有	剧烈
呕吐	少	少	多	最多
血压	正常或升高	正常	明显升高	正常或升高
偏瘫	多	多	多	没有
CT检查	颅内低密度灶	颅内低密度灶	颅内高密度灶	蛛网膜下腔高密度灶

七、治疗方案

脑出血治疗的首要原则是保持安静,卧床休息,稳定血压,防止再出血;根据病情,脱水降颅内压,防止脑水肿;维持水电解质、血糖、体温稳定;加强呼吸道管理及护理;防治并发症。脑出血的治疗方案包括内科治疗和外科治疗,大多数病人以内科治疗为主,当病情危重或者存在继发原因,且有手术指针时,则应进行外科治疗。

(一)内科治疗

1.一般治疗

卧床休息2~4周。脑出血在发病的最初数天内病情往往不稳定,应进行心电、血压、氧饱和度等生命体征监测和定时神经系统评估,密切观察病情变化,保持呼吸道通畅,保持肢体功能位,吸氧,必要时予以鼻饲维持营养供给,避免水、电解质紊乱,积极预防感染等。

2.血压管理

急性脑出血常伴有明显血压升高,血压升高程度与血肿扩大、神经功能恶化、残疾、死亡等不良预后密切相关。脑出血早期血压升高是机体对颅内压升高的自动调节反应,以保持相对稳定的脑血流量,当颅内压下降时血压也随之下降。因此脑出血早期应综合管理病人血压,分析血压升高的原因,根据血压情况决定是否进行降压治疗。

(1)当收缩压>220 mmHg时,应静脉注射药物进行降压治疗,收缩压目标值为160 mmHg。在降压治疗期间应严密观察血压变化,每5~15 min进行一次血压监测。常用静脉注射用药有尼卡地平、乌拉地尔、硝酸甘油等。静脉注射药物应避免使用硝普钠,因其可能存在升高颅内压和抑制血小板聚集的副作用。

(2)当收缩压在150~220 mmHg时,如果没有急性降压禁忌证,数小时内降至130~140 mmHg是安全的。脑出血病人降压不宜过快,以免造成脑低灌注。

(3)血压过低者,应进行升压治疗以维持脑灌注。

(4)脑出血恢复期应将血压控制在正常范围,常用口服降压药物,如长效CCB、β_1肾上腺素能受体阻滞剂、血管紧张素Ⅱ受体抑制剂等。

3.脱水降颅压

早期血肿的占位效应和血肿周围脑组织水肿是导致颅内压升高的主要原因。脑出血后3~5天,脑水肿达到高峰期。脑水肿可使颅内压增高,导致脑疝形成,是病人出现死亡的直接原因。积极脱水降颅内压、减轻脑水肿是脑出血急性期治疗的重要环节。该环节可以选用20%甘露醇125~250 mL,静脉快速滴注,每6~8 h一次,疗程5~7天。还可以选用呋塞米20~40 mg静脉推注,每天2~4

次,交替使用,以维持渗透压梯度。用药过程中应严密监测病人的心、肾功能和水电解质情况。对于轻症病人、病情好转期的重症病人和肾功能不全者,可以选用甘油果糖 500 mL 静脉滴注,3~6 h 滴完,每天 1~2 次。对于伴有意识障碍的脑积水病人可行侧脑室引流。

4.血糖管理

不管病人是否有糖尿病史,入院时血糖高均提示病人转归不良和死亡风险增高。低血糖可导致缺血性脑损伤及脑水肿,需积极预防和治疗。血糖值应控制在 7.8~10 mmol/L。当血糖超过 10 mmol/L 时,应制定恰当的血糖控制方案,此时不建议常规静脉注射胰岛素进行降血糖治疗,避免发生低血糖。当血糖低于 3.3 mmol/L 时,可给予 10%~20% 葡萄糖注射液静脉注射或口服治疗。

5.体温管理

大量脑出血、丘脑出血或脑干出血可出现中枢性发热,这种情况可采用冰毯、冰帽、降温仪等进行全身和头部局部降温。局部亚低温治疗,可减轻脑水肿,促进神经功能恢复,改善预后。建议在病人入院 6 h 内予以低温治疗,至少持续治疗 48~72 h。发病 3 天后,病人可因感染等因素出现发热,这时应针对病因积极治疗。

6.药物治疗

(1)止血药物:脑出血病人并发消化道出血时使用,对高血压性脑出血无效。常用药物有 6-氨基己酸、氨甲环酸、对羧基苄氨等。当病人为应激性溃疡导致消化道出血时,可用奥美拉唑、西咪替丁等药物。

(2)其他药物:可选用神经保护剂(如依达拉奉)和中药制剂,但其疗效和安全性有待进一步临床研究证实。

(二)外科治疗

其主要目的是快速清除血肿,降低颅内压,减轻血肿对周围组织的压迫。壳核出血大于 30 mL,丘脑出血大于 15 mL,小脑出血大于 10 mL,或者颅内压明显增高、内科治疗无效者,可考虑行去骨瓣减压、开颅血肿清除、脑室穿刺引流、经皮钻孔血肿穿刺抽吸等手术治疗。

(三)康复治疗

病人生命体征平稳,病情不再进展后,应尽早开展肢体功能、语言功能和心理等康复治疗,以促进神经功能恢复,提高生存质量。病人处于昏迷状态时,患侧肢体置于功能位,进行被动运动防止关节僵硬。

八、住院期间护理

(一)意识障碍

意识障碍与脑出血、脑水肿有关。

1.生活护理

保持床单干净、整洁、干燥,减少对皮肤的机械性刺激,定时翻身、拍背,预防压力性损伤;温水擦浴,保持皮肤干净;保持口腔卫生,不能经口进食者每天口腔护理2~3次,防止口腔感染;保持会阴部皮肤清洁,保持大便通畅,做好便后护理,预防尿路感染;谵妄躁动者,拉好床栏,必要时予以保护性约束,防止坠床和自伤等。

2.保持呼吸道通畅

平卧位头偏向一侧或者侧卧位,使用口咽通气管保持气道通畅,防止舌根后坠;及时清理口鼻腔分泌物和异物,防止误吸、窒息或肺部感染。

3.饮食护理

饮食多样化,宜摄入低盐、低脂、高蛋白、高维生素、高热量、高纤维素食物,并补充足够的水分。不能经口进食者,遵照医嘱予以鼻饲喂食,保证足够的营养供给,进食时、进食后30 min内,抬高床头防止食物反流。

4.病情监测

(1)意识障碍分类:意识障碍是指机体对外界环境刺激不能作出应答的一种精神状态,包括以觉醒程度改变为主的意识障碍、以意识内容改变为主的意识障碍、特殊类型的意识障碍等。

1)以觉醒程度改变为主的意识障碍

①嗜睡:表现为睡眠时间延长,能被唤醒,唤醒后能正常交谈或完成指令,刺激停止后又继续入睡。

②昏睡：比嗜睡程度深的意识障碍。一般的外界刺激不能唤醒，较强烈的刺激时可有短时的意识清醒，醒后可简短、含糊而不完全地回答提问，刺激停止后很快进入睡眠状态。

③浅昏迷：意识丧失，表现为睁眼反应消失或偶尔出现半闭合状态，无有目的活动。强烈疼痛刺激时有回避动作和痛苦表情，基本保留瞳孔对光反射、咳嗽反射、吞咽反射和角膜反射。

④中昏迷：对外界刺激均无反应，强烈疼痛刺激时防御反射活动、瞳孔对光反射、角膜反射减弱或消失，生命体征无明显改变。

⑤深昏迷：对任何刺激均无反应，全身肌肉松弛、眼球固定、瞳孔散大、各种反射消失，生命体征发生明显变化。

2）以意识内容改变为主的意识障碍

①意识模糊：情感淡漠、反应迟钝、注意力减退、定向障碍、活动减少、言语不连贯，对外界刺激有反应，但比健康状态稍差。

②谵妄状态：对客观环境的认识及反应能力均下降，定向障碍、注意涣散、思维不连贯、言语增多、睡眠周期紊乱。常有错觉和幻觉，可表现为紧张、恐惧、兴奋不安，大喊大叫，甚至攻击行为。病情呈波动性，起病急，发作时出现明显的意识障碍，间歇期清醒。

3）特殊类型的意识障碍包括最低意识状态、去大脑皮质状态、植物状态。

（2）意识障碍评估：可采用Glasgow昏迷评定量表评价病人的意识障碍程度。量表由睁眼反应、语言反应、运动反应三部分组成，最高分15分，最低分3分，分值越低病情越重。

1）睁眼反应：包括自主睁眼、呼之睁眼、疼痛睁眼和不睁眼四个等级。分值分别为"4""3""2""1"。

2）语言反应：包括定向正常、应答错误、语言错乱、语言难辨和不语五个等级。分值分别为"5""4""3""2""1"。

3）运动反应：包括按指令动作、对刺痛能定位、对刺痛能躲避、刺痛肢体屈曲反应、刺痛肢体过伸反应和无动作六个等级。分值分别为"6""5""4""3""2""1"。

（3）病情观察要点：严密监测病人意识、瞳孔、生命体征变化并记录，观察有无恶心、呕吐。出现呕吐时,观察呕吐物的性状与量,并准确记录。观察是否出现消化道出血症状和脑疝先兆症状。

5.微创颅内血肿清除术的护理

(1)术前指导:手术前,密切观察病人意识、瞳孔、生命体征变化。了解病人心理情况,对其讲解手术目的、过程、注意事项等。鼓励病人表达内心想法,尽量消除其焦虑、紧张情绪,并要求病人积极配合手术。

(2)术后护理

1)病情观察:密切监测病人意识、瞳孔和生命体征的变化并做好记录,关注病人主诉,若病人出现头晕、意识障碍、呕吐等情况,立即通知医生实施救治。

2)引流管护理:妥善固定引流管的位置和高度,保持稳定的颅内压水平;保证引流管通畅,避免出现引流管牵拉、折叠、脱落等情况;观察引流液的量、颜色等,当引出新鲜血液或无色液体时,立即通知医生进行相关处理。

(二)潜在并发症:脑疝

1.病情评估

脑疝是颅内压增高的严重后果,是脑出血病人最常见的直接死亡原因。脑疝是指小脑或大脑的某部分组织,因颅内压力差而移位至颅内附近的生理或非生理孔道,使部分脑组织、神经及血管受压,使脑脊液循环发生障碍而产生的相应症状群。小脑幕裂孔疝和枕骨大孔疝是临床上最常见的类型。

(1)小脑幕裂孔疝:又称海马沟回疝,是脑组织因颅内压增高,由上而下挤入小脑幕裂孔。发生小脑幕裂孔疝时,如果脑组织不能及时回纳,可导致嵌顿、坏死,同时对中脑、动眼神经、基底动脉及其分支等造成挤压、牵拉,影响脑脊液循环通路。

(2)枕骨大孔疝:又称小脑扁桃体疝。枕骨大孔位于颅后窝中央的最低处,因颅后窝容积较小,代偿缓冲压力有限,较小压力差就可造成小脑扁桃体移位,出现枕骨大孔疝。其多见于颅后窝占位性病变或严重脑水肿的颅内弥漫性病变。

2.病情观察要点

密切观察意识、瞳孔、体温、脉搏、呼吸、血压等变化并及时记录。当病人出现剧烈头痛、喷射性呕吐、血压升高、脉搏减慢、呼吸不规则、烦躁不安、意识障碍进行性加重、双侧瞳孔不等大等脑疝先兆症状时,应立即报告医生。

3.配合抢救

立即为病人吸氧并迅速建立静脉通道,遵照医嘱快速静脉滴注20%甘露醇125~250 mL或静脉注射呋塞米20~40 mg。甘露醇15~30 min内滴完,避免药物外渗。使用甘露醇时注意观察尿量和尿液颜色,定期复查肾功能、电解质。做好随时抢救准备,床旁备好气管插管用物、呼吸机、监护仪、抢救药品、脑室穿刺引流包等。

(三)潜在并发症:上消化道出血

1.病情监测

上消化道出血是病变导致下丘脑功能紊乱,引起胃肠黏膜血流量减少,胃、十二指肠黏膜出血性糜烂,点状出血和急性溃疡所致,是脑出血的常见并发症。

(1)消化道出血原因可能有:①应激状态下,刺激下丘脑前部,交感神经张力改变,儿茶酚胺浓度升高,胃肠分泌及肠蠕动增加,胃壁血管收缩,胃黏膜血流减少,黏膜缺血而发生溃疡或损害而出血。②应激状态下,内源性前列腺素合成减少,破坏黏膜细胞的完整性,同时分泌大量胃酸和胃蛋白酶原,氢离子反向离散使胃黏膜糜烂、溃疡出血。③颅内压增高时,直接作用于丘脑下部及其下行通路,或使脑干受压移位,下丘脑、脑干血流量减少而引起消化道出血。④发病后病人处于高能量消耗状态,蛋白分解加速,低蛋白血症使胃黏膜脱落加快,更新减慢,黏膜能量缺乏。⑤胃炎、胃溃疡、肝硬化等病史是上消化道出血的重要危险因素。

(2)病情观察要点:观察病人有无出现恶心、呕血、黑便、上腹部疼痛、饱胀、尿量减少等症状和体征。观察病人大便颜色、性状和量,必要时进行大便隐血试验。观察病人有无出现烦躁不安、面色苍白、口唇发绀、皮肤湿冷、血压下降、尿量减少等失血性休克症状,如有则配合医生立即抢救,迅速建立静脉通道,遵照医嘱补充血容量,使用血管活性药物、H_2受体拮抗药或质子泵抑制药,纠正酸中毒等。另外,胃管鼻饲的病人在鼻饲前先抽吸胃液,并观察其颜色,若出现血性或咖啡色,则提示发生消化道出血。

2.饮食护理

急性出血期应遵医嘱禁食。消化道出血停止后给予清淡、易消化、无刺激、营养丰富的温凉流质饮食,少量多餐,避免胃黏膜损伤及加重出血。

3.心理护理

告知病人和家属上消化道出血的原因,安慰病人,消除其紧张情绪,并提供安静、舒适的休息环境。

4.用药护理

遵照医嘱使用质子泵抑制药(如奥美拉唑)、H_2受体拮抗药(如雷尼替丁),以减少胃酸分泌。遵照医嘱予以冰盐水加去甲肾上腺素胃管注入止血,枸橼酸铋钾口服保护胃黏膜等。注意观察药物的疗效和不良反应,如奥美拉唑可能导致转氨酶升高,枸橼酸铋钾可致大便发黑等。

九、居家护理

(一)饮食营养

机体营养维持平衡时,能保证血清蛋白质浓度,减轻脑水肿症状,改善神经功能损伤。同时,良好的营养支持,能提高机体免疫功能,有利于神经功能恢复。

(二)日常活动

健康的生活方式,保证充足的睡眠,适当增加运动,避免脑力或体力过度劳累,避免突然用力,如剧烈咳嗽、用力排便等。日常生活中,多饮水,养成良好的排便习惯,保持大便通畅。

(三)功能锻炼

教会病人和家属自我护理的方法和康复训练技巧,让病人和家属认识到坚持康复训练的意义。

(四)正确用药

高血压是脑出血最常见的病因,有效防治高血压能避免或减少脑出血的发生。高血压通过生活方式干预,如限制钠盐摄入,适当增加运动等不能有效控制血压时,应尽早启动药物降压治疗。

1.仔细阅读说明书

遵照说明书或者医生要求定时、定量、正确、规律服用降压药,不随意调节药物剂量,服药期间定时检测血压。停药或者减药,应在医生的指导下完成。

2.服药时间要求

要求病人服药前进行24 h血压监测,掌握自身血压高峰时间,于高峰前1~2 h内服药,便于更有针对性控制血压。条件不允许时,可以每6 h监测一次血压,连续测3天,掌握自身血压波动情况,从而更好地指导用药。未常规监测血压者,可按以下时间服用药物。

(1)每天服用1次的降压药:建议在早晨7点服用,这类药物作用时间相对较长,可以有效控制“晨峰”血压。

(2)每天服用2次的降压药:建议在早晨7点和下午4点分别服用,药物的最高血药浓度时间与血压的两个自然波动高峰期相吻合。

(3)每天服用3次的降压药:属于短效降压药,前两次建议在清晨醒来、下午1点,最后一次应在晚上7点之前服用。

不建议睡前服用降压药。大部分人夜间睡觉时血压比白天下降20%左右,如果睡前服用降压药,容易导致血压大幅度下降,造成心、脑、肾等重要器官供血不足,引起相关疾病。

3.α受体阻滞剂

如特拉唑嗪等,会引起直立性低血压,为避免站立、行走等活动过程中出现低血压,睡前用药相对较好。

(五)自我观察

(1)病人及家属需识别脑出血早期表现,出现无明显诱因的剧烈头痛、头晕、肢体麻木、乏力等症状或发现血压异常波动时,应及时就医。

(2)家中定时监测血压并记录,避免血压较大波动,因为突然增高血管内压力,可导致脑内血管破裂再发脑出血。急性期脑出血病人血压控制目标为160/90 mmHg。

(3)参照药物说明书或者医生指导,注意观察有无药物不良反应,严重时应及时就医。

(六)情绪管理

(1)应避免引起病人血压突然剧烈升高的激烈情绪,如激动、发怒、争吵等,以免再发出血。

(2)家人需注意病人是否发生脑卒中后情感障碍,如脑卒中后抑郁。脑卒中急性期和恢复期均应进行情绪障碍筛查。早期进行抑郁治疗对康复转归具有积极影响。明确诊断脑卒中抑郁后,遵照医嘱服用抗抑郁药物治疗,如选择5-羟色胺再摄取抑制剂,同时进行心理支持治疗、物理治疗等。居家时,可以通过网络、社区等获取情绪管理的教育和咨询服务,进行认知行为治疗、文娱治疗、运动疗法等减轻负性情绪,同时让病人学会接受自己生病的事实,加强自我情绪管理,积极配合治疗。

(七)门诊随访

(1)识别脑出血早期表现,出现无明显诱因的剧烈头痛、头晕、肢体麻木、乏力等症状或发现血压异常波动,或者原有的症状体征加重或出现新的症状体征时,应及时就医。

(2)严密监测血压,根据我国《国家基本公共卫生服务规范》以及《中国高血压防治指南》(2018年修订版)建议:低危病人每3个月随访1次,中危病人每2个月随访1次,高危病人每月随访1次,或根据需要进行随访。随访时携带就诊卡或医保卡、病历本、上次就诊医疗记录、血压和血糖监测记录等。

参考文献

1.Chen Y., Wright N., Guo Y., et al. Mortality and Recurrent Vascular Events after First Incident Stroke: A 9-year Community-based Study of 0.5 Million Chinese Adults [J].Lancet Glob Health,2020,8(4): e580-e590.

2.中华医学会神经病学分会,中华医学会神经病学分会脑血管病学组.中国脑出血诊治指南(2019)[J].中华神经科杂志,2019,52(12):994-1005.

3.贾建平,陈生弟.神经病学[M].北京:人民卫生出版社,2018.

（刘光维 毛永香）

第九章　蛛网膜下腔出血

蛛网膜下腔出血(subarachnoid hemorrhage,SAH)也称为原发性蛛网膜下腔出血,是指非外伤性脑底部或脑表面血管破裂后,血液流入蛛网膜下腔引起的一种临床综合征。

一、流行病学

研究显示,不同国家、地区、性别、种族、年龄发病率存在差异。美国蛛网膜下腔出血的发病率为(7.2~9)/10万人年,日本发病率为22.7/10万人年,芬兰发病率为19.7/10万人年,美洲中南部发病率为4.2/10万人年,其他国家和地区发病率约为9.1/10万人年。女性发病率约为男性的1.24倍,可能与激素水平相关。蛛网膜下腔出血多发于40~60岁人群,发病率随着年龄增长而升高。在美国,蛛网膜下腔出血占脑血管病的5%。发病后24 h、48 h、7天和28天的病死率分别为37%、60%、75%和41.7%。

我国蛛网膜下腔出血年发病率为(1~27)/10万人年,占所有脑卒中的5%~10%。不同地区、性别、年龄的发病率也存在差异,南方和北方地区发病率普遍较高,女性高于男性,发病风险随着年龄增长而增加。根据国家脑血管病大数据平台登记数据,国家卫生健康委脑防委2017~2018年专项调查显示,蛛网膜下腔出血发病3个月内复发率为4.72%,发病1年内复发率为10.25%。

二、病因和发病机制

(一)病因

1.颅内动脉瘤

其为最常见的病因,约占50%~85%,包括先天性动脉瘤(占75%)、高血压和动脉粥样硬化所致动脉瘤。

2.脑血管畸形

其约占病因的10%,青少年主要以动静脉畸形(arteriovenous malformation, AVM)多见。

3.其他

病因还包括夹层动脉瘤、硬脑膜动静脉瘘、颅内肿瘤、脑底异常血管网病、血管炎、颅内静脉系统血栓形成、凝血障碍性疾病、血液病、抗凝治疗并发症、结缔组织病等。部分病人病因不明。

(二)发病机制

动脉壁先天性肌层缺陷、后天获得性内弹力层变性,或二者联合作用可导致动脉瘤发生。动脉瘤的发生具有一定遗传性。随着年龄增长,动脉壁的弹性逐渐减弱,薄弱的血管壁在血流冲击等因素影响下向外突出形成囊状动脉瘤,其好发于脑底Willis环的分支部位。当脑动脉硬化时,纤维组织代替动脉壁肌层,内弹力层变性、断裂,胆固醇沉积于内膜,血管壁受损,在血流冲击下,逐渐扩张、形成与血管纵轴平行的梭形动脉瘤。

病变血管可自发破裂,或因高强度劳动、情绪激动等使血压突然增高而导致破裂,血液进入蛛网膜下腔,从而引起一系列病理生理过程:①颅内容积增加而导致颅内压增高,甚至发生脑疝。②血细胞释放的各种炎性物质可引起化学性脑膜炎,导致剧烈头痛和脑膜刺激征。③血细胞释放的组胺、5-羟色胺、内皮素等多种活性物质引起脑动脉痉挛,甚至导致脑组织缺血或梗死。④血液在脑底或脑室发生凝固,使脑脊液回流受阻从而引起阻塞性脑积水和颅内压增高。⑤血液以及分解产物的直接刺激使下丘脑功能紊乱,出现心律失常、血糖升高、发热等。

三、危险因素

主要包括动脉瘤发生的危险因素、动脉瘤增大的危险因素、动脉瘤破裂的危险因素。这三大危险因素可分为可干预和不可干预两类。

（1）可干预的因素包括：吸烟、酗酒、高血压、女性的激素替代治疗、低脂血症。

（2）不可干预因素包括：年龄、性别、家族史、多发动脉瘤、常染色体显性多囊肾病、脑动静脉畸形。

四、临床表现

（一）临床特点

（1）青壮年多见，女性多于男性。近年来老年人的发病率呈上升趋势。

（2）无前驱症状，常在极度情绪激动、剧烈运动、用力咳嗽和排便等诱因下发生。

（3）蛛网膜下腔出血临床表现差异较大，轻者可无明显症状和体征，重者可突然昏迷甚至死亡。

（4）突然发生剧烈的头部胀痛或爆裂样疼痛。头痛可分为局部或全头痛。严重头痛是动脉瘤性蛛网膜下腔出血的典型表现，症状持续不缓解或者进行性加重，2周后头痛逐渐减轻，当头痛再次加重时往往提示动脉瘤再次出血。同时，多数病人伴有恶心、呕吐以及颈项强直等脑膜刺激征阳性表现。严重者可有短暂意识障碍或精神症状，如烦躁、谵妄、幻觉等，少数可出现部分性或全面性癫痫发作。

（5）部分病人可见眼底玻璃体膜下片状出血、视乳头水肿或视网膜出血。

（6）老年病人精神症状较明显，意识障碍严重。而头痛、脑膜刺激征等临床表现常不典型。

（二）并发症

1.再出血

主要是出血破裂口尚未修复好而诱因存在所致，是严重的急性并发症，病死率约为50%。发病后24 h内再出血的风险最高，其后4周内发生率也较高。主要临床表现为在病情稳定和好转的情况下，病人再次出现剧烈头痛、恶心呕吐、意识加深、抽搐或原有的症状和体征加重，CT提示原有出血增多。

2.脑血管痉挛

20%~30%的蛛网膜下腔出血病人可出现脑血管痉挛,可引起迟发性缺血性损伤,继发脑梗死,出现局灶性神经功能受损症状和体征,如意识障碍、偏瘫、失语等,是病人死亡和伤残的重要原因。脑血管痉挛多于发病后3~5天开始出现,5~14天达到高峰期,2~4周后逐渐减少。脑血管痉挛的严重程度与出血量相关。

3.脑积水

主要是蛛网膜下腔和脑室内血液凝固堵塞脑脊液循环通路所致,约15%~20%的蛛网膜下腔出血病人于发病后1周内出现急性梗阻性脑积水。症状轻时仅表现为嗜睡、近记忆损害、思维缓慢等,严重者出现头痛、呕吐、意识障碍等。

五、辅助检查

(一)头颅CT

确诊蛛网膜下腔出血的首选检查方法,表现为蛛网膜下腔出现弥散性高密度影。24 h内,CT对蛛网膜下腔出血诊断的敏感性为90%~95%。

(二)DSA

DSA是确诊蛛网膜下腔出血病因,特别是确诊颅内动脉瘤最有价值的检查方法。其可清晰显示动脉瘤的位置、大小、有无血管痉挛等。一般在发病3天内或3周后进行造影,以避免脑血管痉挛和再出血高峰。

(三)脑脊液检查

CT检查确诊者,腰椎穿刺不作为常规检查。腰椎穿刺进行脑脊液检查,肉眼观察脑脊液呈均匀一致血性,压力增高。需要做腰椎穿刺脑脊液检查时,最好在发病12 h后进行,以便与穿刺误伤鉴别。

六、诊断方法

(一)诊断

根据突发的剧烈头痛、呕吐、脑膜刺激征阳性及头颅 CT 相应改变可诊断为蛛网膜下腔出血。没有条件进行 CT 检查时,可根据临床表现结合腰椎穿刺脑脊液呈均匀一致血性、压力增高等特点考虑蛛网膜下腔出血诊断。确定蛛网膜下腔出血后,应进行病因诊断。

(二)鉴别诊断(详见表9-1)

表9-1 常见脑血管疾病鉴别诊断

	脑梗死	脑栓塞	脑出血	蛛网膜下腔出血
常见病因	动脉粥样硬化	心脏病	高血压伴动脉硬化	动脉瘤、血管畸形
发病年龄	多在50岁以上	任何年龄段	多在50岁以上	任何年龄段
短暂性脑缺血发作病史	常有	少	少	没有
发病时状态	休息或睡觉等静态时	不定	活动、激动等动态时	活动、激动等动态时
发病缓急	较缓	最急	急	急骤
意识障碍	没有或轻度	少,时间短暂	多,时间持续长	少,时间短暂
头痛	一般没有	偶尔有	多数有	剧烈
呕吐	少	少	多	最多
血压	正常或升高	正常	明显升高	正常或升高
偏瘫	多	多	多	没有
CT检查	颅内低密度灶	颅内低密度灶	颅内高密度灶	蛛网膜下腔高密度灶

七、治疗方案

治疗目的是防治再出血、血管痉挛和脑积水等并发症,降低死亡率和致残率。

(一)一般治疗

(1)安静休息。避免情绪激动、用力咳嗽或排便等引起颅内压增高的因素。烦躁病人可予以安定等药物镇静。根据病情需要予以镇痛、镇咳、抗癫痫等药物。

（2）严密监测生命体征、神经系统症状的变化。重视心电监护，采取积极的预防措施，保护心功能。

（3）脱水降颅内压。颅内压增高病人，适当限制液体摄入量。常用的脱水降颅内压药物包括甘露醇、呋塞米、甘油果糖、白蛋白等。注意诊治低钠血症。

（4）保持呼吸道通畅。必要时予以吸氧，呼吸功能明显障碍者，可行气管插管或气管切开辅助通气，并监测病人指氧饱和度、血气分析等。

（5）保持出入量平衡，纠正水、电解质紊乱。

（6）控制血糖。空腹血糖需控制在 10 mmol/L 以下，同时避免发生低血糖。

（7）发热时予对症处理。

（二）防治再出血

1.卧床休息

绝对卧床休息 4~6 周。

2.血压管理

（1）蛛网膜下腔出血病人在手术夹闭或介入栓塞动脉瘤之前，使用镇痛和抗高血压药物将收缩压控制在 160 mmHg 以内，动脉压控制在 90 mmHg 以上，以保证足够的脑灌注。

（2）病人收缩压＞180 mmHg 或者平均动脉压＞120 mmHg，可在严密监测血压下，静脉使用短效降压药物，如尼卡地平、拉贝洛尔、艾司洛尔等，以保持血压稳定在正常或起病前水平。避免血压降得过低、过快。

3.抗纤溶药物

抗纤溶药物可抑制纤溶酶形成，防止动脉瘤周围血块溶解而引起再出血。

（1）6-氨基己酸（EACA）：初次剂量 4~6 g，溶于生理盐水或者 5% 葡萄糖液 100 mL 中静脉滴注，15~30 min 内滴完，以后持续每小时 1g 静脉滴注，维持 12~24 h，之后每天 20~24 g，持续 7~10 天，逐渐减量至每天 8 g，共用 2~3 周。

（2）氨甲苯酸，又称为止血芳酸（PAMBA）：将 0.1~0.2 g 氨甲苯酸溶于生理盐水或 5% 葡萄糖液 100 mL 中静脉滴注，每天 2~3 次，共用 2~3 周。该类药物有引起脑缺血性病变的可能，故应与尼莫地平联合使用。

4.手术治疗

可选择手术夹闭动脉瘤或者介入栓塞动脉瘤消除动脉瘤防治再出血。

(三)防治脑血管痉挛

1.维持正常的血压和血容量

避免过度脱水。在动脉瘤处理后,血压偏低者,应减少或者停用脱水、降压药物,亦可用胶体溶液扩容升压,如人血白蛋白、血浆等,必要时应用升压药,如多巴胺。

2.钙通道阻滞药

早期使用尼莫地平片40~60 mg,每天4~6次,连续使用21天。必要时静脉应用。

(四)防治脑积水

轻度的急、慢性脑积水可使用乙酰唑胺口服,亦可用甘露醇、呋塞米等药物。脑积水严重者可考虑脑室穿刺脑脊液引流术、脑脊液分流术等。

八、住院期间护理

(一)疼痛:头痛

其与脑水肿、颅内高压、血液刺激脑膜或继发性脑血管痉挛有关。

1.避免诱因

告知病人情绪紧张、用力咳嗽或排便、饮酒、月经来潮、频繁使用止痛药等均可诱发或加重头痛。

2.指导病人采用缓解疼痛的方法

如转移注意力、听轻音乐、缓慢深呼吸、冷疗、热敷、按摩等,必要时遵医嘱应用镇痛镇静药。

3.用药护理

(1)甘露醇静脉滴注时速度宜快,使用过程中注意观察尿量,记录24 h出入量,定期复查肾功能及电解质。

（2）尼莫地平使用时可导致皮肤发红、多汗、胃肠不适、心动过缓或过速、血压下降等，因此应控制输液速度，严密观察药物作用及副作用。

4.心理护理

理解同情病人，耐心向病人及家属解释头痛发生的原因、持续时间及配合注意事项，使病人消除不良情绪，主动配合治疗，最大程度缓解病人不适。

（二）潜在并发症：再出血

1.活动与休息

绝对卧床休息4~6周，抬高床头15°~20°。告知病人及家属绝对卧床休息的重要性，避免过早下床活动。提供安静、舒适、光线柔和的病室环境，集中进行治疗和护理活动，严格限制探视人员。经治疗护理1个月左右，病人症状好转、头部CT检查显示出血基本吸收或者DSA检查未见颅内血管病变者，可遵照医嘱逐渐恢复活动，如抬高床头、床边站立、下床活动等。

2.避免诱因

避免精神紧张、情绪激动、用力咳嗽或排便等引起血压和颅内压增高的因素。必要时遵医嘱服用镇静、镇痛、镇咳、抗癫痫、缓泻等药物。

3.病情监测

蛛网膜下腔出血发病后24 h内再出血的风险最高，其后4周内发生率也较高。严密观察病人的症状和体征变化，特别是在病情稳定和好转的情况下，病人再次出现剧烈头痛、恶心呕吐、意识加深、抽搐或原有的症状和体征加重等异常情况时，立即报告医生处理。再出血病人的死亡率增加约1倍。入院时已处于昏迷状态、收缩压超过170 mmHg、高龄、女性等病人发生再出血的风险较大，护理时应特别注意。

九、居家护理

（一）饮食营养

均衡饮食，避免高脂、高盐饮食，增加芹菜、韭菜、山药等粗纤维食物摄入，增加新鲜水果摄入。

（二）日常活动

日常生活中,养成健康的生活习惯,戒烟戒酒,保证充足的睡眠,适当运动,多饮水,养成良好的排便习惯,保持大便通畅。

（三）自我观察

（1）常规监控血压。

（2）保持心情舒畅,避免情绪激动。

（3）发病后绝对卧床休息4~6周,当出现剧烈头痛、恶心呕吐、意识加深或原有的症状和体征加重等再出血的表现,应及时就诊。

（4）女性病人1~2年内避孕。

参考文献

1.Chen Y., Wright N., Guo Y., et al. Mortality and Recurrent Vascular Events after First Incident Stroke: A 9-year Community-based Study of 0.5 Million Chinese Adults [J].Lancet Glob Health,2020,8(4): e580-e590.

2.中华医学会神经病学分会,中华医学会神经病学分会脑血管病学组,中华医学会神经病学分会神经血管介入协作组.中国蛛网膜下腔出血诊治指南2019[J].中华神经科杂志,2019,52(12):1006-1021.

3.贾建平,陈生弟.神经病学[M].北京:人民卫生出版社,2018.

（刘光维　毛永香）

第十章　帕金森病

帕金森病(parkinson's disease,PD)又称震颤麻痹(paralysis agitans),是一种慢性、进行性神经系统变性疾病,主要病理改变为黑质多巴胺能神经元变性和路易小体的形成。当发生这些病理改变后,病人会出现以运动障碍为主的症状和体征。运动障碍主要表现为震颤、肌强直、运动迟缓、姿势步态异常。此外,病人还伴有大量非运动症状,如嗅觉减退、睡眠障碍、抑郁、便秘、直立性低血压等。随着病程的延长,帕金森病的运动症状和非运动症状会逐渐加重。在疾病后期,"开关现象"、平衡障碍、冻结步态等症状会导致病人活动受限,甚至长期卧床,大量的非运动症状进一步导致病人生活质量下降。

一、流行病学

帕金森病好发于中老年人,无明显地区差异,男性患病风险略高于女性,只有小于5%的病人在40岁以前发病,该病的发病年龄通常在65~70岁之间,发病率随年龄增加而增加。在欧美国家,60岁以上人群患病率达1%。在中国,65岁及以上人群中的患病率为1.86%。根据《全球疾病负担研究》估计,全球目前有620万人患有帕金森,预计2040年全球患帕金森病病人可能增长到1300万人。未来我国帕金森病患病人数将从2005年的199万上升到2030年的500万,几乎占到全球帕金森病患病人数的一半,帕金森病给病人家庭和社会带来的经济负担不容小觑。

二、危险因素

帕金森病的发病机制目前还未完全了解。目前普遍认为是遗传、年龄和环境等因素共同作用的结果。

1.遗传因素

帕金森病在一些家族中呈聚集现象,约10%的帕金森病病人有家族成员患病的情况,但大多数病例为散发性。家族性帕金森病病人多具有不完全性常染色体遗传,常染色体显性遗传和常染色体隐性遗传均可见。帕金森病病人的一级亲属比其他人患帕金森病的可能性更大。因此,遗传因素虽然不是本病的主导因素,但属于患病的可能因素。

2.年龄因素

帕金森病为中老年人常见病,年龄越大,发病率越高。随着年龄增长,人体脑部黑质部位与多巴胺分泌和利用相关的神经细胞(多巴胺能神经元)变性、死亡数增加,但生理性的黑质神经细胞变性、死亡并不足以引起本病。只有当黑质神经细胞减少至15%~50%,纹状体部位的多巴胺减少80%以上时,才会出现帕金森病的症状。

3.环境因素

长期接触除草剂、杀虫剂或某些工业化学用品等可能是帕金森病的危险因素,这可能与神经毒物1-甲基-4-苯基-1,2,3,6-四氢吡啶(MPTP)的暴露有关。MPTP本身无毒,但在脑内经B型单胺氧化酶(MAO-B)作用后转变为有毒性的甲基-苯基-吡啶离子(MPP$^+$),MPP$^+$可导致黑质神经细胞的死亡。

三、临床表现

帕金森病人常见临床表现包括运动症状和非运动症状。本病发展过程缓慢,病人往往以单个或单侧肢体运动障碍开始,数年后累及另一侧肢体。

(一)运动症状

本病的主要运动症状为震颤、肌强直、运动迟缓和姿势步态异常。

1.震颤

震颤常为帕金森病人就诊的首要原因。约半数帕金森病人首发症状为震颤,约80%的病人在病程中有震颤症状。帕金森病病人的震颤常在静止时出现,因此也被称为"静止性震颤",但在随意活动时震颤减轻或消失,睡眠时完全停止,紧张或兴奋时会加重。强烈的主观努力可暂时抑制震颤,但往往过后震颤会加重。震颤往往从一侧上肢开始,少数病人也可从下肢开始,逐渐进展到同侧下肢和对侧,呈"N"字型进展。帕金森病人的震颤频率为4~6次/秒。拇指对掌和手指屈曲的节律性震颤形成所谓的"搓丸样动作"。在疾病晚期,下颌、口唇、舌和头部可能受累。

2.肌强直

几乎所有帕金森病人都有肌强直,病人常表述感觉肢体僵硬。肌强直多从一侧肢体的上肢或者下肢近端开始,逐渐向远端和对侧蔓延,最后累及全身肌肉。在病人放松的情况下,被动活动病人的关节,在屈曲和伸展的过程中,全程可感受到均匀一致的阻力,类似于弯曲软铅管的感觉,这种现象被称为"铅管样肌强直"。若被动活动的肢体合并有震颤,检查时可感受到均匀的阻力中出现断续停顿,如同转动齿轮的感觉,这种现象被称为"齿轮样肌强直"。

3.运动迟缓

运动迟缓是诊断帕金森病的必备症状。主要表现为随意运动减少、变慢,尤其是在动作开始、动作转换和动作停止时。在行走时,病人往往表现为起步困难、转身困难、步距变小和停止困难。刷牙、洗脸、梳头、穿衣这些日常活动也变得缓慢,甚至难以完成。面部肌肉的强直和面肌运动减少使病人面部表情呆板、瞬目动作减少,造成"面具脸"。手受影响时,病人难以完成扣扣子、系鞋带等精细动作,书写时有越写越小的趋势,称为"写字过小征"。口咽部肌肉受影响时,病人会因唾液吞咽困难造成流涎,严重时有吞咽困难。参与发音的肌肉受影响时,病人可出现声音嘶哑、吐词含糊、音调低沉,造成"慌张言语"。

4.姿势步态异常

颈部、躯干和四肢肌肉强直,使帕金森病病人呈现特殊的屈曲体态,表现为:低头屈背、前臂内收、肘关节屈曲、腕关节伸直、髋关节和膝关节略屈曲。起步、转弯或经过狭窄过道时,双脚像被胶水粘在地板上一样,这种现象被称为"冻结步态"。屈曲体态导致病人身体重心前移,在行走过程中,为保持平衡,病人迈开步后就以很小的步伐向前冲,越走越快,不能及时停止或转弯,这种步态被称为"慌张步态"。姿势步态异常是病人跌倒的高风险因素。

(二)非运动症状

尽管运动症状是帕金森病的主要临床表现,但非运动症状也是帕金森病临床表现的重要组成部分。非运动症状在疾病早期即可出现,甚至有学者认为非运动症状出现在运动症状之前。帕金森病非运动症状涉及范围广,症状复杂,个体差异大,且与病程、病情呈正相关。随着本病的进展,非运动症状更为常见,并成为困扰病人的主要症状。与运动症状相比,大多数非运动症状被医务人员及照护者忽视,但非运动症状却对病人生活质量有显著影响。

1.消化系统症状

(1)流涎:常常更多是因为唾液吞咽障碍,而不是唾液分泌过多所致。

(2)嗅觉减退:其常先于运动症状出现,但通常不容易被帕金森病病人发现。与同年龄健康人群相比,帕金森病病人中74.5%存在嗅觉障碍,与此同时,嗅觉障碍的帕金森病病人中,近一半存在嗅觉缺失。

(3)便秘:约半数以上的帕金森病病人有便秘的症状,它常由多种因素导致。胃肠蠕动减慢,食物和液体摄入减少,副交感神经受损导致食物残渣在结肠的通过时间延长等都是可能原因。

(4)吞咽困难:帕金森病病人对咀嚼肌和口咽部肌肉控制能力减弱,导致咀嚼和推动食物进入咽部、食管困难。吞咽困难导致病人营养不良或误吸、窒息风险增加。

2.泌尿系统症状

帕金森病病人中泌尿系统症状非常常见,这是由于逼尿肌反射亢进所引起。逼尿肌反射亢进导致膀胱过早地、不受控制地收缩,病人表现为尿频、尿急。这一现象在夜间和"关期"表现得更为明显。帕金森病是一种老年人群常见病,该年龄段病人的男性前列腺问题也可导致尿频、尿急的出现。因此,男性帕金森病病人的泌尿系统症状很容易被误认为是前列腺疾病所致。但若鲁莽地进行前列腺切除手术,则可能带来完全不可逆的后果。

3.情感障碍

情感淡漠、焦虑、抑郁。情感淡漠是帕金森病病人主动性下降的一个表现,可概括为被动、依赖与主动性缺乏。病人常常表现为缺乏和朋友社交或沟通的欲望,不愿外出,只愿待在家里,在发病早期即可出现。帕金森抑郁是对生活质量影响最大的非运动症状。多巴胺是一种让人精神愉悦的神经递质,当它分泌不足或利用障碍时,可以促使情绪低落,这是帕金森抑郁的病理基础。同时,帕金森病病人面对帕金森导致的活动障碍和残疾,以及慢性病严重影响生活质量且无法治愈的事实也可导致反应性抑郁。家庭和社会支持程度越高,帕金森抑郁水平越低,但帕金森抑郁往往较隐匿,不容易被识别。很多病人,在疾病早期就失去自信,尤其恐惧社交场合和工作中的公众展示,并且倾向于逃离外界生活。在疾病晚期,这种焦虑甚至会发展为"惊恐"。进行有效的治疗后,多数病人的焦虑症状可能减轻。

4.性功能障碍

有研究显示帕金森病病人性功能障碍发生率约为40%,男性高于女性。多数表现为性欲下降、勃起或维持不能,性欲亢进罕见。部分抗抑郁药物、单胺氧化酶抑制剂可能损害性能力。性欲亢进可能是多巴胺替代治疗中难以耐受的副作用,这时通常需要减少抗帕金森病药物的剂量。

5.心血管系统症状

其常表现为直立性低血压、头晕、跌倒。直立性低血压也称为姿势性低血压(postural hypotension,PH),是指从卧位转为立位3 min以内,收缩压下降≥20 mmHg和(或)舒张压下降≥10 mmHg,伴或不伴各种低灌注症状。直立性低血压既是帕金森病的临床表现,也可以在抗帕金森药物治疗过程中出现。其在帕金森病中的发生率约为30.1%。直立性低血压影响病人的运动功能,增加跌倒发生率,若跌倒引起骨折,则可能导致病人因为卧床并发肺部感染。直立性低血压是心血管系统血压调节异常的表现,与心血管疾病密切相关。反复发作的直立性低血压可导致病人脑灌注不足,慢性的低氧血症和广泛的大脑皮质损伤会导致认知功能障碍。此外,餐后低血压也是帕金森病人直立性低血压的一种表现,由于进餐后内脏血管扩张,帕金森病人因为自主神经障碍,不能有效收缩血管,导致血液大量瘀滞在腹部,从而使回心血量减少,病人血压降低。

6.睡眠障碍

睡眠障碍也是帕金森病较早出现的非运动症状之一,约50%~81%帕金森病人存在睡眠障碍,其表现形式多样,包括夜间睡眠障碍和白天睡眠增多。发生机制是多因素的,包括睡眠调节区域功能退化、药物的影响、多种因素引起的睡眠破碎。病人夜间睡眠障碍的原因和表现形式很多,最常见的问题是睡眠维持困难(又称睡眠片段)。频繁醒来可能是由于震颤在浅睡眠期再次出现,或者由于白天服用的药物在夜间已耗尽,导致夜间运动不能或翻身困难。夜尿多也是导致病人易醒的原因。其他常见的原因还包括睡眠中周期性的腿部活动(有时伴有不安腿综合征)、睡眠呼吸暂停、快速动眼期睡眠行为障碍,深眠状态(夜间幻觉和伴有破坏行为的梦游症)也可能导致帕金森病人睡眠中断。不安腿综合征在中国帕金森病人群中的患病率为33%,不安腿综合征主要表现为病人因难以言表的不适感(如疼痛感、麻木感、蚂蚁爬行的感觉)而难以控制地移动肢体(下肢更常见)。这种现象常在休息或睡眠时加重,而在活动后减轻。睡眠会经历"快速动眼相"和"非快速动眼相"两种睡眠形式,其中80%~90%的梦境发生在快速动眼相。正常情况下,在快速动眼相期间,双眼和呼吸肌能够活动,但身体却由于受到大脑的某种抑制而如同"瘫痪"一样:不管梦境如何精彩,肢体却不能活动。其实这是机体的一种保护机制。但快速动眼相期间睡眠行为障碍的病人却失去了这种保护机制,当梦到在吵架时会真实地吵闹,梦到打架时会真实地拳打脚踢。总的来说,快速动眼相期间睡眠行为障碍病人就是会把梦境付诸现实。因为后半夜快速动眼相睡眠较多,因此睡眠行为障碍常发生在后半夜。病人展现的梦境常常是恐怖或不愉快的,发作时可能导致病人有受伤或伤人的风险。

7.精神障碍

其常表现为强迫症状、人格改变、幻觉和偏执、妄想。帕金森病精神症状是给病人和家庭带来沉重负担的非运动症状之一。帕金森病精神障碍的发生率约为50%~70%,且一旦发生就会持续存在。其中错觉、视幻觉、妄想是帕金森病人最常见的精神障碍。精神症状的发生是多种因素相互作用形成,既与疾病导致神经系统受损有关,也可由药物的不良反应导致,还可能与本病并发的感染或代谢紊乱有关。单独的视幻觉很常见，但听幻觉罕见。视幻觉内容通常为熟悉的人或者动物，并且视觉影像是友好的，这种幻觉不对人造成困扰。但有时幻觉也可能进展为有害的幻觉，当涉及不信任的时候，这些幻觉可能进展为妄想偏执状态，或出现伴有注意力障碍、定向力障碍（对时间、所在地点或身边人物不能正确判断的状态）的明显精神紊乱状态。

8.认知障碍

其主要表现为注意力下降、记忆力减退等。在帕金森病人中，帕金森痴呆（parkinson's disease dementia，PDD）的发生率约为24%~31%，帕金森病人以每年约10%的速度进展为帕金森痴呆。患病10年以上的帕金森病人的帕金森痴呆累计发病率约为75%，患病20年以上的帕金森病人的帕金森痴呆累计发病率则高达83%，伴有帕金森痴呆的病人姿势、步态异常更常见。认知障碍的表现除记忆下降外，还可表现为注意力减退、警觉性下降、执行能力下降（不能按规定完成指令任务）、视空间能力下降（比如不能准确判断物体的形状、位置分布），部分帕金森痴呆病人也可出现精神症状。

9.其他

约50%帕金森病人有疼痛存在，主要表现为肌肉痛，且疼痛严重程度与情绪、睡眠以及疲乏有关。肌肉强直、震颤等运动症状使帕金森病病人能量消耗增加，出现疲劳和体重下降。抗帕金森药物、吞咽功能下降、抑郁等因素也是体重下降的常见因素。自主神经功能紊乱导致帕金森病病人出现多汗的症状，约30%~50%的帕金森病病人出现多汗症状。

四、诊断方法

（1）诊断病人是否患有帕金森病，首先需要确定病人是否符合帕金森综合征的诊断。符合帕金森综合征的诊断，包括以下两点。

1）运动减少：运动缓慢或者在持续运动过程中运动幅度或速度的下降（或者逐渐出现迟疑、犹豫或暂停）。

2）至少存在下列一项特征：①肌强直。②频率为每秒4~6次的静止性震颤。③姿势不稳（不是由原发性平衡系统障碍所引起的）。

（2）一旦病人有帕金森综合征的表现，还需满足下面两条及以上特征，才考虑帕金森病可能。

1）病人对多巴胺替代治疗显著有效。

2）存在左旋多巴诱导的异动症。

3）观察到单个肢体的静止性震颤。

4）其他：①嗅觉减退或消失。②黑质超声提示黑质异常高回声面积＞20 mm²。③心脏间碘苄胍γ-闪烁照相显示心脏去交感神经支配。

（3）诊断帕金森病必须排除的症状和体征：①出现其他神经系统症状体征，如垂直性凝视麻痹、共济失调、早期即有严重痴呆等。②发病三年后仍局限于下肢的帕金森样症状。③药物诱导的帕金森综合征。④对大剂量左旋多巴治疗无效。⑤反复的脑中风发作史伴帕金森症状的阶梯式进展。⑥反复脑损伤史。⑦接触已知的神经毒类药物。⑧病情持续缓解或发展迅速。

（4）随访观察。在疾病早期，由于症状不显著，常难以作出诊断，有时需要间隔数月做随访观察。

（5）帕金森病的分期和严重程度评定 常用Hoehn-Yahr分级评定本病的严重程度。根据临床症状严重度，将Hoehn-Yahr分级1~2.5级定义为帕金森病早期，Hoehn-Yahr分级3~5级定义为帕金森病中晚期。现将该量表介绍如下（表10-1）。

表 10-1　Hoehn-Yahr帕金森分级量表

分级	临床症状
0级	无疾病体征
1级	单侧肢体受到影响
1.5级	单侧症状，并影响到躯干的肌肉
2级	双侧肢体症状，未影响到平衡
2.5级	轻度双侧症状，病人站立做后拉试验时能维持平衡
3级	轻、中度的双侧症状，有些姿势不稳定，仍能自我照顾
4级	严重障碍，但尚能自己站立和行走
5级	无他人帮助时，病人只能在轮椅或床上，需人照料

（6）鉴别诊断

1）早期需与特发性震颤、脑血管疾病鉴别：①原发性震颤60%以上有家族史，姿势性震颤或动作性震颤为唯一表现，无其他运动症状和非运动症状。震颤图检查显示震颤节律也与帕金森样震颤不一致。饮酒或用普萘洛尔后震颤可显著减轻。②脑血管病所引起的肢体无力一般为突发性的，而帕金森病起病缓慢，且脑血管病无运动迟缓和肢体铅管样肌强直的特点。

2）与继发性帕金森综合征鉴别：继发性帕金森综合征病人常发生在感染、外伤、脑血管病、药物、中毒等之后，且表现和原发性帕金森病不同。①脑炎后帕金森病综合征发病和进展较原发性帕金森病快，常见动眼危象（一种发作性两眼向上或向一侧窜动的不自主眼肌痉挛动作，可持续数秒至数小时），目前已罕见。②拳击手中偶见头部外伤引起的帕金森综合征，有明显职业特征。③老年人多发腔隙性脑梗死可引起血管性帕金森综合征，病人往往具有高血压等脑血管疾病的危险因素，发病前常有反复中风史，步态障碍明显，震颤少见，左旋多巴治疗效果不佳，病人的症状和体征常可自行缓解。④抗精神病药物等药物可引起药物性帕金森综合征，病人有明确服药史，常双侧起病，一般及时停药可逐渐恢复。

3）与帕金森叠加综合征鉴别：其他一些神经系统疾病也可有帕金森综合征表现，我们称这种运动障碍为帕金森叠加综合征。帕金森叠加综合征常以运动迟缓、肌强直为主，少有震颤。除此之外，还有其他症状、体征，且对左旋多巴治疗反应差。以下疾病常可导致帕金森叠加综合征：进行性核上性麻痹、路易体痴呆、多系统萎缩、肝豆状核变性、皮质基底节变性。

五、治疗方案

（一）治疗原则

1.综合治疗

每一位帕金森病人在病程中都会有运动症状和非运动症状，且可能有多个非运动症状。运动症状会影响病人的工作和生活能力，同时，非运动症状也会严重影响病人生活质量。因此需要同时对帕金森病病人的运动症状和非运动症状进行综合治疗。

2.多学科治疗

帕金森病的治疗方式包括药物治疗、手术治疗、肉毒素注射治疗、运动疗法、物理治疗、心理干预、照料护理等。药物治疗作为首选治疗方式,是整个治疗过程中的主要治疗手段。手术治疗则是作为药物治疗效果不佳的一种补充治疗。肉毒素注射治疗是治疗局部肌肉痉挛(强烈的不自主收缩,俗称"抽筋")和肌肉过度僵硬的有效办法。而运动疗法、物理治疗、心理干预和照料护理在帕金森整个病程中均适用。

3.全程管理

目前的治疗手段能起到改善症状的作用,但不能阻止疾病的发展,更不能治愈帕金森病。因此,帕金森病人的治疗需要在疾病全周期全方位关注、管理。治疗应从长远考虑,不能只顾当前改善状况。

(二)药物治疗

1.帕金森病用药原则

无论是运动症状还是非运动症状,均影响病人的工作能力和生活能力,因此用药的原则以有效改善病人症状、避免或减少不良反应、提高病人工作和生活能力为目标。

(1)早诊断、早治疗:早治疗可以更好地改善疾病症状、延缓病情进展。研究表明早期小剂量应用左旋多巴(400 mg/d)并不增加异动症(主要表现为身体不受控制地舞动等)。异动症的发生主要与剂量、病人病程有关。

(2)不求全效,细水长流:遵循"不求全效、细水长流"的原则,争取实现"以尽可能小剂量达到临床满意效果",以避免严重的并发症,尤其是异动症发生。尽可能避免、推迟或减少不良反应。

(3)个体化治疗:治疗时应结合每个病人具体情况,进行个体化治疗。病人的运动症状类型(以震颤为主或以强直少动为主)、疾病严重程度、工作状况、年龄、经济状况、非运动症状类型、经济状况、治疗意愿等都是制定方案时应考虑的因素。

（4）避免突然停药：在抗帕金森病治疗的过程中，需避免突然停药，特别是使用左旋多巴及大剂量多巴胺受体激动剂时，突然停药可能导致恶性综合征（病人可出现高热、大汗水、血压不稳、行动过速、肌肉强直等症状）出现，加重病情。

2.常用药物

（1）左旋多巴或左旋多巴复合制剂：左旋多巴作为多巴胺合成前体，可透过血脑屏障，被多巴胺能神经元摄取后转变成多巴胺发挥治疗作用。目前仍是最有效的抗帕金森病药物，主要代表药物是多巴丝肼和卡左双多巴控释片。因为长期用药会产生疗效减退、症状波动和运动障碍等，一般根据病人年龄、工作性质、疾病类型等决定用药。对运动迟缓和肌强直疗效较好，对震颤疗效较差。对晚发型帕金森病病人和对运动改善需求度高的较年轻帕金森病病人，该类药物可以作为首选。症状波动有两种形式：①"疗效减退"和"剂末现象"，指每次用药的有效作用时间缩短，症状随血液药物浓度发生规律性波动，可增加每日服药次数或增加每次服药剂量，改用缓释剂，也可以加用其他辅助药物。②"开关现象"指症状在突然缓解（"开期"）与加重（"关期"）之间波动，"开期"常伴多动。

（2）多巴胺受体激动剂：目前临床上常用的非麦角碱类多巴胺受体激动剂有普拉克索、罗匹尼罗和吡贝地尔。该类药物常常作为对症治疗时的首选药，尤其对早期的年轻病人。其可单独使用或与左旋多巴制剂联合使用。临床上很多帕金森病病人常在疾病早期小剂量联合应用左旋多巴复合制剂和多巴胺受体激动剂，这样可以增强药效并减少或推迟左旋多巴的运动并发症的发生。多巴胺受体激动剂的作用原理是通过增强多巴胺受体的功能提高脑内多巴胺的利用效果。多巴胺受体激动剂有麦角碱类和非麦角碱类两种，前者因为可导致心脏瓣膜病变和肺胸壁纤维化，现已不主张使用。

（3）单胺氧化酶B抑制剂（MAO-B-I）：该类的代表药物为司来吉兰和雷沙吉兰。该类药物常与左旋多巴类药物联合应用，可增强左旋多巴疗效，预防和改善运动症状，单用对轻度症状有改善作用。另外该类药物还可作用于5-羟色胺系统，从而改善帕金森病病人伴随的抑郁和焦虑症状。

(4)抗胆碱能药物：临床上常用的该类型药物为苯海索片。该类药物主要用于改善帕金森病的震颤症状，对运动迟缓和肌强直无效。多巴胺和乙酰胆碱是一组相互制约的神经递质，正常情况下，维持两者平衡，人体才能运作。而帕金森病病人由于多巴胺在体内的浓度下降，导致乙酰胆碱功能亢进，病人表现出震颤等症状。抗胆碱能药可以对抗乙酰胆碱功能亢进的情况。

(5)金刚烷胺：金刚烷胺可单独用于治疗帕金森病，也可与左旋多巴类药物和抗胆碱能物联合应用。疗效强于抗胆碱能药，但弱于左旋多巴。金刚烷胺的作用机制主要为该药能促进黑质部位多巴胺能神经细胞合成和释放更多的多巴胺，从而起到减轻肌强直、震颤等症状的效果。

(6)儿茶酚-氧位-甲基转移酶抑制剂（COMT-I）：该类药物的代表药为托卡朋、恩他卡朋，需配合左旋多巴类药物服用，单独服用无效。多巴胺是儿茶酚胺类神经递质，儿茶酚-氧位-甲基转移酶是一种体内广泛存在的与儿茶酚胺类物质代谢相关的酶，在儿茶酚-氧位-甲基转移酶的作用下，多巴胺分解为具有毒性的3-氧位-甲基多巴（3-OMD）。研究发现，3-氧位-甲基多巴可能与长期使用左旋多巴制剂导致的运动波动和异动症有关。

(7)非运动症状的药物治疗：①多巴胺受体激动剂普拉克索和5-羟色胺再摄取剂文拉法辛可用于帕金森抑郁的治疗。②帕金森病精神障碍首选低剂量喹硫平治疗，氯氮平也有较好效果，但前者更安全。帕罗西汀、氟西汀、西酞普兰和舍曲林也可用于帕金森精神障碍的治疗。③益生菌和益生纤维的补充被证明对便秘是有效的，聚乙二醇对帕金森便秘也可能有用。④A/B型肉毒素治疗可用于帕金森流涎的治疗。⑤5型磷酸二酯酶（PDE-5）抑制剂被认为对帕金森性功能障碍是有效的。⑥屈息多巴、米多君和氢化可的松对帕金森直立性低血压可能有用。⑦佐匹克隆和褪黑素可用于帕金森失眠的治疗。⑧伴有阻塞性睡眠呼吸暂停的帕金森病病人，可使用持续气道正压通气。⑨雷沙吉兰对改善帕金森病病人疲劳症状可能有用。⑩多奈哌齐和加兰他明可用于帕金森痴呆的治疗。

（三）手术治疗

帕金森病早期，服药控制效果明显，但随着疾病的进展和用药时间的延长，药效明显减退。若出现难以控制的症状波动或异动症，可考虑进行手术治疗。手术治疗对运动症状的改善有明显效果，能同时改善一部分非运动症状。手术方式主要有神经核毁损术和脑深部电刺激术（deep brain stimulation，DBS）。DBS因无创、安全和可调控性高成为目前主要的手术方式。

1. 适应证

（1）对左旋多巴类药物反应良好的帕金森病病人。

（2）药效明显减退或出现严重运动并发症，明显影响病人生活质量。

（3）出现不能耐受的药物不良反应，影响到药物疗效。

（4）存在药物无法控制的震颤。

2. 禁忌证

（1）有明显认知功能障碍。

（2）有严重（难治性）抑郁、焦虑、精神分裂症等精神类疾病。

（3）有影响手术或生存期的其他疾病。

3. 手术时机

（1）患病时间：原则上，患病时间≥5年的帕金森病病人建议行DBS手术治疗，但符合原发性帕金森病临床确诊标准的病人，手术适应证明确，时间可放宽至4年。以震颤为主的帕金森病病人，震颤严重且经规范的药物治疗后仍无明显改善，经过评估后建议放宽至3年。

（2）病情严重程度：有"开关现象"症状的波动病人，关期在Hoeh-Yahr分级为2.5~4级的病人可以考虑手术治疗。

（3）年龄：建议手术年龄<75岁，若病人身体状态良好，建议适当放宽年龄限制。

4. 手术靶点选择

位于基地核环路的丘脑底核（subthalamic nucleus，STN）和苍白球内侧部（globus pallidus internus，GPi）是治疗帕金森病的最常用靶点，两者均能改善帕金森病的运动症状、运动波动。在提高病人生命质量方面，两者也是同样有效的。STN-DBS能良好改善震颤、肌强直和运动迟缓等运动障碍和运动波动,在减少多巴胺能药物方面更有效。GPi-DBS对异动症的改善可能优于STN-DBS,但在减少多巴胺能药物方面不如STN-DBS。因此,以减药为目的病人建议优先考虑STN-DBS,有认知减退或情绪障碍的病人建议优先考虑GPi-DBS。

(四)康复与运动疗法

康复与运动疗法不仅可同时改善帕金森病运动症状和非运动症状,还可能延缓疾病进展。帕金森病病人的姿势平衡障碍、步态障碍、言语障碍、吞咽障碍这些症状用药物治疗疗效甚微,但康复与运动疗法却能使其获益。因此,建议在疾病整个周期中应用康复与运动疗法。

六、住院期间护理

(一)躯体活动障碍

躯体活动障碍与黑质病变、锥体外系功能障碍所致震颤、肌强直、体位不稳、随意运动异常有关。

1.生活护理

加强巡视,主动了解病人的需求,既要指导和鼓励病人自我护理,做力所能及的事,也要对自理能力欠缺的病人,根据实际需求协助其完成洗漱、进食、沐浴、排便、翻身等,并注意病人安全,预防并发症发生。

(1)个人卫生:病人因震颤和不自主运动,出汗多,易造成皮肤刺激和不舒适感,皮肤抵抗力降低,还可能导致皮肤破损和继发感染,因此应指导病人穿宽松棉质衣服。勤换被褥、衣服,勤洗澡,卧床病人还应进行每天1~2次的擦浴。

(2)预防压力性损伤:中晚期病人因严重运动障碍导致行走困难,卧床时间多,因此应勤翻身、勤擦洗,可使用气垫床、骨隆突处张贴减压敷料等方式避免压力性损伤的发生。

(3)生活协助:对于行动不便、起坐困难的病人,应配备高位坐便器、高脚椅、手杖、坚固且带有扶手的座椅、病床护栏、卫生间或走廊扶手等必要辅助设施;保证病床高度适中(坐下双脚能够着地);提供无须系带的鞋子、穿脱方便的衣服、防滑的杯垫、粗柄牙刷、带手柄的餐具、吸管等生活用品；对于震颤而影响进食的病人可准备防震颤勺，同时将呼叫器置于病人床旁，并将纸巾、水杯、手杖等常用生活物品放置在触手可及处。

2.运动护理

告知病人运动锻炼可以改善肢体运动功能、延缓病情进展、减少卧床并发症，同时还应与病人和家属共同制定切实可行的康复锻炼计划。

（1）疾病早期：疾病初期，病人的日常活动能力并未受影响，这一时期应鼓励病人维持和增加业余爱好，参加有益的社交活动，进行适当运动锻炼，如养花、养鱼、练书法、唱歌、散步、打太极拳、骑自行车等。病人要注意保持身体和各关节的活动强度与最大活动范围。

（2）疾病中期：对于已出现某些功能障碍或起坐已感到困难的病人，要有计划、有目的地锻炼，告诉病人如果完全依赖家人照顾会加快运动功能下降速度。如病人感到从椅子上起立或坐下有困难，应每天做完一般运动后，反复多次练习起坐动作；起步困难者可以在其脚前放置一个小的障碍物作为视觉提示，帮助起步，也可使用有明显节拍的音乐进行适当的听觉提示，使用有激光发射仪的手杖、助行器或穿戴设备对冻结步态也能起到改善作用；练习走路，步行时要目视前方，不要目视地面，集中注意力，以保持步行的幅度与速度；鼓励病人步行时两腿尽量保持一定距离，双臂要摆动，以增加平衡感；转身时要以弧形线形式前移，尽可能不要在原地转弯；提醒病人不可一边步行一边讲话、碎步急速移动、起步时拖着脚走路、穿着拖鞋行走等；护理人员或家人在协助病人行走时，勿强行拉病人向前行走；当病人感到脚粘在地上时，可指导病人先向后退一步再向前走。

（3）疾病晚期：病人出现显著的运动障碍而卧床不起时，应帮助病人采取舒适体位，被动活动关节，按摩四肢肌肉，注意动作轻柔，勿造成病人疼痛和骨折。

3.安全护理

（1）帕金森病人常常因姿势步态障碍以及直立性低血压等因素导致存在跌倒风险，因此病人宜在"开期"进行活动锻炼。另外，病人住院期间护理人员或其家属应 24 h 留陪,并保持环境清洁、干燥,减少障碍物,为病人准备防滑鞋以及合适衣物。病人在由卧位至坐位,坐位至站立位,站立至行走等体位动作变换时,应每次休息 30 s。

(2)对于上肢震颤未能控制,日常生活动作笨拙的病人,避免其拿热水、热汤以及自行使用液化气炉灶,同时尽量不让病人自己从开水瓶中倒水,谨防烧伤、烫伤等发生。为端碗持筷困难者准备带有大把手的餐具,或选用不易打碎的不锈钢饭碗、水杯和汤勺,避免使用玻璃和陶瓷制品。

(3)对有精神行为异常或认知功能障碍的病人应特别强调专人陪护。护理人员应认真检查病人是否按时服药,有无错服或误服,药物应代为保管,每次送服到口;严格执行交接班制度,禁止病人自行使用锐利器械和危险品;智能障碍的病人应安置在有严密监控的区域,避免自伤、坠床、坠楼、走失、伤人等意外发生。

(二)自我形象紊乱

其与震颤、流涎、面肌强直等身体形象改变有关。

1.心理护理

震颤、流涎、面肌强直等身体形象改变往往导致病人自我评价降低,病人容易形成自卑、抑郁等不良情绪,并进一步减少或回避社交活动,逐渐丧失生活的兴趣,整体呈郁郁寡欢的状态。随着病程的延长,病人的身体功能进一步下降,社会功能和生活自理能力进一步退化,会产生焦虑、恐惧甚至绝望的情绪。

护理人员应细心观察病人的心理反应,动态评估病人心理状态,鼓励病人表达并注意倾听他们的心理感受,与病人正面讨论身体不便所造成的影响,找出目前应对困难的问题,与病人和家属一起谈论解决办法,使病人先接受和适应自己目前所处状态,再积极设法改善。鼓励病人尽量维持过去的兴趣与爱好,多与他人交往,不要孤立自己。指导家属关心体贴病人,多鼓励、少指责和念叨,为病人创造良好的亲情氛围,减轻他们的心理压力。告诉病人此疾病的病程长、进展缓慢、治疗周期长,而良好的心态往往能提高疗效、延缓进展。

2.自我修饰指导

督促病人进食后及时清洁口腔,随身携带纸巾擦尽口角溢出的分泌物,注意保持个人卫生和着装整洁,尽量维护自我形象。

(三)知识缺乏

1.疾病知识指导

帕金森病是一种逐渐进展的疾病,目前尚无根治的办法。早期症状较轻时可暂不使用药物治疗,当病人日常生活和工作能力逐渐受到影响后,可通过适当的药物治疗缓解症状。康复锻炼和心理支持应贯穿疾病全周期。应指导病人和家属了解本病的临床表现、病程进展和主要并发症,帮助病人适应角色的转变,掌握自我护理知识。

2.治疗指导

告知病人帕金森病需要长期或终身服药治疗,让病人了解用药原则,熟悉常用药物的种类与名称、剂型、用法、服药注意事项、疗效及不良反应等。长期服药过程中可能会突然出现运动并发症和症状波动,因此还应熟悉"开关现象""剂末现象"和异动症的表现形式以及应对方法。

(1)用药原则:早诊断、早治疗。从小剂量开始,逐步缓慢加量直至有效剂量维持。用药期间不能突然停药,以免导致恶性综合征的出现。以下药物会影响左旋多巴的功效,服药期间应尽量避免使用:维生素B(能增强外周多巴脱羧酶的作用,导致更多左旋多巴在外周就脱羧为多巴胺,更少的左旋多巴进入脑内,最终使药效降低,副作用增加,但加用多巴脱羧酶抑制剂的左旋多巴复合制剂不受其影响)、氯氮䓬、利血平、氯丙嗪和奋乃静等。

(2)疗效观察:服药过程中要仔细观察震颤、肌强直和其他运动功能、语言功能的改善程度,观察病人起坐速度、步行姿态、讲话音调与流利程度,写字、梳头、扣纽扣、系鞋带以及进食动作等,以确定药物疗效。

(3)药物不良反应及其处理

1)左旋多巴的副作用可分为周围性和中枢性两种。周围性不良反应主要表现在对胃肠道和心血管系统的影响:前者主要表现为恶心、呕吐、食欲下降,后者主要表现为直立性低血压、高血压、心律失常。中枢性不良反应多为远期的,表现为运动波动("开关现象""剂末现象"、异动症等)、睡眠障碍和精神障碍。

运动波动一般在用药2~5年开始出现。"开关现象"多见于病情严重者,一般与服药时间和剂量无关,不可预料,处理比较困难,适当加用多巴胺受体激动药,可以防止或减少其发生。"剂末现象"可通过适当增加药物剂量或次数来控制,或改用缓释剂进行预防。异动症表现为舞蹈症或手足徐动样不自主运动、肌强直或肌阵挛,可累及头面部、四肢和躯干,有时表现为单调刻板的不自主动作或肌张力障碍。主要有三种表现形式:①剂峰异动症,出现在用药12 h的血药浓度高峰期,与用药过量或多巴胺受体超敏有关,减少复方左旋多巴的剂量并加用多巴胺受体激动剂或儿茶酚-氧位-甲基转移酶抑制剂可改善。②双相异动症,指剂初和剂末异动症,目前机制不清,更换左旋多巴控释片为标准片或加用多巴受体激动药可缓解。③肌张力障碍,表现为足或小腿痛性肌阵挛,多发生于清晨服药之前,睡前加用复方左旋多巴控释片或起床前服用复方左旋多巴标准片可缓解。

左旋多巴复合制剂目前应用的有两种:卡左双多巴(左旋多巴和卡比多巴)、多巴丝肼(左旋多巴和苄丝肼)。两种复合制剂都有标准片、控释片和水溶剂三种。原则是先用标准片,在出现运动波动副作用时再改用控释片。水溶剂起效快,适用于晨僵、餐后"关闭"状态、吞咽困难病人。服药时应从小剂量开始,尽量以最小剂量达到最佳疗效,并长期维持。因蛋白质会影响该类药物吸收,因此应避免高蛋白饮食,建议服药时间安排在餐前1 h或餐后1.5 h,用药期间避免突然停药。

2)多巴胺受体激动剂多有引起嗜睡、口干舌燥、直立性低血压、精神症状、下肢水肿的不良反应。服药时,也应从小剂量开始,逐渐增加剂量。首次服药后应卧床休息,如有口干舌燥可通过咀嚼口香糖或喝水缓解。因可能引起嗜睡,服药后应避免驾驶、操作机械等。

3)单胺氧化酶B抑制剂司来吉兰不宜与5-羟色胺再摄取抑制剂合用,如氟西汀(百忧解)、帕罗西汀(赛乐特)等。两者合用可导致共济失调、震颤、高热、高或低血压、心悸以及精神症状。如已用百忧解,应停用5周以上才可使用司来吉兰。由于司来吉兰具有提高兴奋性的作用,不宜晚上服用,以免影响睡眠。用法为每日2次,早、中服用,每次2.5~5 mg。

4）抗胆碱能药可明显损伤认知功能，还能加重青光眼，引起尿潴留、便秘、精神症状等，因此一般应避免用于65岁以上及有明显认知功能障碍的病人。我国常用的抗胆碱能药物为苯海索，又名安坦，用法为每天2~3次，每次1~2 mg，老年人不宜超过4 mg/d。

5）儿茶酚-氧位-甲基转移酶抑制剂的主要副作用为左旋多巴增加所致异动症、腹泻、恶心等不适。使用过程中，也可见以幻觉为主表现的精神障碍。需要注意的是恩他卡朋需与左旋多巴同时服用，单用无效。在托卡朋的临床试验中，有4名病人因为爆发性肝坏死而死亡，因此在托卡朋服药期间应监测肝功能。托卡朋每日第一次服药需与复方左旋多巴联合服用，之后可单独服用，一般每6 h服药一次。

6）金刚烷胺的不良反应为恶心、精神病发作（躁狂、幻觉、激动、精神错乱）、小腿乱动不休息及惊厥。假若其剂量在200 mg以上，则发生这些并发症的危险性增大。常见的症状有踝部水肿和网状青斑（在女性中很常见）。踝部水肿或网状青斑的出现，表示存在严重的全身性改变。此药有轻度的心脏毒性作用。孕妇及哺乳期妇女禁用，有脑血管病或病史、有反复发作的湿疹样皮疹病史、末梢性水肿、充血性心力衰竭、精神病、肾功能不全、癫痫的病人慎用。用法为每天1~2次，每次100 mg，最后一次应在下午4点前服用。

（四）营养失调

其与吞咽困难、饮食减少和肌强直、震颤所致机体消耗量增加等有关。

1.饮食指导

告知病人及家属导致营养低下的原因、饮食治疗的原则及目的，指导合理选择饮食和正确进食。

（1）饮食原则：给予高热量、高维生素、高纤维素、低盐、低脂、适量优质蛋白的易消化饮食，并根据病情变化及时调整和补充各种营养素，戒烟、酒。由于高蛋白饮食会降低左旋多巴类药物的疗效，故不宜盲目给予过多蛋白质。槟榔为拟胆碱能食物，可降低抗胆碱能药物的疗效，也应避免食用。

(2)食物选择：主食以五谷类为主，多选粗粮，多食新鲜蔬菜、水果，多喝水（每天2000 mL以上），防止便秘，减轻腹胀。另外，适当搭配奶制品（2杯脱脂奶）和肉类（全瘦）、家禽（去皮）、蛋、豆类。同时少吃油、盐、糖。钙质有利于预防骨质疏松，每天应补充1000~1500 mg钙质。

(3)进食方法：病人进食或饮水时抬高床头，保持坐位或半坐位。护理人员给予病人充足的时间和安静的进食环境，不催促、打扰病人进食；对于流涎过多的病人可使用吸管吸食流质；对于咀嚼能力和消化功能减退的病人应给予易消化、易咀嚼的细软、无刺激性的软食或半流质食物，少量多餐；对于咀嚼和吞咽功能障碍者应选用稀粥、面片、蒸蛋等精细制作的小块食物或黏稠不易反流的食物，并指导病人少量分次吞咽，避免吃坚硬、圆形的食物，喝鲜榨果汁等饮品时，每口食物应尽量为同一质感，不可混杂；对于进食困难、饮水呛咳的病人要及时插胃管给予鼻饲，防止经口进食引起误吸、窒息或吸入性肺炎。

(4)营养支持：根据病情需要给予鼻饲流质或经皮胃管（胃造瘘术）进食，并遵医嘱给予静脉补充足够的营养，如葡萄糖、电解质、脂肪乳等。中晚期病人若需要肠外营养支持，应尽早静脉置管，建立和维持长期静脉输液通路。

(5)营养状况监测：评估病人饮食和营养状况，注意每天进食量和食物组成。了解病人的精神状态与体重变化，评估病人的皮肤、尿量等变化情况。

(五)便秘

其与消化功能障碍或活动量减少等有关。

(1)告知病人产生便秘的原因，让病人理解这一现状，避免因便秘产生焦虑等不良情绪。

(2)观察并记录病人排便情况。

(3)每日300 g以上新鲜蔬菜或瓜果（糖尿病病人需在血糖控制的前提下），保证足够纤维素摄入，保证每日饮水量2000 mL以上，进行腹部按摩。

(4)必要时遵医嘱使用药物治疗或者灌肠治疗。益生菌、益生纤维和聚乙二醇为治疗帕金森便秘的药物。灌肠前应对病人行体位、保留时间等注意事项指导，灌肠时动作轻柔，避免损伤肛门或直肠。

(六)语言沟通障碍

其与咽喉部、面部肌肉强直,运动减少、减慢有关。

对有言语不清、构音障碍的病人,应耐心倾听病人的主诉,了解病人的生活需求和情感需求,可指导病人采用手势、纸笔、画板等沟通方式与他人交流。在与病人沟通的过程中态度要和蔼、诚恳,注意尊重病人,不可随意打断病人说话。

(七)其他护理问题

(1)无能性家庭应对:与疾病进行性加重、病人需要长期照顾、经济或人力困难有关。

(2)潜在并发症:注意外伤、压力性损伤、感染的风险。

七、居家护理

(一)饮食营养

帕金森病病人能量消耗高,晚期有饮水呛咳及吞咽困难等症状,另外几乎所有的抗帕金森药物都存在消化系统的副反应,可导致病人体重下降、营养不良。因此,合理膳食、均衡营养和积极处理饮食相关不良反应对维持病人营养状况、提高治疗效果及生活质量尤为重要。

1.饮食原则

(1)食物多样,愉快进餐:不同食物能为身体提供不同营养素,食物品种多样化既是营养全面的保证,也能增加视觉刺激,提高病人进餐时的心情愉悦度。愉快轻松的就餐环境更利于病人对食物的摄取和消化吸收,并减少呛咳、误吸等。坚果、深海鱼类等富含多不饱和脂肪酸的食物,具有抗氧化、保护神经的作用。含硒的食物能降低帕金森病的发病率,硒含量较高的有鱼类、虾、金花菜、荠菜、大蒜、蘑菇等。酪氨酸可通过肠道吸收进入血液,再经过血脑屏障进入脑内,转化成多巴胺。富含酪氨酸的食物有芝麻、南瓜子、杏仁等。

(2)多吃谷类和蔬菜瓜果:由于蛋白质中的大型中性氨基酸可与左旋多巴竞争血脑屏障,影响药物进入脑内,因此需避免摄入过多蛋白质,早、午餐尽可能不吃蛋白质丰富的食物,如牛奶、鸡蛋等。人体所需的蛋白质可于晚餐时补齐。但若存在发烧、低蛋白血症等问题时,应适当增加摄入蛋白质。选择营养丰富的米、面、薯类为主要能量来源,每日摄入300 g以上主食(糖尿病可适当减少)。蔬菜、水果能补充谷物类所缺乏的营养,每日保证300 g以上新鲜蔬菜,1~2个中等大小的水果(糖尿病除外),这能为病人提供更多的维生素、矿物质和纤维素。由于病人晚期长期卧床,消耗减少,因此需适当减少食物的摄入量。

(3)适量奶类和豆类:奶制品在为身体提供优质蛋白质的同时,也是很好的钙来源。每日一盒奶能提供更好的营养保障,睡前一杯牛奶还有帮助睡眠的作用。蚕豆等荚果类植物含有天然的左旋多巴,有研究发现,经常服用蚕豆,可改善"开关现象",减轻异动症症状。症状轻微的帕金森病病人长期食用蚕豆可改善症状,但其有效剂量、致毒剂量尚未知,所以不推荐随意大量服用。

(4)肉类限量:帕金森病人应控制蛋白质的摄入,对于中晚期病人,推荐蛋白质摄入量为0.8 g/kg。以体重为60 kg的中晚期的病人为例,推荐蛋白质摄入量为每日48 g。谷类蛋白质含量约8%,300 g主食大概能提供24 g蛋白质,一盒250 mL的牛奶可提供约8 g蛋白质,一个60 g鸡蛋可提供约9 g蛋白质,因此只需要从肉类中摄取7 g的蛋白质就能满足其需求。各种瘦肉的平均蛋白质含量约20%,因此除主食、牛奶、鸡蛋外,再摄入约35 g瘦肉就能满足中晚期帕金森病人对蛋白质的需求。

(5)尽量不吃肥肉、动物油和内脏:由于这些物质含较多饱和脂肪酸和胆固醇,摄入过多会影响药效。

(6)每天喝6~8杯水:帕金森病人经常被便秘困扰,充分的水分补充是控制便秘的非常重要的非药物手段。建议病人每日补充2000 mL以上水分,除食物提供的水分外,还需额外饮水1200 mL以上,以容量为200 mL的水杯为例,每日可饮6~8杯水。为避免夜尿对睡眠的影响,喝水主要在白天进行。

(7)服药至少半小时后进餐:为避免蛋白影响帕金森药物的吸收,建议在服药半小时后进餐。但若服药后有明显的恶心等胃肠道反应,也可在服药前进食少量饼干等食物。

2.食谱推荐

下面推荐几种适合帕金森病人的食疗药膳。

(1)天麻炖鹌鹑:鹌鹑1只(可用鸽子代替)、天麻15 g。做法:先将鹌鹑去毛及内脏,再将天麻填入肚内,并用线捆住,加水炖熟,最后加食盐、味精,并去除天麻。吃肉喝汤,隔日1次。其有养阴柔肝之功,适宜震颤麻痹、肢体麻木、双手抖颤者。

(2)二豆粥:白扁豆10 g、蚕豆30 g、大米50 g。做法:先将二豆炒香,研末备用,再将大米煮成粥,最后放入二豆粉煮沸。每日2~3剂。其可健脾疏肝宁络,适宜震颤麻痹、食少、肢麻者。

(3)红枣糯米粥:红枣20枚、山药60 g、糯米100 g。做法:先将糯米和红枣淘洗干净,并用水浸泡半个小时,再在锅中放入适量水烧开,然后将泡好的糯米和红枣放入锅中,最后用文火煮至粥稠。每日1次。其有健脾养血功效,适宜震颤麻痹、便溏、纳差、肢体乏力者。

(4)桑葚桂圆饮:鲜桑葚60 g、鲜桂圆30 g。做法:先将鲜桑葚、鲜桂圆洗净,再加入适量清水,最后捣烂挤汁。每日1剂,分2次服用。其可滋阴补血,适宜震颤麻痹、头晕心悸、肌肉僵硬者。

(二)日常活动

鼓励病人维持和培养兴趣爱好,做力所能及的家务劳动,这可以延缓身体功能障碍的发生,延长寿命,提高生活质量。

1.进食指导

首先要确保病人稳定的坐位姿势,还要在食物材料选择和调理方面下功夫。对动作完成困难的病人需要指导其每一个动作分开完成。

(1)食具选择:选用放置较稳定的食器,以及握柄较粗的叉和勺,震颤严重的病人可使用防抖勺。食器及杯子下面放置防滑垫及湿毛巾以增强稳定性。

(2)食物性状:对于存在吞咽障碍者要把食物"切小"并煮软后进食。进食液体食物时,可以使用增稠剂增加食物黏稠度,以减少误吸风险。

(3)体位:坐位不稳定易引起吞咽困难,因此进食时要取稳定坐位。

2.如厕指导

卫生间的入口狭小容易使病人出现"小刻板步",所以针对狭小卫生间要指导病人进行方向转换。有条件的情况下可对卫生间进行适当改造。

(1)卫生间门向外开启,保证室内有足够大的空间。

(2)垫高坐便器,以利于起坐。

(3)便器边安置把手,以利于坐位、立位稳定。

(4)利用移动坐便器时尽量选用承重能力好且带扶手的。

3.穿衣指导

更衣动作障碍是本病初期最早出现的障碍,如扣纽扣、向上提裤子和系鞋带等对病人来讲都是比较困难的。而由于自主神经障碍易导致病人多汗,因此病人贴身衣裤和袜子应选择棉质透气性高的,尽量选择宽松、穿脱方便的衣裤。鞋子应选择透气、防滑、不需要系鞋带的软底鞋。

4.沐浴指导

沐浴时间选择在活动状态最佳时,这样可以减少由活动不便带来的不安全因素。洗手间靠近起居室,浴缸、喷头附近加装把手,放置洗澡专用的小椅子,洗浴区放防滑垫,使用沐浴露代替香皂。另外,洗澡时间不宜过长。

5.基本动作指导

首先要进行基本动作训练,包括坐下、起立、卧床、起床、床上翻身等。重症病人可在床上训练躺下及翻身等体位变动。

(1)从椅子上起坐训练。病人多数呈前屈位姿势,重心易靠前,下颚向前方突出。在站起时要指导病人先收下颚,然后重心前移站起,并确保稳定的足底支撑面积。

1)坐下训练:背对椅子,先将身体靠近椅子,同时膝窝尽量接触椅子,再将身体前屈,并把两手放在椅子边或扶手上,最后慢慢坐下。

2)起立训练:先将臀部移至椅子前段,并将双脚向后收(尽量靠近身体,确保稳定的足底支撑面积),再收起下颚,最后上身前屈使身体重心前移后站起(必要时可由旁人从背部上方轻推站起)。

（2）上床：可选择从侧面上床或床尾上床。

1）侧面上床：先从床的侧方划弧样接近床，靠近床后，再稍转身背对床沿，然后确认膝窝接触床沿，接着屈曲身体，将双手放在床边，最后慢慢坐下。

2）床尾上床：侧面上床困难时，可以选择从床尾上床。先将身体面对床尾，并向前倾斜，再将双手置于床上，然后借助双手力量，双腿先后上床，最后移至床中央。

（三）功能锻炼

康复训练应因人而异，需要根据病人存在的各种功能障碍类型和程度，制定个体康复目标和针对性康复治疗措施。

早期病人，以自我管理和促进积极主动的生活方式为主，鼓励参加体育运动，如健走、太极拳、瑜伽和舞蹈等，适度进行有氧训练（如平板踏步车等）、抗阻训练以及双重任务训练，改善体能，减少白天静坐，推迟活动受限的发生。中期病人，以进行主动功能训练，维持或提高活动能力和预防跌倒为主，尤其是平衡、步态和上肢功能活动训练。可采用心理提示、外部提示和认知运动策略。晚期病人，以维持心肺等重要器官功能为主，同时避免压力性损伤、关节挛缩和深静脉血栓等并发症，及时进行床上或轮椅上的体位变换，并开展被动康复训练。

1.放松训练

常用深呼吸法和想象放松法。进行有节奏的躯干旋转和推拿按摩等可改善僵硬的肌群。

2.关节活动范围训练

进行躯干与四肢各个关节全范围的主动或被动活动，重点是屈曲肌群的牵伸和胸廓的扩张运动。要注意避免过度牵拉及疼痛。

3.肌力训练

训练重点是胸肌、腹肌、腰背肌等核心肌群及股四头肌等近心端大肌群。如通过躯干的前屈、后伸、侧屈及旋转，训练躯干的肌群；通过仰卧起坐训练腹肌；通过飞燕训练、五点或三点支撑训练锻炼腰背肌。姿势训练重点为躯干屈曲姿势的矫正，如借助姿势镜进行抗重力伸展训练。

4.平衡训练

帕金森病加重时,病人平衡功能减退,在行走转弯或者遇到障碍时容易跌倒。该阶段主要指导病人如何在坐位和站位缓慢进行重心转移,在体操球上进行坐立活动可帮助病人增进其姿势反应,改善骨盆及躯干的移动能力。同时可以采取减小支撑面的训练方法,让病人在更小的支撑面上保持平衡,从而提高病人独自控制重心稳定的能力。训练时让病人独自站立并逐渐减小双足之间的距离,由分足站立过渡到并足站立,再到脚尖对脚跟的前后站立,最后到单足站立。在病人可以很好地完成地面单足站立后,可以将上面的训练换在软质支撑面上进行,如由地面逐渐转移到软垫子上进行。

5.步态训练

帕金森病人的异常步态主要表现为慌张步态和冻结步态。可利用听觉和视觉刺激,如伴随着音乐节奏或者节拍器的节律行走,也可以让病人唱歌或喊"一二一"这样的口令,引导病人步行。视觉的引导对冻结步态有较好的效果,如在地板上画上类似斑马线的彩色线条或者在地板上设置5 cm高的物体,其间距按病人的步幅设计,让病人练习跨步,以控制步幅和步速。还可以使用"L"形或者可以发射激光线条的特殊拐杖,以帮助病人克服起步困难。

6.呼吸功能训练

进行腹式呼吸训练,具体做法是将右手放在自己的腹部位置,缓慢呼气,最大限度向内收缩腹部,然后始终保持胸部位置不变。

7.面部表情肌训练

用自己的拇指、食指掐住脸蛋,用指尖轻轻叩击整个面部,此时要求反复睁开、闭合双眼,同时左右轮换鼓腮,不停张口闭口、呼气吸气,再前后左右运动下颌,运动过程中要做到舌头伸出。

8.言语训练

励-协夫曼言语治疗是目前唯一被业界认可的具有长期效果的帕金森病言语治疗技术,其能显著提高帕金森病人的发音音量,延长发音时间,改善音质、音调和清晰度。但该技术受到知识产权保护,需由具有LSVT Global公司认证的资格证书的专业治疗师进行。另外,歌唱或合唱用于言语治疗,可改善病人的言语清晰度和韵律。

9.吞咽训练

帕金森病人吞咽困难发生率高。疾病早期,吞咽障碍轻,随着病情的发展而逐渐严重,可出现哽咽和呛咳或误吸。根据病人吞咽功能的评估结果,有针对性地制定训练计划,主要内容包括以下三个方面。

(1)舌部训练:病人先将舌头向外伸出,随即向左、上、右、下四个方向做旋转运动。若病人自己不能完成,护理人员可用消毒纱布包裹住病人舌头协助其完成该训练。训练完成后可嘱咐病人尽量缩舌,并坚持训练,保持舌体可进行不同方向的伸展及收缩运动。

(2)脸部肌肉训练:要求病人进行面部肌肉训练。可轻轻微抬病人下颌做磨牙及咀嚼动作,每次坚持 5 min 左右。也可让病人吸气后屏气,然后做鼓腮动作,将气体缓慢释放,每日可进行1~2次,以便更好地锻炼脸部肌肉。

(3)吞咽反射强化:嘱咐病人张口,将已经冰冻过并蘸取了少量冷水的棉签棒轻轻触碰病人腭弓处、软腭处、舌后根以及咽后壁,以达到刺激效果,从而加强吞咽反射。

(四)正确用药

(1)帕金森病需要长期或终身服药,药物种类较多,用药方案个性化程度高,因此应在医生的专业指导下进行药物调整,不可随意增减药量或停药。

(2)帕金森病病人每天服药品种和服药次数较多,容易发生漏服或错服,因此可通过以下方式提高用药依从性:①支持病人通过参加科普讲座、阅读科普资料等方式进行药物知识学习,认识服药不依从的不良后果。②将服药依从行为好的案例告知病人,通过这种间接的同伴教育让病人体会正确的积极服药行为所带来的益处。③及时疏导病人不良情绪,因为不良情绪会导致药效下降,使病人的服药信念产生动摇。④通过建立用药记录卡片、使用药物分装盒、设置闹钟提醒用药等方式帮助病人按时用药,减少漏服和错服的发生。⑤对于每日有定时日常活动者,将病人活动时间与用药时间进行捆绑,从而提醒病人用药,既可以达到提醒作用,又可以保障活动的正常进行。

（3）由于左旋多巴在肠道内与食物蛋白发生竞争性抑制，两者同时服用会降低药物疗效，因此需告知病人宜在餐前 1 h 或餐后 1.5 h 服用左旋多巴。多巴胺受体激动剂可能引起嗜睡，服药后应避免驾驶、操作机械等。司来吉兰和金刚烷胺可能影响睡眠，应避免在夜间使用。恩他卡朋单独使用无效，需与左旋多巴同时服用。

（五）自我观察

帕金森病是一种逐渐进展的疾病，除了震颤、运动迟缓或减少、肌强直、姿势及步态异常外，还有非运动症状。在疾病发生、发展过程中应注意观察是否有原有症状加重或出现新的症状，如有发生，应及时报告医生。

药物治疗显著改善了帕金森病病人的症状，但随着病情进展和用药时间的延长，药效会逐渐减弱并出现一些并发症。用药期间，密切观察有无药物不良反应发生，如出现胃肠道反应、精神症状、血压下降等时应及时报告医生，以便调整药物和对症处理。帕金森病人在使用左旋多巴治疗时易发生运动并发症，医生在调整药物的过程中需要了解有关症状和发生的持续时间的准确信息，因此护理时应仔细观察病人发生运动并发症的规律，书写服药日记，详细记录每次服药时间、药物名称、剂量，以及出现运动波动症状的时间和缓解时间。

（六）情绪管理

病人往往因疾病引起的躯体功能障碍而产生较大的心理压力，有资料显示，帕金森病病人中约有近一半病人出现抑郁、焦虑、恐惧甚至绝望心理。照护者应密切观察病人的情绪，及时识别病人不良情绪，消除不必要的自责等负性心理，使病人能够接受和适应自己目前的状态并能设法改善，强化病人信心。

积极与病人沟通交流，帮助其改变不良认知，树立积极、正确的生活态度。帮助病人回忆并分享日常生活中发生的积极、快乐的微小事件，鼓励其体味其中的快乐，加深其幸福感。

鼓励病人参加病友活动，积极参加不定期举办的文体活动，并体会在活动中获得的骄傲和自豪感。鼓励病人之间相互交流疾病的体会和心得，进一步增强治疗信心。

鼓励病人在睡前记下值得感恩的事件,思索并记录感恩的理由及其对感恩的理解。根据病人喜好,推荐优美动听的音乐,并鼓励病人坚持在每日早上8点前聆听30 min,聆听时不用耳机且保持周围环境安静。如果病人心理问题严重,应到专科门诊治疗。

(七)门诊随访

(1)定期随访:视病情需要做好不同周期的定期随访工作,建议初始就诊随访周期为1~2周一次,满3个月或者病情稳定后随访周期为1~3个月一次。定期随访主要包括以下内容:营养支持指导、用药指导、病情监测、康复锻炼指导、居家照护指导。若出现病情急性加重时可随时就医。

(2)随访准备:就诊时携带病历资料、近期检查结果,如有服药日记可携带,由照护者陪同前行。就诊时,主动向医生报告两次随访间隔时间内病人的病情变化。

参考文献

1.Qi S., Yin P., Wang L., et al. Prevalence of Parkinson´s Disease: A Community-Based Study in China[J].Movement Disorders. 2021,36(12):2940-2944.

2.Dorsey E.R., Bloem B.R. The Parkinson Pandemic-A Call to Action[J]. JAMA Neurology.2018 ,75(1):9-10.

3.GBD 2016 Parkinson´s Disease Collaborators. Global, Aegional, and National Burden of Parkinson´s disease, 1990-2016: A Systematic Analysis for the Global Burden of Disease Study 2016[J]. Lancet Neurol. 2018 ,17(11):939-953.

4.中华医学会神经病学分会帕金森病及运动障碍学组,中国医师协会神经内科医师分会帕金森病及运动障碍学组.中国帕金森病治疗指南(第四版)[J].中华神经科杂志,2020,53(12):973-986.

5. Skorvanek M., Martinez-Martin P., Kovacs N., et al. Relationship between the MDS-UPDRS and Quality of Life: A large multicenter study of 3206 patients[J]. Parkinsonism and Related Disorders. 2018,52:83-89.

6. 张婷婷,李涛,梁战华.帕金森病患者抑郁状况及影响因素分析[J].中华医学杂志,2018,98(31):2515-2517.

7. 中华医学会神经病学分会帕金森病及运动障碍学组,中国医师协会神经内科医师分会帕金森病及运动障碍学组,中华医学会神经病学分会神经心理与行为神经病学学组.帕金森病痴呆的诊断标准与治疗指南(第二版)[J].中华神经科杂志,2021,54(8):762-771.

8. 邢峰博,章娟娟,汪凯,等.帕金森病患者的疼痛特征及转归[J].中华神经科志,2021,54(11):1155-1161.

9. 陈方政,刘军.帕金森病的诊断[J].中华神经科杂志,2021,54(9):957-962.

10. 中华医学会神经病学分会帕金森病及运动障碍学组,中国医师协会神经内科分会帕金森病及运动障碍学组.帕金森病非运动症状管理专家共识(2020)[J].中华医学杂志,2020,100(27):2084-2091.

11. 中华医学会神经外科学分会功能神经外科学组,中华医学会神经病学分会帕金森病及运动障碍学组,中国医师协会神经内科医师分会帕金森病及运动障碍学组,等.中国帕金森病脑深部电刺激疗法专家共识(第二版)[J].中华神经外科杂志,2020,36(4):325-337.

12. 侯莹,刘丽华,江钟立.帕金森病运动症状的评估与康复治疗进展[J].中国康复医学杂志,2018,33(11):1356-1360.

13. 刘海兰,忻婷婷.康复护理模式在原发性帕金森病病人护理中的应用——评《帕金森病居家康复指导》[J].中国实验方剂学杂志,2021,27(9):201.

14. 邵明.帕金森病的康复锻炼[J].中国实用内科杂志,2019,39(9):758-761.

15. 原曼,尹安春,梁战华,等.基于信息—动机—行为技巧模型的个体化用药管理方案在帕金森病患者中的应用[J].中国护理管理,2018,18(2):179-184.

（胡鸾娇　张旭）

第十一章　阿尔茨海默病

阿尔茨海默病(alzheimer disease, AD)是以脑内淀粉样斑块形成、神经原纤维缠结及神经元丢失为主要病理特征的中枢神经系统慢性退行性疾病,临床上分为无症状期、主观记忆下降期、轻度认知障碍期、痴呆期(轻度、中度、重度和终末阶段),是老年期痴呆中最为常见的类型。该病通常以渐进性记忆减退、失语、失用、失认、执行功能障碍等全面性认知障碍为主要临床表现,严重影响社交、职业与生活功能,常伴有人格和精神行为改变。

一、流行病学

痴呆和认知功能障碍是一种增龄性综合征,其发病率随年龄增长而迅速上升,成为继心脏病、脑血管病、恶性肿瘤之后老年人健康的第四大"杀手",也是老年医学领域常见且严重的问题之一。据国际阿尔茨海默病协会统计,每3 s新增1名痴呆病人,全球大约有5000万痴呆病人。

目前世界范围内痴呆患病率的研究都不一致,尤其是发展中国家的患病率明显低于发达国家。针对该问题,国际阿尔茨海默病协会召集了国际专家小组,对全球范围内的患病率数据进行了Delphi一致性评估,结果表明,全球范围60岁以上人群的痴呆患病率为3.9%,其中非洲1.6%,东欧3.9%,中国4.0%,拉丁美洲4.6%,西欧5.4%,北美洲6.4%。

国内最近的流行病学研究显示,65岁以上老年人中,原发性痴呆的年发病率为12.1‰,其中,阿尔茨海默病年发病率为8.2‰,血管性痴呆年发病率为3.1‰,并且年龄每增加5岁,阿尔茨海默病的发病率约增加1.06倍,男女发病率无显著差异。农村痴呆患病率高于城镇,非文盲老年人痴呆发病率低于文盲老年人。中国60岁以上人群中,每年约有200万新发痴呆病人。在65岁以上的人群中,每年约有190万新发痴呆病人。我国60岁及以上老年人痴呆患病率为6.04%（阿尔茨海默病为3.94%，血管性痴呆为1.57%，其他痴呆为0.53%），2021年痴呆病人约有1507万，预计到2030年，我国痴呆人数将达到2220万，2050年将达到2898万。另外，我国在2015年的调查发现，阿尔茨海默病年总费用高达1.68千亿美元（占全球阿尔茨海默病治疗费用的1/4）。

二、病因和发病机制

阿尔茨海默病的病因和发病机制尚不完全清楚，目前认为阿尔茨海默病是由遗传因素和环境因素共同引发的一种复杂性疾病，主要的假说包括β-淀粉样蛋白（Aβ）级联假说、Tau蛋白过度磷酸化假说、胆碱能神经元假说、谷氨酸能假说、神经炎症假说等。然而，单一的假说并不能解释阿尔茨海默病的全部发病特征，下面就阿尔茨海默病的病因和发病机制进行简单介绍。

1.β-淀粉样蛋白级联假说

阿尔茨海默病的淀粉样假说在1990年开始受到关注，该假说认为是淀粉样前体蛋白（APP）的异常加工导致了Aβ的产生，即分泌酶（特别是γ和β分泌酶）的突变导致异常切割APP，从而导致Aβ的异常产生。Aβ随后可引发级联反应，导致突触损伤和神经元丢失，并最终导致阿尔茨海默病的病理标志：淀粉样斑块和神经原纤维缠结。

2.Tau蛋白过度磷酸化假说

Tau是一种在神经元中表达的蛋白质，通常在细胞骨架中的微管稳定中发挥作用。蛋白过度磷酸化使Tau积聚在神经细胞体内，最终形成神经原纤维缠结。然后这些缠结与细胞蛋白发生相互作用，阻止它们执行正常功能。蛋白过度磷酸化发生在Aβ的下游，有研究表明Aβ的积累可能启动了这一过程，且毒性Tau可以通过反馈回路机制提高Aβ的产生。

3.胆碱能神经元假说

胆碱能神经递质是脑内重要的化学物质，与学习记忆密切相关。它沿着中膈、海马、基底前脑系统投射到皮质，传导冲动反复出现，促使记忆产生。阿尔茨海默病病人胆碱功能缺乏的症状早于其他任何症状，作为阿尔茨海默病特征之一的神经元凋亡也主要发生在胆碱能神经元。阿尔茨海默病病人基底前脑区的胆碱能神经元减少,导致乙酰胆碱合成、储存和释放减少,进而引起以记忆和识别功能障碍为主要症状的一系列临床表现。形态学也证实了阿尔茨海默病病人脑内胆碱能神经元存在缺失和变性,此学说也是目前较为公认的阿尔茨海默病的发病机制。

4.谷氨酸能假说

由于神经元损伤导致谷氨酸传递减少,再摄取亦受损。受损的再摄取可以清除突触间隙的谷氨酸,减少N-甲基-D-天冬氨酸(NMDA)受体介导的长时程增强的产生,从而导致认知障碍。

5.神经炎症假说

神经炎症是中枢神经系统中以胶质细胞积聚为特征的炎症反应,似乎是阿尔茨海默病病理生理的核心事件。传统观念认为大脑是"免疫特权"的器官,通过血脑屏障和大脑免疫细胞无法进行先天免疫反应。但后来的研究表明,神经炎症级联反应可能是治疗阿尔茨海默病的重要靶标,Aβ可激活胶质细胞而引起炎症反应,从而诱导多种促炎因子的合成和分泌,其中起主要作用的有小胶质细胞、星形胶质细胞、补体系统和炎症因子等。多种炎症因子的释放以及胶质细胞的激活产生的级联反应导致更多毒性物质产生,从而加速神经元凋亡。然而,炎症因子在阿尔茨海默病中的作用机制目前尚不完全清楚,炎性反应与阿尔茨海默病的关系也有待更深入的研究。

6.其他

血管疾病、糖尿病和高胰岛素血症、载脂蛋白基因 epsilon 4(ApoE ε4)等位基因可能也与阿尔茨海默病的发生、发展有关。

三、危险因素

阿尔茨海默病的危险因素分为不可控因素(如年龄、性别、遗传等)和可控因素(如受教育程度、血管性因素、视听力障碍、生活方式、精神压力等),我们可以通过调节可控因素减少或延缓阿尔茨海默病的发生。

(一)不可控因素

1.年龄

阿尔茨海默病是一种增龄性疾病,因此年龄越大,阿尔茨海默病发病率越高,年龄每增加5岁发病率增加1.06倍。

2.性别

女性阿尔茨海默病的患病率显著高于男性(女性患病率大约为男性的2倍),这可能与女性寿命较长、雌激素水平下降有关系。

3.遗传

家族史是阿尔茨海默病比较确定的危险因素。一级亲属有痴呆或重性精神病史者,阿尔茨海默病的患病风险显著高于对照人群。近年研究发现,ApoE ε4等位基因是迟发性家族性阿尔茨海默病和散发性阿尔茨海默病的诱因。

(二)可控因素

1.受教育程度

越来越多的研究显示,文化程度越低,发病率越高。

2.血管性因素

高血压、糖尿病、高胆固醇血症是阿尔茨海默病的危险因素,因此避免这些血管损害因素,及早控制这些慢性疾病有利于预防阿尔茨海默病。

3.视听力障碍

老年人视力、听力下降会影响大脑对外界信息的接受和刺激,也会造成老年人和外界的联系减少,从而影响到记忆和认知功能。因此,鼓励佩戴眼镜和助听器及时纠正老年人的视力、听力问题有利于延缓阿尔茨海默病的发生。

4.生活方式

久坐或少动、酗酒、吸烟、熬夜,这些不良的生活方式同样是阿尔茨海默病的危险因素,因此培养良好的、健康的生活方式有利于降低患阿尔茨海默病的风险。

5.精神压力

研究显示,童年时期遭遇亲属遗弃或者重大创伤者,今后面对压力就越容易发生焦虑、抑郁,阿尔茨海默病的发生与这些恶性刺激也存在一定联系。此外,老年期抑郁亦为阿尔茨海默病的危险因素。因此,应该减少童年期和老年期的精神压力,以延缓阿尔茨海默病的发生。

四、临床表现

(一)认知症状

1.记忆障碍

记忆力减退常常是阿尔茨海默病最早出现的症状。早期出现近记忆障碍,学习新事物的能力明显减退,随着病情的进展,远记忆也受损。比如:做事情丢三落四,忘记关水龙头或煤气,重复提问、重复行为,记不住家里电话、朋友名字。

2.定向力障碍

丧失时间、地点、人物甚至自身的辨认能力。无法分清季节,不知道时间,不知道所在的位置。有的病人常把晚上和早晨弄错而大吵大闹,有的在家的附近却迷了路,还有的病人常常昼夜不分,不识归途或无目的漫游。

3.语言沟通能力障碍

病人最早出现用词困难、命名障碍、赘述,逐渐出现沟通障碍、表达障碍,发展到晚期的病人则说话减少,常常静坐。

4.计算、理解判断能力障碍

计算能力下降、思考速度变慢,无法同时处理两个以上的讯息。新的突发状况与变化会造成阿尔茨海默病病人的思维混乱,有时会出现无法理解现实或概念性事物的情形。病人常弄错物品价格、算错账或付错钱,最后连最简单的计算也不能完成。有的病人甚至也不知道简单事情的对错,不懂得怎么去判断。

5.失认及失用

不能认识亲人和熟人的面孔,出现自我认识受损,产生镜子征(对着镜子里自己的影子说话)。有的病人可以自发做一些自己熟悉的动作,但却无法根据别人的指令按要求完成动作。病人也会出现观念性失用,不能正确地完成连续复杂的运用动作,如叼纸烟、划火柴和点烟等。无法制定计划并按计划实施,例如:忘记煮饭程序或穿衣顺序。基本生活能力,如使用电话、做饭、打扫、和人聊天等都会出现障碍。

6.人际障碍

阿尔茨海默病病人因为记忆障碍及理解判断能力减退,无法正确解读外来刺激及信息,不懂如何预测他人反应,有时会直接表现出喜恶。

(二)精神行为症状

1.妄想

其表现为错误的观念,如认为别人要伤害他(她),认为别人偷他(她)东西,认为房子不是自己的;怀疑有人害他(她),怀疑配偶不忠,怀疑自己被遗弃等。

2.幻觉

幻觉是一种不存在的虚幻的主观感受,如视幻觉或听幻觉,常见症状包括:看到不存在的东西,听到不存在的声音,和实际不存在的人说话,闻到了别人闻不到的气味,尝到了一些无缘无故的味道,感觉到有东西在身上爬行或触摸等。

3.激惹或攻击行为

其表现为拒绝别人的帮助,固执,向别人大喊大叫,打骂别人,感到烦躁或抗拒一些如洗澡或换衣服之类的活动,按自己的方式行事,气愤地大声吵嚷或诅咒,做出使别人很难应付的行为(如猛烈地关门、踢家具、扔东西)。

4.抑郁或心境不悦

其表现为伤心、情绪低落、哭泣等,感觉自己像是个失败者,觉得自己是坏人或应当受到惩罚,觉得自己是家里的负担,甚至有想死的念头或行为等。

5.焦虑

其表现为与照护者分开后不安,精神紧张,如呼吸急促、叹气、不能放松或感觉紧张,对将来的事情担心,感觉发抖,不能放松等。

6.过度兴奋或情绪高昂

其表现为过于高兴,感觉过于良好,对别人并不觉得有趣的事情感到幽默并开怀大笑,与情景场合不符的欢乐,为了好玩而搞一些幼稚的恶作剧等。

7.淡漠或态度冷淡

其表现为对以前感兴趣的活动失去兴趣,对别人的活动和计划漠不关心,自发活动比以前少,不会去主动与人交谈,家务做得少了,不再关心朋友或家庭成员等。

8.脱抑制

其表现为行为突兀,如与陌生人讲话,自来熟,说话不顾及别人的感受,说一些以前不会说的粗话或谈论性相关话题,不考虑后果的冲动行为,用一种与自己个性不符的方式触摸或拥抱别人等。

9.易怒或情绪不稳

其表现为不耐烦或疯狂的举动,对延误无法忍受,对计划中的活动不能耐心等待,突然暴怒,喜怒无常,脾气很坏,为一点小事就很容易发脾气,好争辩而且很难相处等。

10.异常动作行为

其表现为反复进行无意义的活动,如围着房屋转圈,摆弄纽扣,用绳子包扎捆绑,漫无目的地在屋子里踱步,翻箱倒柜四处搜寻,反复地穿脱衣服,过度地坐立不安等。

11.睡眠和夜间行为紊乱

其表现为入睡困难,晚上把别人弄醒,早晨很早起床,白天频繁打盹,夜晚出现夜游、踱步或者从事不适当的活动等。

12.食欲或饮食变化

其表现为食欲增加或减退,体重增加或减少,喜欢食物的口味发生变化,进食行为有变化(比如说一下子往嘴里放太多食物),每天吃完全相同的食物或进食顺序完全一成不变等。

(三)病程

阿尔茨海默病在临床上是一个连续的疾病过程,有症状出现时平均病程为8~10年,有些长达20年,可分为四期。

1.无症状期

此期病人的认知功能没有任何减退,但脑内神经元的代谢及脑电活动可能已经在发生变化,将来可能会向功能衰退的方向发展。这个时期目前尚未发现成熟的治疗方案,未来有望通过生物标记物的方法检测诊断,如脑脊液Aβ、Tau蛋白、Tau蛋白显像等。

2.主观记忆下降期

此期病人会出现自我感觉记忆力和其他思维能力下降,但认知功能测评检查正常,并不会影响到病人的工作和生活。

3.轻度认知障碍期

此期病人觉得自己记忆力和其他思维能力有所下降,认知功能测评检查会发现有损害,但不会影响到病人的工作和生活。

4.痴呆期

此期病人有记忆力和其他认知能力下降,认知功能测评发现有认知损害,且会影响到病人的工作和生活。此期又可以分为轻、中、重度和终末期。

(1)轻度期:最明显的症状是记忆力减退,使用复杂工具的日常生活活动能力(IADL)降低,基本日常生活活动能力(BADL)能够维持。

(2)中度期:又称为混乱期,此时除了记忆力及认知能力更严重地减退之外,还合并精神症状,包括幻觉及被害妄想等。此期IADL和BADL都不同程度减退,是最为困难的阶段。

(3)重度期:认知功能全面严重退化,精神行为症状明显,IADL完全丧失,BADL明显减退,照顾负担也非常重。

(4)终末期:又称为最末期,病人各项生活功能已几乎完全退化,只能终日卧床,口中只能发出咕噜声,完全依赖家属或照护者。

五、诊断方法

(一)主要诊断方法

1.详细的病史询问

询问对象包括对病人本人的问询,以及对知情者的问询。询问内容应该包括"ABC"三大类,即A(activity of daily living)是指生活功能改变,B(behavior)是指精神和行为症状,C(cognition)是指认知损害。

2.完整的体格检查

体格检查包括内科体格检查、神经科体格检查,以及精神状况检查。

3.认知功能评估

认知功能评估包括认知功能的筛查量表(如简易精神状态检查量表、蒙特利尔认知评估量表),生活能力评估,痴呆严重程度评估,认知功能的总体评估(ADAS-Cog),以及专门针对某个特定认知维度的评估,如记忆力、语言能力、注意力或工作记忆、视觉空间能力、执行功能评估等。

4.实验室检查

对阿尔茨海默病病人进行血液检查,进一步了解病人的血糖、血钙、肾功能、肝功能,以及维生素 B12、叶酸水平、甲状腺功能、梅毒抗体、艾滋病抗体等变化异常情况,以便更好地辅助诊断,确定疾病类型和诱因。

5.脑电图

通过脑电图检查可以确定病人是否存在中毒、代谢异常、癫痫的症状,也用于辅助诊断克雅病等。

6.脑影像学检查

推荐 MRI,MRI 有禁忌的可用头部 CT 检查代替,也可考虑通过氟脱氧葡萄糖–正电子发射断层成像(FDG-PET)检测大脑不同部位的代谢水平。

7.生物标志物检查

PET 扫描显示 Aβ 或 Tau 成像阳性。脑脊液中 Aβ 水平下降,总 Tau 蛋白和磷酸化 Tau 蛋白水平升高。遗传学检查也可进行基因突变的检测,如 PS1、PS2、APP、ApoE。

(二)鉴别诊断

1.认知障碍的鉴别

认知障碍作为老年人最为常见的老年综合征,病因复杂,需要根据临床特点进行鉴别。对于老年人而言,发现认知功能下降,常常需要考虑 4D,即痴呆(dementia)、抑郁(depression)、谵妄(delirium)、药物(drugs)。以下就四种综合征的特点进行描述,以便鉴别。

（1）痴呆：痴呆是指由于脑功能障碍而产生的获得性和持续性认知障碍综合征。其表现为记忆、言语、视空间能力、定向力、注意力、计算、执行能力减退，并影响日常生活、社会交往、工作能力，常伴有精神行为症状。临床上由于痴呆病因不同，起始症状会有所差异。阿尔茨海默病常以记忆障碍，尤其是情景记忆障碍起病。额颞叶痴呆早期表现为行为异常，如刻板行为、脱抑制等。路易体痴呆早期有生动形象的视幻觉、波动性认知障碍。帕金森病痴呆早期出现执行功能障碍。

（2）抑郁：抑郁是以持久的抑郁心境为主要临床表现的一种情感性精神障碍。主要表现以情绪低落、焦虑、迟滞和繁多的躯体不适症状为主，这些精神情感症状常常持续半月以上。老年抑郁临床特点为疑病性、激越性、隐匿性（躯体化症状）、迟滞性、妄想性、可逆的认知障碍、自杀倾向。其中，抑郁相关的认知障碍经过抗抑郁治疗可以改善。临床上可以通过两个问题进行筛查：近1月是否做事提不起精神和兴趣；是否开心不起来、忧郁或感到失望。也可以在老年综合评估中进行问卷筛查，如GDS-15，PHQ-9。

（3）谵妄：谵妄是由多种病因引起的一组表现为急性、一过性、广泛性的认知障碍和意识障碍的综合征。其临床特征为：起病突然，波动性病程（昼轻夜重），不同程度的意识障碍，广泛的认知损害，常伴睡眠–觉醒周期障碍、精神运动行为。老年人发生谵妄的最常见原因为感染和医源性损害。临床可以通过CAM（confusion assessment method）进行床旁诊断：精神状态的急性改变，精神状态的波动变化，注意力不集中，思维紊乱或意识水平改变。

（4）药物：药物对记忆的损害主要涉及颞叶，药物多影响近期记忆而远期记忆较少受影响，药物对记忆的影响随年龄增大而增加。老年人由于多病共存，不合理用药常常存在，而很多药物都可能损害认知功能，如止痛药、抗胆碱能药物、抗精神病药。因此，对认知障碍的病人应梳理其用药史，排除药物对认知的影响。特别是强抗胆碱药物，应避免使用。

2.常见神经退行性痴呆的鉴别

（1）路易体痴呆（lewy body dementia，LBD）：以神经元胞质内路易小体为病理特征的神经系统变性疾病，是第二常见的神经退行性痴呆。临床以波动性的认知障碍、视幻觉、帕金森综合征和快速动眼睡眠期行为障碍为特点，MRI扫描显示颞叶萎缩不明显。

(2)额颞叶痴呆(frontotemporal dementia,FTD):是一组以进行性精神行为异常、执行功能障碍和语言损害为主的痴呆症候群。病理上以额颞叶萎缩为特征。组织病理学特点是特征性局限性额颞叶萎缩,杏仁核、海马、黑质和基底节均可受累。早发性痴呆的发病年龄集中在45~65岁,临床表现为隐袭起病,缓慢进展。临床类型包括行为变异型额颞叶痴呆(bvFTD)、进行性非流利性失语(PNFA)、语义性痴呆(SD)。

(3)帕金森痴呆(parkinson disease dementia,PDD):是帕金森病的严重并发症,在早中期主要表现为皮质下痴呆,以执行能力下降更为突出,而晚期则兼具皮质下痴呆和皮质性痴呆的特点,在注意力、执行能力、视空间能力及记忆力方面均出现异常。

3.血管性痴呆的鉴别

血管性痴呆(vascular dementia,VD)是各种脑血管疾病导致的痴呆综合征。我国血管性痴呆所占比例较高,患病率仅次于阿尔茨海默病。血管性痴呆的临床特征包括:①有确定的脑血管病及其相应的症状和体征,即脑血管病病史、脑血管病后遗症状、脑影像改变。②有确定的痴呆症状,包括记忆和忆认知障碍,行为改变,总体智能受损,符合痴呆的诊断标准。③痴呆与脑血管病的相关性,即痴呆由脑血管病引起,痴呆发生于脑血管病后一段时间内,痴呆症状持续一定的时间长度。

六、治疗方案

阿尔茨海默病是目前人类尚未征服的疾病,治疗难度比癌症有过之而无不及,人们可以频频看到治愈的癌症病人,但是从来没有见到治愈的阿尔茨海默病病人,这也给科学家、医生带来巨大挑战。即使治疗非常困难,但是仍然有方法延缓病情进展。目前治疗方案强调药物治疗和非药物治疗的同步进行。

目前治疗有效的抗痴呆药物包括两大类,一是胆碱酯酶抑制剂(ChEI),代表药物有多奈哌齐、加兰他敏、卡巴拉汀;二是NMDA受体拮抗剂,代表药物为美金刚。医生会根据病人的情况,选择一种或者两种药物进行治疗。非药物治疗包括认知干预、怀旧治疗、宠物疗法、感官刺激、运动疗法等,可以在一定程度上改善病人认知和精神行为症状。需要提醒的是,阿尔茨海默病和高血压、糖尿病一样是慢性疾病,需要长期治疗,因此医生会要求病人定期随访,并根据其治疗结果调整药物。在治疗期间,家属要坚持给病人服药,配合医生的随访计划,按时陪同病人就诊,以期获得最佳的治疗效果。家属态度往往决定了病人疾病发展的方向,甚至病人的寿命长短。

(一)药物治疗

1.药物治疗的原则

药物治疗的目的是延缓病情进展,提高病人生活质量。使用药物时注意对症、足量、长期、联合的原则。

(1)对症:ChEI一般用于轻、中度阿尔茨海默病,美金刚一般用于中、重度阿尔茨海默病,也有专家推荐重度阿尔茨海默病使用ChEI。如果轻度阿尔茨海默病服用ChEI有禁忌或不能耐受时,也可以使用美金刚。对于如何选择第一种药物,可以通过病人的伴随症状来思考。如果病人伴随淡漠、抑郁等症状,可以考虑使用多奈哌齐;如果伴随幻觉、激越等可以考虑使用卡巴拉汀、美金刚(图11-1)。

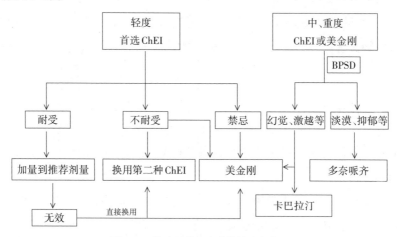

图11-1 抗痴呆药临床选药策略示意图

(2)足量:众多研究显示达到目标剂量的抗痴呆药物有利于维持认知功能,因此在病人能够耐受的情况下,尽量使用靶剂量,一般多奈哌齐为10 mg/d,卡巴拉汀为12 mg/d,美金刚为20 mg/d。使用药物时,需要4~6周的滴定过程,以免发生不良反应。如果达到目标剂量认知功能仍在下降,在与家属沟通的情况下,可以增加剂量,如多奈哌齐增加到23 mg/d,美金刚增加到28 mg/d。如果口服不能耐受,可以考虑其他剂型,如卡巴拉汀透皮贴剂。

(3)长期:阿尔茨海默病和其他慢性疾病一样,需要长期使用药物控制症状。因此需要和病人及家属做好沟通。在沟通过程中,既要给病人信心,也要告知治疗目的,同时要告诉他们,服用时间越长,越能体现疗效。当病人被诊断为阿尔茨海默病时,就要开始治疗。当病人进展到疾病终末期,完全卧床、生活能力丧失时应该停用改善认知功能的药物。

(4)联合:美金刚与ChEI作用机制不同,两者在治疗中可联合应用。研究证实美金刚与ChEI合用治疗中、重度阿尔茨海默病,能有效改善病人认知功能及日常生活能力,且与单独使用ChEI相比,不会增加不良反应的发生率。美金刚联合ChEI治疗可延缓中、重度阿尔茨海默病病人的认知障碍衰退。

2.改善认知的药物

(1)胆碱酯酶抑制剂:ChEI可阻断胆碱酯酶(可破坏突触间隙处的乙酰胆碱),增强胆碱能的传递,增加突触间隙的乙酰胆碱含量,从而达到改善阿尔茨海默病症状,延缓阿尔茨海默病认知障碍衰退的作用,适用于轻、中度阿尔茨海默病的治疗。目前临床使用的药物主要包括:多奈哌齐、加兰他敏、卡巴拉汀。该类药物常见的副作用是胃肠道出现一些不良反应。卡巴拉汀透皮贴剂改变了给药途径,增加了阿尔茨海默病病人服药依从性,在不同程度上降低了药物的不良反应。

1)多奈哌齐:是一种可逆性的、半衰期长、选择性的ChEI,初始剂量为5 mg/d,4~6周后加到目标剂量10 mg/d。如果达到目标剂量认知功能仍在下降,在与家属沟通的情况下,可以增加剂量到23 mg/d。

2)加兰他敏:具有ChEI和烟碱型胆碱能受体的正性变构调节双重机制,初始剂量为8 mg/d,4周后加到16 mg/d,8周后加到目标剂量24 mg/d。

3)卡巴拉汀:具有ChEI和抑制丁酰胆碱能双重机制,口服初始剂量为3 mg/d,每2~4周后加3 mg/d,直至目标剂量12 mg/d。卡巴拉汀透皮贴剂初始剂量为4.6 mg/d,4周后加到目标剂量9.6 mg/d。

（2）NMDA受体拮抗剂：美金刚是一种电压依赖性、中等亲和性的非竞争性NMDA受体拮抗剂，是治疗阿尔茨海默病的一线药物，是FDA批准的第一个用于中、重度痴呆治疗的药物。其初始剂量为5 mg/d，每周增加5 mg/d，直至目标剂量20 mg/d。其副作用主要包括：头晕、头痛、嗜睡、便秘和高血压。美金刚的耐受性良好，副作用比胆碱酯酶抑制剂少。

（3）甘露特钠胶囊：甘露特钠胶囊是一种海藻提取物，主要适用于轻、中度阿尔茨海默病病人，使用剂量是900 mg/d，分2次服用。其治疗阿尔茨海默病的机制主要包括三个方面：①通过血脑屏障并直接靶向Aβ的多个位点、多个片段与多个状态（单体、寡聚体、纤丝），从而有效抑制Aβ聚集，促进寡聚化和纤丝化Aβ的解聚。②降低神经炎症，减少外周炎性免疫细胞的浸润，抑制脑内小胶质细胞的活化，并广泛下调脑内的炎症因子和趋化因子。③调节肠道菌群失衡，调节肠道菌群的组成，阻断肠道菌群与脑内神经炎症之间的关联性，减弱外周炎性免疫细胞特别是肠来源的炎性免疫细胞在大脑中的浸润。

3. 精神行为症状的治疗

痴呆的精神行为症状（behavioural and psychelogical symptoms of dementia，BPSD）是让照护者最为苦恼的症状，也是阿尔茨海默病病人就诊的主要原因之一。对于这些病人，首先考虑非药物治疗，主要是了解病人出现BPSD的原因，以"人文关怀"的原则对待他们。其次应该足量使用改善认知功能的药物，因为ChEI和美金刚对BPSD有效，所以是首先考虑的药物。

如果经过非药物治疗和合理的改善认知药物治疗BPSD仍然不能控制，而且对自身或他人造成危害时，可以考虑短期（小于3月）、小剂量使用非典型抗精神病药。如果有抑郁症状，首选5-羟色胺再摄取抑制剂。

（1）抑郁症状：可使用艾司西酞普兰、舍曲林、米氮平等。通常艾司西酞普兰为10 mg/d，舍曲林为50 mg/d，米氮平为30 mg/d，建议从半量起始，1~2周后加量到目标剂量。

（2）精神症状：可使用非典型抗精神病药，如利培酮、喹硫平、奥氮平等，倾向于利培酮为首选，喹硫平为次选（如果睡眠障碍比较突出，也可首选）。常用剂量：利培酮 0.25 mg qn起始，一般不超过 1 mg/d；喹硫平 25 mg qn起始，一般不超过 75 mg bid；奥氮平 2.5 mg qn起始，一般不超过 5 mg bid。

(二)非药物治疗

1.认知干预

(1)作业疗法：作业疗法是采用有目的、有选择性的作业活动(工作、劳动以及文娱活动等各种活动)，使病人在作业中获得功能锻炼，以最大限度地促进病人身体、精神和社会参与等各方面的功能障碍恢复。在制定活动计划时，应按照病人的能力、兴趣、角色选择个性化的活动。作业疗法可以减少整体精神行为症状的发生，对激越、吵闹、重复提问等症状有效。它为病人的家庭提供了重要的、有价值的帮助，节省了照护者的时间，是痴呆治疗的内容之一。

(2)认知刺激：认知刺激是一种改善痴呆病人认知功能和社会功能的综合性、个体化的干预措施。认知刺激以小组团体形式开展，包括讨论时事、词语联想、使用物品等多个主题以刺激认知功能，是针对痴呆病人的一种重要的治疗方法。持续的认知刺激可以改善老年痴呆病人的认知功能和生活质量，可通过对认知的改善进而影响精神行为症状。建议每周进行 2~3 次训练，每次训练时间 30~60 min，训练内容需多样性，如填字游戏、社团活动、艺术活动等，应避免单一、重复。

2.怀旧疗法

怀旧疗法是一种常用于痴呆治疗的社会心理干预。利用刺激、沟通、社会化和娱乐等方式维护个人过去和延续身份。怀旧可以认为是一种记忆的"发电机"，以过去的线索来解释目前的生活事件。通常需借助照片、音乐、档案录像、家庭和其他熟悉的事物来与病人讨论过去的活动、事件和经验。怀旧疗法对改善病人心境、减少抑郁症状和激越、提高生活的满意度有一定效果。

3.宠物疗法

宠物疗法已经被认为是一种有前途的治疗痴呆精神行为症状的方法，可以降低激越、攻击和抑郁的发生率。

4.感官刺激

(1)音乐疗法:运用音乐特有的生理、心理效应,病人在音乐治疗师的共同参与下,通过各种专门设计的音乐行为,经历音乐体验,达到消除心理障碍、修复或增进身心健康的目的。音乐疗法有多种方式,比如接受式(听赏乐曲、歌曲)、主动式(唱歌、弹奏乐曲)、接受与主动综合式,混合式(音乐运动治疗、音乐感觉综合治疗)。采取个体和团体治疗相结合的原则,个体治疗每天固定时间段进行,可选择早、晚餐后,也可以选择病人比较喜欢的时间段,持续30~60 min。团体治疗建议每周至少进行3次,每次持续30~60 min,根据所选的音乐形式而定。音乐疗法对BPSD的焦虑、抑郁、激越的作用明显。

(2)光照疗法:光照治疗是一种通过光源照射进行治疗的辅助方法。研究表明,暴露于明亮的光线中,能够扭转与年龄相关的昼夜睡眠节律紊乱。光照治疗能够改善痴呆病人的睡眠、抑郁症状。对于有活动能力的痴呆病人,建议多进行户外活动,多接受日光的照射。对于丧失活动能力的痴呆病人,建议选择波长为450~500 nm的光源,光照时间从早上6~8点开始,持续到晚上6点。

(3)芳香疗法:芳香疗法是一种将植物精油扩散到环境中的医学疗法,是使用精油来影响大脑和身体。精油通过消化道、黏膜、嗅觉系统和皮肤进入到身体中,从而进入血液并与激素和酶反应,引起身体反应。它们通过控制和激活自主神经系统以及神经内分泌系统来调节身体活动。芳香疗法对激越、睡眠障碍、焦虑起到很好的效果。

5.运动疗法

运动疗法是指利用器械、徒手或病人自身力量,通过某些运动方式(主动或被动运动等),使病人获得全身或局部运动功能、恢复感觉功能的训练方法。对于老年痴呆病人,建议进行长期规律的有氧运动和抗阻运动,比如快走、慢跑、健身操、舞蹈、太极拳、家务劳动等。研究证实,运动对抑郁心理、激越行为有效,对徘徊行为、睡眠障碍也有改善。建议老年病人每周进行150 min以上的中等强度运动或每周75 min以上的高强度运动。

七、住院期间护理

目前阿尔茨海默病的病因尚不明确,缺乏特异的诊治手段和有效的治疗方法,但是优质高效的护理能在很大程度上缓解症状。加强阿尔茨海默病病人的照护对延缓疾病进程,改善病人生活质量,减轻照护者负担尤为关键。

(一)自理能力缺陷

自理能力缺陷与记忆力下降和认知功能减退有关。随着阿尔茨海默病病情的进展加重,病人生活能力逐渐下降。照护者可以采用日常生活活动能力量表评估病人吃饭、穿衣、步行、大小便、洗衣、购物、理财等日常生活能力,并根据其结果提供个性化护理。

1.轻度阿尔茨海默病

病人的生活几乎没有影响,可以正常生活,主要是近期记忆下降比较明显。医护人员应鼓励和引导病人独立完成日常生活与活动,如自行洗漱、梳妆、穿衣、吃饭、大小便等,也可让病人在照护者陪伴下多参与读书、看报、散步等活动。同时尽可能维护好病人自我照护功能,并指导病人建立记事卡,以增强生活信心。

2.中度阿尔茨海默病

病人日常生活能力明显下降。照护者应根据情况在生活上给予协助,把常用物品放在方便取用的地方。耐心对待病人做的每一件事情,同时给予更多的鼓励和安慰。把病人要穿的衣服按由外衣到内衣、由下向上的顺序排列。培养病人沐浴的习惯,选择一天中最平静的时间给病人沐浴,沐浴过程中观察病人的全身状态,检查皮肤的清洁情况和完整性。密切观察病人的行为表现,及时带领病人如厕,也可根据病人的生活习惯在固定时间引导其按时上厕所。有些病人可能有随地大小便的现象,照护者不能责骂或者纠正病人的行为,应耐心告知并协助一起改正。病人外出时应有照护者陪同,须穿病员服,戴腕带或身份识别卡,防止走失。

3.重度阿尔茨海默病

病人几乎丧失了全部的生活能力,需专人全程照护。除日常照护以外,应为病人按时翻身、拍背、按摩和被动活动肢体等,以预防坠积性肺炎、深静脉血栓、压力性损伤和废用综合征等并发症。

(二)有外伤的危险

1.环境安全照护

病房内物品摆放简单,去除杂物、危险物、障碍物,留足活动空间。卫生间和过道需安装扶手,安置防滑地板,保持地面干燥。保持房间光线明亮、通风。剪刀、水果刀等锐器放在病人拿不到的地方。病床高度以坐在床上脚刚着地为宜。

2.生活安全照护

照护者应选择合适的食物,去掉鱼刺、骨头、果核等可能发生危险的部分,并及时丢掉过期变质的食物。病人进食和洗澡时,照护者要提前试好温度,以免烫伤。病人在夏天要注意防暑,在冬天要注意保暖,另外还要及时增减衣物,避免感冒。

3.用药安全照护

严格做到送药到口,亲自看到病人吞下,必要时检查口腔,避免发生漏服、多服、错服、不服的情况。了解药物的服用剂量、方法、副作用及注意事项,观察用药反应。妥善保管药物,避免病人误服药物。病人拒绝服药时,可尝试将药物放在病人喜欢的食物或饮料中一起食用 。

4.行为异常的安全照护

当阿尔茨海默病病人身体不舒服,自身要求未得到满足或受到外界不良刺激时,他们常有行为异常的表现。因此,照护者在护理过程中要顺从病人的意愿,要有足够的耐心和忍耐力。

(三)言语沟通障碍

言语沟通障碍与认知功能障碍、语言功能受损有关。

(1)医务人员应体谅和尊重病人,耐心倾听病人的讲话,适当地配合点头、微笑等方式予以互动。

(2)照护者与病人沟通时,语言要温和缓慢,内容尽量简单明确,保证病人能够较好地理解。

(3)注意非语言沟通技巧的运用,文化程度高的病人可以写在纸上或白板上进行交流。倾听病人讲话时,恰当赞美可以让病人拥有愉悦的心情以及对生活的向往,这有利于控制病情的进展。

(四)营养失调

阿尔茨海默病病人随着病情的加重会有不同程度的饮食障碍,照护者应加强病人的饮食和营养管理。照护者可以根据病人的宗教信仰、饮食喜好,结合病人的综合评估结果制定个性化营养干预方案。

1.中度阿尔茨海默病病人

保持就餐环境安静、明亮、舒适。对进食能力不足的病人,照护者应给予协助,保证足够的营养摄入。如病人进食量明显减少或拒绝进食时,要分析其原因:了解其此前一到两餐的饭量与饮食结构,有无消化不良情况;有无中途加餐或偷吃;确认大便是否正常排出;是否受凉感冒、没有睡醒及嗜睡等;有无与病人发生不愉快的事情等等。关注饮食是否满足病人喜好,可以通过改变食物色香味、制备可抓取的食物或提供合适的餐具等方法改善食欲。

2.重度阿尔茨海默病病人

重度阿尔茨海默病病人通常有咀嚼和吞咽困难,因此,可将食物粉碎成糊状,以利于其吞咽。如通过以上方法处理,病人营养状况改善效果不佳或病人仍有吞咽困难,就应和医生一起调整营养方案和方法,如鼻饲或补充肠外营养输注,以保证其营养。

八、居家护理

阿尔茨海默病病人的护理主要集中于家庭,专业照护指导可以使阿尔茨海默病病人在家里得到专业的照护,从而不断改善其生活质量。科学、规范的康复护理可延缓阿尔茨海默病的进展,改善日常生活能力,缓解焦虑、抑郁情绪。

(一)家庭环境设施准备

阿尔茨海默病病人需要一个安静、安全、温馨和舒适的生活环境,因此有必要对病人居住场所进行一些改变,以满足病人需求。

1.保障安全的居家布置

(1)安置防滑地砖或地板。

(2)移除家中不必要的家具、小地毯和杂物,留足活动空间。被倚靠的家具应固定妥当,病人喜欢的座椅要有扶手。直角家具和洗手台的棱角要包上软垫。壁炉或暖气片须放上保护遮板。

(3)房间灯光要明亮,尤其是楼梯和走道。照明开关设在房间的入口处,病人夜间活动的地方安置小夜灯。

(4)楼梯安装扶手,危险处安置带锁的牢固护栏。台阶边缘贴上防滑胶带和标识。

(5)阳台安装防盗网,玻璃门和落地窗贴上醒目的装饰品或彩色胶带。

(6)厨房安置烟雾报警器。

(7)入户门锁安置防开装置,调整或拆除关闭过快的房门。

(8)将家里的酒、有毒用品、车钥匙、刀、剪及容易伤人的物品上锁管理。

(9)家中使用安全电源插头。

2.舒适与便利的生活设施

(1)电话和手电筒放在病人方便取用的地方。

(2)过道和厕所内安置扶手,有条件的可安置步入式浴缸和自动清洁智能马桶。浴室使用隔帘,放置沐浴凳。如条件允许,可将病人的卧室与卫生间连通。安装恒温热水器(≤48 ℃)和感应水龙头。

(3)抽屉、橱柜和冰箱上贴标签,并写上里面所装物品的名称。

(4)使用可升降有床栏的床,床旁放置一把带扶手的椅子并加以固定。

(5)在病人经常活动的房间挂一些病人喜欢的照片或画。

(二)照护支持

家庭成员应给予病人全方位的支持,鼓励病人接受疾病。 如果是病人的子女照顾,尽量安排和病人关系好或长期一起居住的子女。请人照顾时,子女需考察照护者的照护经验和对病人的爱心,尤其要尊重病人的选择意愿。

首先,要尊重阿尔茨海默病病人。阿尔茨海默病病人与正常人一样,拥有基本的需求。在疾病早期,他们希望自己仍然拥有独立、完整的生活,并能决定自己的生活,在家庭中享有应有的地位,同时希望家人能理解与尊重自己的情感。随着疾病的进展,他们对自己的安全问题、生活能力和社会功能等诸多方面非常担心和忧虑。因此,在照料的过程中,允许他们有自主行为,促进和维持其独立能力,家人和照护者表现出来的理解和尊重将帮助他们继续体会生活的价值和乐趣。

其次,家人和照护者应学会对阿尔茨海默病病人的生活能力进行评估,从而更好地针对缺失的能力进行改善。日常生活能力的评估包括两方面,即基本日常生活能力(如吃饭、穿衣、洗澡等)和工具性的生活能力(如处理财务、购物、驾驶、服药等)。家人和照护者可以通过日常生活能力量表(表11-1)评估病人的生活能力。

1.进食照护

(1)进餐环境:保持进餐环境光线明亮柔和,气氛和谐愉悦。

(2)饮食搭配:每餐吃七八分饱即可,根据病人饮食喜好提供低热量、色香味俱全的多样化饮食。地中海饮食有利于改善认知功能,以新鲜的蔬菜水果、鱼类、五谷杂粮、豆类以及橄榄油为主要成分,保证足够水分、营养、纤维和维生素,均衡营养。忌烟、酒、浓茶、咖啡等刺激性物质。

(3)饮水方法:在病情允许时,每日饮水量为1500~2000 mL,遵循少量(每次50~100 mL)多次原则。尽量白天多饮水,睡前2~4 h应限制饮水量,以减少夜尿或失禁。

(4)口腔清洁:每餐后漱口、刷牙,做好假牙的清洁维护,避免因牙齿发炎疼痛等不适而影响进食。

表11-1　日常生活能力量表

序号	项　目	完全独立	有些困难	需要帮助	无法完成
1	吃饭	1	2	3	4
2	穿衣、脱衣	1	2	3	4
3	梳头、刷牙	1	2	3	4
4	剪趾甲	1	2	3	4
5	洗澡(水已放好)	1	2	3	4
6	定时去厕所	1	2	3	4
7	上下床、坐下或站起	1	2	3	4
8	在平坦的室内走	1	2	3	4
9	上下楼梯	1	2	3	4
10	提水煮饭、洗澡	1	2	3	4
11	自己搭乘公共交通	1	2	3	4
12	到家附近的地方去(步行范围)	1	2	3	4
13	自己做饭(包括生火)	1	2	3	4
14	做家务	1	2	3	4
15	吃药	1	2	3	4
16	洗自己的衣服	1	2	3	4
17	逛街、购物	1	2	3	4
18	打电话	1	2	3	4
19	处理自己的钱财	1	2	3	4
20	独自在家	1	2	3	4

注:①量表前10项是基本日常生活能力,后10项是工具性的生活能力;②满分80分,分值越高,说明病人功能障碍越明显;③单项分1分为正常,2~4分为功能下降,凡是2项或以上超过3分,或者总分22分以上提示有明显的功能障碍。

(5)进餐照护需注意的细节问题

1)评估病人能否使用筷子、勺子、叉子;是否需要功能性餐具,食物送入口腔是否有困难。

2)评估能否进行咀嚼吞咽,吞咽速度如何;有无饮水呛咳现象;观察有无进食中突然出现发愣、眼瞪、脸憋红、呼吸急迫等表现。

3)食物要切成小块,方便病人入口。避免让病人吃黏性太强或滑溜的食品(如糍粑、汤圆、抄手等)。吞咽障碍或饮水呛咳者最好选择糊状食物,液体和固体食物也要分开,避免误吸。

4)餐具最好选择不易破损的不锈钢或木制品,避免使用尖锐的刀、叉进食,勺子要方便握持,筷子要不易滑掉。

5)盛有高温食物的器皿一定要远离病人,以免烫伤。对于能自己进食的病人,最好把几种菜肴放到一个托盘里,方便进食。

6)吃饭时,给病人戴上进餐围裙或围兜,以免把衣服弄脏;喂食时,姿势调整为坐位、半坐位、头高位等利于吞咽的安全体位;每一口食量不要喂太多,速度不宜太快;一口吞下再吃下一口;为病人提供足够的咀嚼时间和愉悦的进餐氛围,使病人进食的食物能得到充分消化和吸收。

7)评估病人的消化功能:观察大小便次数、颜色和量,大便形状,排便的难易程度等;是否有未消化的食物。

(6)鼻饲护理:当阿尔茨海默病病人出现进餐困难时,照护者需在医务人员的指导下进行鼻饲。鼻饲护理要点有以下几点。

1)喂食前应抬高床头,最好半坐位或坐位,也可抬高头部15°~30°,注射5 mL空气后回抽胃液查看管道是否在胃内,如发现有咖啡色物质,应暂停喂食,及时与医生联系或送医院就诊。喂食前后都应用温开水(20~30 mL)冲管,喂食结束体位保持30 min左右才可以翻身或搬动,以防止食物反流。

2)少食多餐,每餐200 mL左右,每天6~10餐。如病人出现反流还需要减少每次喂食量。

3)食物温度在38~41 ℃为宜,喂食速度一般为每分钟10~15 mL,有条件的可以选用营养泵注食。

4)食物中不可过多添加盐和糖,避免辛辣刺激食物引起胃肠道功能紊乱。牛奶及豆制品每日不应超过300 mL,避免肠胀气。肉汤需冷却后去掉上层浮油,以防过于油腻引起腹泻。

5)两餐之间及夜间应喂水50~100 mL,每餐之后注意观察尿液颜色,如尿色过深可以根据心肾功能适当增加水量。

6)每日清洁口腔2~3次,保持口腔清洁,减少口腔疾病的发生。

2.穿衣照护

选择舒适、简单、易穿脱的衣物,裤脚不超过踝关节。尊重病人自主决定权,满足病人爱美的需求,协助病人保持着装整洁得体。根据病人穿衣能力的缺失程度,给予相应的支持和照料。注意天气改变,协助其增减衣物。

如果病人拒绝穿衣服,照护者可以先停下来,让病人休息片刻再做尝试,而不要强迫病人马上穿衣。或者想办法转移病人的注意力,不知不觉地为其穿上。同时照护者要尝试去找到病人不肯穿衣服的原因:是病人还想休息,还是不喜欢衣服的颜色和样式,或是病人身体不适等。

3.梳洗照护

鼓励病人自行完成洗脸、梳头、剪指甲、刷牙、剃须等个人清洁。指导病人刷牙要全面、细致,帮助失能病人进行口腔护理。如病人完成梳洗有困难,照护者应协助完成。

4.洗澡和皮肤清洁

尊重病人的生活习惯,定期洗澡或擦澡。选择病人心情好或评估最适合洗澡的时间,简化洗澡过程,使用无香味、刺激性小的沐浴液。根据病人的身体状况选择恰当的洗浴方式——坐着洗、站着洗、在浴室洗、在厕所洗、在房间擦洗、分段洗(上厕所时洗下半身、心情好时洗上半身)等,每周2~3次即可。保持病人的皮肤清洁,正确使用护肤液湿润皮肤,注意检查病人皮肤,发现问题及时处理。

5.如厕照护

病人的卧室尽量靠近厕所,厕所处放置显眼图案或在门上贴标示,马桶周边颜色鲜明,使病人容易看到和辨认。房间地面最好不要有台阶,卧室到厕所的过道墙壁和厕所内安装扶手,灯光明亮。厕所门改为滑门或使用门帘。厕所内无障碍,有足够的空间,方便病人起坐,冬天可使用保暖装置。

尊重病人的隐私和心理需求,定时引导病人上厕所,根据病人的排便习惯建立如厕时间表,预测需求、辨认便意讯号(如拉扯裤子、坐立不安、搓手等)。根据病人功能的衰退情况选择排便辅助用具,鼓励并协助病人自理。能用尿壶、便器就不用尿裤,能在便携式马桶排泄就不要在床上排泄,但是在夜间的时候可以使用尿裤,以减少病人和照护者的起夜次数。病人每次大便后,照护者应检查肛周皮肤清洁是否彻底,另外还要观察病人每日排便、排尿的次数,每次所用时间、尿便的量、颜色、性状等。如果排泄物含有血液或黏液,应及时就医。

6.失禁照护

针对尿潴留或严重失禁相关性皮炎(又称为尿布皮炎、肛周湿疹)的病人,可在医务人员帮助下外接接尿装置或留置尿管,尽量短时间留置尿管。失禁性皮炎主要发生于会阴部、骶尾部、臀部、腹股沟、男性阴囊、女性阴唇、大腿内侧及后部,受刺激的皮肤出现片状与受压无关的潮红、红疹、湿疹、浸渍、糜烂等。

(1)分析失禁原因:根据病人的日常生活、健康情况、饮食习惯,分析失禁的原因。如果无法找到失禁的原因,就需到医院去寻求医务人员的帮助,并通过必要辅助检查,找到原因。随后在医生的协助下使用药物、理疗等方法解决失禁问题。

(2)隔绝刺激源:选择吸水性强、防回渗的尿片、纸尿裤及时吸收大小便。为小便失禁的男性选择一次性外导尿装置等方式隔绝小便的刺激。少量的大便失禁的病人使用柔软的棉布条(可用旧的棉质衣服洗净晾干后裁成小块使用)垫在会阴和肛门处,一旦有大便流出,及时换掉小棉片、清洗局部皮肤,同时在肛周、大腿根部等处皮肤皱褶处垫小棉片使皮肤隔开,保持皮肤干爽。解水样便的大便失禁病人,在医务人员帮助下选择失禁产品或安置大便收集装置等管理病人大便。尿失禁病人,在疾病的急性期可以在医务人员的帮助下使用留置导尿解决尿失禁问题。

(3)皮肤保护和溃烂处理:轻度失禁性皮炎完全可以由照护者在家解决,主要的措施是在病人大小便失禁后,及时清洗。需遵循以下步骤:

第一步:先使用湿纸巾清除残留大小便,及时彻底清洁是关键。

第二步:用温热水打湿软毛巾(肛门和会阴各用一块毛巾),并以轻轻蘸洗的方式清洁皮肤,严禁用力擦洗。建议选用中性或弱酸性清洁剂、专业的免洗皮肤清洁剂等对皮肤刺激小的清洁剂。

第三步:清洗完毕后让皮肤自然晾干,并选择合适的皮肤保护产品。如果皮肤比较干燥,可以涂抹润肤产品,如用氧化锌油膏、婴儿紫草油或液体敷料(如赛肤润,需问过敏史),也可使用无痛皮肤保护膜(不能和油性产品联合用)。

失禁性皮炎通过治疗没有好转或进一步加重,照护者在家处理可能会有一定的困难,这时就需及时到医院进行治疗。

7.身体活动

安排规律的生活作息,根据病人的身体状态计划每天的活动量。活动时间根据阿尔茨海默病者的耐受度,以及每天的不同状态进行调整。活动能力较好的阿尔茨海默病病人,每周至少进行150 min的中等强度的运动,每周5次,每次至少30 min。运动的形式可以根据病人以往的爱好进行个性化制定,如快步、慢跑、健身操、舞蹈、太极拳等都是适合的运动方式。此外,可以在康复治疗师的指导下,增加抗阻力训练,包括渐进抗阻练习法(如哑铃、杠铃、哑铃、弹簧拉力器)、负重训练(如俯卧撑、下蹲起立、仰卧起坐)等。

8.购物照护

鼓励并指导病人记住需要购买的物品,也可帮助其列举物品清单。协助病人找到商店的位置,确保安全。病人选择商品和付款有困难时给予适当帮助。

9.驾驶汽车

当病人处于轻度认知障碍阶段,认知功能测试(需要专业人员进行测评)提示有较好的注意力、视空间能力、定向能力等时,可以考虑驾驶汽车,但需要照护者陪同。

10.烹饪照护

了解病人的烹饪习惯,鼓励病人准备烹调用的原材料和食谱,必要时给予提醒或协助。天然气安置安全开关或换置安全炉灶(炉灶有自动断火功能,并与抽油烟机联动,点火同时抽油烟机启动,关火后抽油烟机延迟工作一定时间再自动关闭),确保病人安全使用。

11.家务劳动

鼓励病人完成家务劳动(如洗碗、铺床、叠被、扫地、洗衣服等)并达到整洁程度。使用洗碗机、洗衣机、吸尘器等设备时可向病人解释使用步骤并指导其操作。如果病人认知障碍加重，整洁程度未达预期，也需要给予鼓励，尽量协助病人完成家务。

12.使用通信工具

观察病人使用电话的能力，必要时提醒病人查找电话簿或通讯录。鼓励病人独立完成拨打、接听电话。发现病人无法正确使用电话时应及时给予帮助。

13.服药照护

照护者应了解病人常用药物的服用剂量、方法、副作用及注意事项。按照医生的处方制定服药时间表，帮助病人按时、按量服药，并做好服药记录。妥善保管药物，放在病人拿不到的地方或药柜上锁，避免病人过量服药或误服药物。当病人拒绝服药时，可咨询医生。

14.处理财务

家人定期评估病人处理财务的能力，提醒或帮助病人处理日常的账单（如交水电气、电话费等），协助病人处理银行存款、理财等。

(三)阿尔茨海默病病人常见安全问题及应对

阿尔茨海默病病人常见的安全问题主要有自身安全、环境安全、用药安全、他人安全等几个方面，需要照护者有一定的了解和防范意识。

1.防火灾、水灾

家里的天然气最好安装安全阀，不能轻易打开，水龙头可使用感应式。打火机、火柴等引火物品要藏起来。避免病人独自在家生火。

2.防受虐

部分人不能理解阿尔茨海默病这个病，或不能正确对待病人认知功能减退这一事实，对阿尔茨海默病病人进行身体虐待（包括暴力行为、不适当的限制或关禁闭、剥脱睡眠等）、精神心理虐待或语言虐待（包括贬低病人、辱骂病人等）、经济剥削或物质虐待（非法使用或不适当使用或侵吞病人的财产和资金，强迫病人更改遗嘱或其他法律文件等）。

家庭成员应仔细观察病人和平时主要照护者的变化,及时发现并制止虐待行为,保护病人的身心健康。

3.预防压力性损伤

保持床单平整、干燥。失能病人须定时改变体位,卧床的病人至少每2 h改变一下体位,通常左右卧位(侧卧时身体与床的角度不要太大,避免90°)和平卧轮换,并使用减压床垫。长期坐轮椅的病人应每30 min改变一下受力点。在轮椅上放置减压坐垫或水垫,特别提醒不要给病人垫环形的垫圈。

4.防冻伤、烫伤

病人的房间冬季使用空调或暖气取暖,搭配合适的衣裤保暖,经常检查病人的手脚是否暖和。避免使用电热毯、热水袋、暖宝宝等取暖设备。暖气片要注意用隔热板防护,避免病人直接碰到发热片。烧水器和保温瓶放在病人够不着的位置。

5.防跌倒

阿尔茨海默病病人的动作常常会变得笨拙,可能步态不稳而发生跌倒。因此,应减少家中容易导致跌倒受伤的环境因素。照护者应加强对病人的看管,视线不离开病人,病人活动不便时能及时协助。病人的生活环境应相对固定,行动不便的病人应使用合适的助行器。使用轮椅的病人,须经常检查轮椅的刹车制动手闸,如手闸失效应及时更换。定期检查助行器并更换磨损胶脚。给病人佩戴定位腕表,以便在出现危险时可及时呼救。

6.防走失

大多轻度阿尔茨海默病病人独自出门是没有问题的,仍能保持平常外出购物、散步、到朋友家串门的生活习惯,甚至还能自己乘车出门参加一些社会活动。但是考虑到阿尔茨海默病病人的定向感与判断力较差,因此建议病人独自活动时,以自家附近熟悉的区域或经常行走的固定路线为主。如果要到较远或陌生的地方,需有照护者陪同。最重要的是为病人做好预防走失的准备:在病人身上佩戴黄手环、身份识别卡(包含病人姓名、所患疾病、紧急联系人姓名、电话、住址等基本信息),或佩戴有GPS卫星定位功能的手机、手表;可在门上加装复杂的锁,或以画、门帘遮盖门,门上加装风铃或感应式门铃;尽量保留病人熟悉的环境及生活习惯,以增加他们的安全感;专人看护,或求助社区中心,告知看门大爷、保安、邻里、菜场小贩等有关病人的情况,如果病人走失可以让其帮忙提供线索。

如病人不慎走失,一定要第一时间报警,并立即派人到病人经常活动的地方或以往的住址进行寻找。同时,家人要随时备好病人的近照,借助媒体的力量,在报纸、微信、抖音上发布病人的照片,让更多的人帮助寻找病人。病人找回后不要责备、训斥,要检查病人是否受伤,并找到病人走失的原因,以便做好预防,减少病人再次走失可能。

7.防坠床

床的高低应根据病人的身高调整,以病人站在床边能轻易坐下为宜,最好是一边靠墙,必要时在另一边加床栏,留好下床出口。

8.防噎呛和误吸

病人的咀嚼吞咽功能下降,饮水或喝汤时可能会出现呛咳。病人如果在进食时不能细嚼慢咽,吞服较大的食团和药丸就很容易发生卡喉或呛咳,从而引起窒息。噎呛和误吸是阿尔茨海默病病人发生意外死亡的原因之一,照护者应该高度重视,掌握预防技巧,及时发现病人有无吞咽障碍,避免意外。

(1)病人进食时应尽量取坐位或高半卧位,如果病情不允许抬高床头者,就应取侧卧位,保持气道通畅或头偏向一侧,以免造成误吸。

(2)为病人选择适合的食物,进食时应将固体和液体食物分开,避免同时进食汤类及干硬食物,最好将搭配好的食物做成糊状。避免食物整个吞下或食用黏度大的食物,如汤圆、糖葫芦等,进食速度要慢。进食前尽量让病人端坐,集中注意力。进食过程中避免谈笑或说话,避免一边吃饭一边看电视或听音乐等。进食结束后,病人应保持坐位或半卧位($\geqslant 45°$)至少30 min以上。

(3)每勺饭量不可太多,采用长度适中、容量为5 mL的勺为宜(病人刚好一口吃下)。要给病人充足的时间进行咀嚼和吞咽,用餐时间延长至30~60 min。

(4)若出现呛咳现象,应立即停止进食,改为侧卧位,同时,轻叩病人胸背部,助其将食物咳出。必要时用手(防咬伤)或吸引器、气管镜取出口腔、喉部、气管内的食物(需医务人员操作)。

（5）对于咳嗽、痰多、喘累的病人，进食前应鼓励或协助他们充分排痰后吸氧，待呼吸平稳后再进食，以免进食中咳嗽引起呛咳，甚至发生误吸。

（6）病人进食后应避免刷牙、口腔检查等刺激咽喉部的操作。

（7）指导能配合的病人进行吞咽功能训练，如咀嚼、缩唇、鼓腮、转舌等口咽部动作，还可训练空吞或发重音。

（8）对于确定有吞咽障碍或拒绝经口进食的病人，应及时到医院寻求医务人员帮助，必要时留置鼻胃管行鼻饲饮食或空肠造瘘。

（9）清醒状态下的噎呛者可采用"海姆立克急救法"，步骤如下：①一人帮助病人站立并站在病人背后，用双手臂由腋下环绕病人的腰部。②一手握拳，将拳头的拇指关节一侧放在病人的胸廓下段与肚脐上的部分。③用另一手抓住拳头，肘部张开，用快速向上的冲击力挤压病人腹部，以便形成一股冲击性气流，将堵住气管、咽部的食物硬块等冲出。④重复第③步，直到异物吐出。

如上述方法无效、病人身体虚弱或疾病不允许使用此方法时，应立即拨打120，以便能以最快的速度获得救治。

9.防误服药品

药品应由照护者统一管理，按时协助病人服用。药品放在上锁的柜子里或病人拿不到的地方。家里其他人的药物也要收藏好。

10.防慢性疾病加重

照护者应了解病人所患有的慢性疾病，要求其定期到医院随访，定期进行健康体检（每年1次）。另外，还需掌握一定的急救知识和技能，能及时判断病人出现的急症并呼叫120。

11.防自伤、自杀

病人生活的环境里不要有锐器或其他可能伤人的物品，注意观察病人的情绪与活动，如果出现自伤的苗头，要及时做好保护措施；如果出现伤人，被攻击者应及时躲避，同时注意保护病人安全，用恰当的方式转移病人的注意力。

（四）运动及康复训练

1.身体活动

规律运动有利于促进健康，阿尔茨海默病病人白天应多进行室外活动（如快走、慢跑、健身操、舞蹈、气功、太极拳等），多接触阳光，减少睡觉。

（1）运动形式：可以根据病人以往的爱好进行个性化制定，有条件的可以根据病人情况，增加抗阻力训练、负重训练等，建议每周至少运动2次以上。运动注意量力而行，循序渐进，防止运动损伤。身体活动总量应达到每周150 min以上的中等强度运动或75 min以上的高强度运动，频度应达到每周3~5次。考虑到阿尔茨海默病病人一般年龄较大，建议达到中等强度即可。

当病人运动困难时，照护者应尽量每天帮助病人活动肌肉和关节，以免发生关节变形、肌肉萎缩等并发症。长期卧床病人应加强床上活动，如做腹式呼吸、从右到左的腹部按摩、反复练习排便动作、提肛收缩运动及下肢力量练习等。

（2）运动原则：①运动要符合病人兴趣喜好，建议进行双方都有兴趣而没有输赢胜负的活动。②根据病人的运动能力循序渐进、持之以恒地训练。③根据病人身体状况，选择符合病人能力和体力的活动。④尊重病人，从旁陪伴。⑤如果病人不能坚持运动，要鼓励病人继续进行。⑥提供恰当的协助，增加病人的主动性和满足感。⑦定好时间表，安排每天在同一时段进行运动，使生活变得更有规律。

（3）运动注意事项：①忌急于求成、激烈竞赛。②忌快速运动和头部过分旋转的活动。③忌憋气、急速摇摆旋转。④忌进食后运动。⑤忌穿紧身衣裤、硬底鞋、拖鞋等运动。⑥运动前进行充分的准备活动，如慢跑、徒手操，以活动各关节、韧带和肌肉，使人体能适应运动的要求，准备活动时间一般为10 min。⑦运动后及时进行整理放松，可采取慢跑、四肢放松摆动、局部按摩等多种措施。活动时间一般为5~10 min。

2.日常生活能力训练

在日常生活中，针对病人运动障碍的程度、心理状态和兴趣爱好，设计和选择相应的作业活动，如做手工、雕刻、打太极、跳保健舞等复杂活动，也可选择买菜、做饭、进食、穿衣、梳洗等家务活动。

为了让病人获得更多的成就感，我们在训练病人做一些复杂性活动时，可以先将活动内容分解成几个步骤，每一个步骤都给病人一个简单明确的提示，帮助病人尽最大可能地完成他们仍有能力完成的事情，以此最大限度地维持他们的生活功能，为他们带来更多的成就感和自信。

3.吞咽功能训练

吞咽功能训练可以由照护者带着病人进行，如果不能坚持或效果不佳，可以到医院或专门的康复机构接受吞咽功能训练和治疗，如低中频电刺激疗法—吞咽治疗仪。

（1）感官刺激

1）触觉刺激：用手指、棉签、压舌板、纱布等在面颊部内外、唇周、整个舌部实施按摩、摩擦、震动、拍打等刺激，旨在增加这些器官的敏感度，进而提高中枢神经在吞咽过程中的敏感度及功能性调节能力。

2）咽部冷刺激与空吞咽：咽部冷刺激是使用棉棒蘸少许冰冻的水，轻轻刺激腭、舌根及咽后壁，然后请病人做空吞咽动作。寒冷刺激能有效地强化吞咽反射，反复训练可使吞咽有力。

3）味觉刺激：用棉棒蘸不同味道果汁或菜汁（酸、甜、苦、辣等），刺激舌头，增强味觉敏感性及食欲。

（2）发音运动训练：发音肌群与吞咽肌群有共同的作用，很多病人在吞咽困难的同时也伴有语言障碍。训练时先利用单音单字进行康复训练，然后通过吹蜡烛、吹口哨动作，张闭口动作促进口唇肌肉运动。

（3）口面肌群运动

1）颌部运动：可促进咀嚼所需要的转动运动，包括尽量张口，然后松弛；下颌向两侧运动。为了加强病人的肌肉力量，病人张嘴时，照护者的手应放在病人下颌下，并向上推，抵抗下颌的向下力量。闭颌时，让病人用力咬合，而照护者向下拉其下颌，施加反向运动力。

2）唇部运动：可以改善食物或水从口中漏出，包括闭唇、噘嘴和唇角上抬。具体方法如下：①病人紧闭唇，照护者将食指与中指分别压于上、下唇，用力掰开双唇，促进闭唇。也可让病人面对镜子独立进行紧闭口唇的练习。②病人用力噘嘴，照护者用食指置于嘴角向外拉，给予阻力。③病人微笑，照护者将中指置于口角，抵抗唇角上抬。④用冰块沿口角向面颊快速轻擦，以促进唇角上抬。

3)舌头运动:可以促进对食团的控制,加强食团在口腔内的推进,提高舌根部的回缩力量,有助于吞咽能力的改善。舌头运动包括伸出、侧伸、舌尖舌根抬高。

4)吞咽与空吞咽交替:每次进食吞咽后,应反复做几次空吞咽,使食团全部咽下,然后再进食。每次进食吞咽后饮1~2 mL的水,这样既有利于刺激诱发吞咽反射,又能达到除去咽部残留食物的目的。

4.认知训练

(1)记忆力训练:阿尔茨海默病病人近期记忆受损,但大部分远期记忆仍然保存。通过有意识反复的记忆训练,可延缓衰退,促进智力恢复。

1)背诵:可以让病人反复无声或大声地背诵要记住的信息(如家住哪个小区、多少栋、哪一层、房号多少,重要家庭成员的电话号码,刚刚发生的事情等)。要有耐心地反复多次教病人,直至能够背诵。文化程度较高的病人可背诵诗词,背诵困难者采取循序渐进的方式,先反复抄写,也可边抄边念,后听写,最后多次默写诗词,直到能背诵一首诗词。每天练习时间长短也需考虑病人的耐受力,兴趣高的病人可适当延长学习时间。一般一周学习1~3首新诗,第二周要复习前一周的学习内容。

2)讲故事或联想法记忆:通过编一个简单的故事或句子、顺口溜来帮助巩固病人需要记住的信息。例如:要求病人记住"小明""自行车""书包""上学"这些词语,然后将这些词语放在一起编成一句话——小明背上书包,骑着自行车去上学了。让病人每天给照护者或家人讲以前的故事、最近发生的事情、有趣的电视节目等,以达到增强记忆力、注意力,锻炼语言思维及表达能力的目的。每天1~3次。

3)往事回忆:经常让病人回忆一下家里亲戚朋友、原来单位同事的姓名,前几天家中发生的事情,也可回忆并讲述病人年轻时的经历。每天1~3次。

4)日常生活中随时记忆:经常指导病人识别日常生活用品,辨认亲人、朋友、公众人物的照片或图片。上下楼时数楼梯数,散步时记沿途的路标,也可在冰箱门上准备生活小贴士、记事簿等。厕所门或卧室门贴上病人喜欢、容易识别的彩色图样,有利于病人记忆并能顺利找到厕所和自己的卧室。

5)游戏训练:根据病人的喜好选择电子游戏、日常训练等多种类型。电子游戏训练可在医院记忆门诊进行相应的计算机认知功能训练,或在电脑中下载认知训练相关的小游戏,如记忆力大考验。此游戏可以锻炼人的观察能力、记忆能力和想象能力。日常训练方法是给病人几件物品,如:苹果、饭碗、手机、钢笔等,然后马上收起来,让他回忆刚才看到了什么东西。物品数量可由少到多,逐渐增加,观看的时间可由长到短。

(2)注意力训练:注意力障碍的康复是认知康复的中心问题,虽然它只是认知障碍的一个方面,但只有纠正了注意力障碍,记忆、学习、交流、解决问题等认知障碍的康复才能有效地进行。注意力训练形式多种多样,没有固定的模式,可采用灵活多变的形式吸引病人的注意力。

1)示范训练:训练者将要展现的活动通过多种感觉方式提供给病人,并加以语言提示以便病人集中注意力。如打太极拳,一边让病人看到舒展流畅的动作,一边抑扬顿挫地讲解动作要领,使病人视觉、听觉都调动起来,以加强注意力的训练。每次20 min左右。

2)执行训练:操作方式多以纸笔练习形式为主,如临摹字帖、临摹图案、练毛笔字或钢笔字,或对录音带、电脑中的指示执行指令性动作。手脑并用可更好地训练大脑。

3)圈字训练或删除法:可写一串字母、数字或汉字,让病人圈出或删除指定的字母、数字或汉字。要求先少后多,逐步增加字符,每天练习1~3次。

(3)计算能力训练:让病人进行一些简单的家庭消费账目计算,如去商场购买一些日用品后,让其算一算每样物品各花费了多少钱,共消费了多少钱,还剩下多少钱。也可以让病人背乘法口诀表,从而提高病人的计算能力。

(4)语言训练:语言功能受损程度不同,训练的策略和目标不同。对语言功能受损比较轻的病人,读报纸或读故事后可让其复述一遍重要词汇;对语言功能受损非常重的病人,比如发音不清楚的,应教简单的单词读音,也可出示实物让病人说出名称;对用词很贫乏的病人,教其日常生活的简单用词,以及表达想法的简单用词,以病人能慢慢接受为宜。对可以进行简单谈话,但易忘词或词不达意的病人,家人应鼓励他多讲话,不要怕说错。总之,一定要鼓励病人多交流、多表达、多练习,这是尽量修复语言能力的关键。训练不能操之过急,方法和进度要因人而异,循序渐进。

(5)思维能力训练:思维能力训练方法也比较多,如对一些图片、实物、清单等进行归纳分类,以及文字接龙等。

(6)其他有益的认知训练:①继续保持爱好,如烹调、园艺、书法、弹琴、歌舞、钓鱼或运动等。②做手工,如缝制小饰品、剪纸、插花、折纸、解绳结等。③玩智力玩具或游戏,如九宫图、积木、拼图等。④玩纸牌、下棋等活动。

认知训练中应注意避免或减少病人在智能训练中出现的焦虑和依赖情绪。保持病人居住环境的温馨和安静。经常与病人保持良好的沟通。总之,认知训练是阿尔茨海默病康复治疗中很重要的一部分,坚持进行智力训练,能够延缓病人疾病的发展进程,甚至在某些方面还能取得进步。

5.对照护者提供咨询和支持

(1)照护者与病人的关系

1)照护者要与病人保持良好的沟通:阿尔茨海默病病人在不同阶段会表现出交流困难。早期表现出找词困难,理解表达速度减慢,主动交流的意愿减退,此时照护者要有耐心,注意倾听和加强理解,鼓励病人主动表达,指导病人使用记事本记录重要内容。

2)为病人提供一个保持原有生活习惯的环境,使病人有更多的安全感。

3)照护者应尽量保持病人独立生活的能力:随时评估、了解、把握病人基本生活能力,尽量减少病人对他人的依赖,不要给予过度照护,帮助其维持较长时间的独立生活能力。

4)注意帮助病人维持尊严、避免争执、保持幽默感。

(2)照护者定期健康检查

阿尔茨海默病病人随着病情的加重会出现一些难以预料的精神行为症状,这使照护者在应付繁重的日常生活护理之外,还要承受很大的心理压力。在长期的照护过程中,容易产生困窘、焦虑、抑郁、孤独、负罪感、躯体不适等各种问题。因此,关注照护者的生理和心理健康才能更好地保障病人安全和健康。

1)家庭和友邻的支持:鼓励照护者经常与家人、邻居和朋友交流照护中遇到的困难和问题。当家里其他成员有能力帮助其照护时,应主动分担照护工作。让照护者知道遇到紧急情况时,可以获得哪些帮助。照护者保持与家人、朋友和邻里的良好关系,是一个非常重要的支持来源。

2)培养照护者学习寻求和获得帮助的能力:照护者应知道个人的能力有限,在遇到不能解决的问题和困难时要主动寻求支持和帮助,在专业人员指导下做好自我调适,避免产生危机。

3)重视照护者自身的精神和躯体状态。照护者应定期进行身体和心理健康检查,保持良好的精神和躯体健康。鼓励照护者抽空做自己想做的事情,定期休假。

参考文献

1.蔡志友,吕洋,赵宇,等.老年期痴呆学[M].北京:科学出版社.2019.

2.中国痴呆与认知障碍诊治指南写作组,中国医师协会神经内科医师分会认知障碍疾病专业委员会.中国阿尔茨海默病一级预防指南[J].中华医学杂志,2020,100(35):2721-2735.

3.于恩彦.中国老年期痴呆防治指南2021[M].北京:人民卫生出版社,2021.

4.吕洋.与失智老人快乐相处[M].重庆:重庆出版社,2018.

5.Tanaka T., Talegawkar S., Jin Y., et al. Adherence to A Mediterranean Diet Protects from Cognitive Decline in the Invecchiare in chianti study of aging[J].Nutrients, 2018,10(12):2007.

6.殷钰,姚金兰,徐美英.阿尔茨海默病患者伴吞咽障碍的护理研究进展[J].护士进修杂志,2018,33(1):32-34.

7.朱榕,张莉.阿尔茨海默病患者居家照护支持模式的研究进展[J].护理学杂志,2016,31(21):20-23.

8.邓泽南,马秋平,吴彬,等.阿尔茨海默病患者情绪障碍管理的最佳证据总结[J].中华护理杂志,2021,56(11):1714-1720.

(吕洋　杨君)